Gerlach (Hrsg.): Schizophrenie

Springer
*Berlin
Heidelberg
New York
Barcelona
Budapest
Hong Kong
London
Mailand
Paris
Tokyo*

Jes Gerlach (Hrsg.)

SCHIZOPHRENIE

Dopaminrezeptoren
und Neuroleptika

Mit 45 Abbildungen und 30 Tabellen

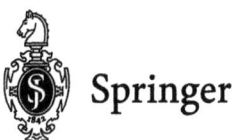 Springer

Professor Jes Gerlach, M. D.
Copenhagen Hospital Corporation
St. Hans Hospital
Dept. P & The Research Institute
of Biological Psychiatry
DK-4000 Roskilde

ISBN-13:978-3-540-59243-3

Die Deutsche Bibliothek – CIP-Einheitsaufnahme
Schizophrenie: Dopaminrezeptoren und Neuroleptika / J. Gerlach (Hrsg.).
Berlin; Heidelberg; New York; Barcelona; Budapest; Hong Kong;
London; Mailand; Paris; Tokyo: Springer, 1995
ISBN-13:978-3-540-59243-3   e-ISBN-13:978-3-642-79738-5
DOI: 10.1007/978-3-642-79738-5

NE: Gerlach, Jes [Hrsg.]

Dieses Werk ist urheberrechtlich geschützt. Die dadurch begründeten Rechte, insbesondere die der Übersetzung, des Nachdrucks, des Vortrags, der Entnahme von Abbildungen und Tabellen, der Funksendung, der Mikroverfilmung oder der Vervielfältigung auf anderen Wegen und der Speicherung in Datenverarbeitungsanlagen, bleiben, auch bei nur auszugsweiser Verwertung, vorbehalten. Eine Vervielfältigung dieses Werkes oder von Teilen dieses Werkes ist auch im Einzelfall nur in den Grenzen der gesetzlichen Bestimmungen des Urheberrechtsgesetzes der Bundesrepublik Deutschland vom 9. September 1965 in der jeweils geltenden Fassung zulässig. Sie ist grundsätzlich vergütungspflichtig. Zuwiderhandlungen unterliegen den Strafbestimmungen des Urheberrechtsgesetzes.

© Springer-Verlag Berlin Heidelberg 1995

Die Wiedergabe von Gebrauchsnamen, Handelsnamen, Warenbezeichnungen usw. in diesem Werk berechtigt auch ohne besondere Kennzeichnung nicht zu der Annahme, daß solche Namen im Sinne der Warenzeichen- und Markenschutz-Gesetzgebung als frei zu betrachten wären und daher von jedermann benutzt werden dürften.

Datenkonvertierung: M. Masson-Scheurer, Kirkel
Umschlaggestaltung: Springer-Verlag, Design + Production, Heidelberg

SPIN: 10480537   25/3134- 5 4 3 2 1 0 – Gedruckt auf säurefreiem Papier

Vorwort

In den 40 Jahren der Verwendung von Neuroleptika in der Psychiatrie hat sich diese Therapieform langsam verbessert in Richtung höherer Wirksamkeit bei geringeren Nebenwirkungen.
Zu den wichtigsten Verbesserungen gehören

- die in den späten 60er Jahren entwickelte Depotbehandlung, die zu einer erheblichen Verminderung der Compliance- und Rezidivproblematik beigetragen hat,
- die vor allem während der 70er Jahre zunehmend stärkere Beachtung der Nebenwirkungen, einschließlich der potentiell irreversiblen Spätdyskinesie, die zum Einsatz niedrigerer Dosen führte und
- die zunehmende Verwendung von Clozapin in den 70er und 80er Jahren, die den therapierefraktären Patienten in den Mittelpunkt des Interesses rückte und die Suche nach neuen Neuroleptika stimulierte.

Revolutionäre Fortschritte und umwälzende Entdeckungen sind jedoch ausgeblieben.

Die letzten 10 Jahre haben jedoch bahnbrechende Entwicklungen mit sich gebracht, die für die Pharmakotherapie von Psychosen tiefgreifende Konsequenzen haben könnten. Die molekularbiologische Rezeptorforschung hat mehrere Dopaminrezeptoren identifiziert, deren funktionelle Unterschiede sowohl hinsichtlich der therapeutischen Wirkung als auch der Nebenwirkungen von Neuroleptika inzwischen mehr oder weniger gut definiert sind. Dies hat zu einem wiedererwachenden Interesse am Dopaminsystem geführt und die Bemühungen, neue und bessere antipsychotische Substanzen zu finden, auf ungeahnte Weise beflügelt. Insbesondere die D_1-Rezeptorblockade, allein oder in Kombination mit einer D_2-Rezeptorblockade, ist nach heutiger Vorstellung in diesem Zusammenhang von zentraler Bedeutung, wenngleich andere Dopaminrezeptoren sich als ebenso wichtig oder gar wichtiger erweisen könnten.

Die Möglichkeit, mittels der Positronenemissionstomographie (PET) zerebrale Rezeptoren und die Bindung psychotroper Substanzen an diese Rezeptoren zu visualisieren, haben die Rezeptorforschung auf die klinische Ebene transportiert und eine Analyse der Zusammenhänge zwischen Rezeptorverhalten und klinischen Symptomen sowie zwischen Rezeptorblockade und therapeutischen Effekten ermöglicht. Dies dürfte auch unser Verständnis des Wirkungsmechanismus der Neuroleptika erweitern und zu einer rationaleren Entwicklung neuer Antipsychotika führen.

Die wichtigste und spannendste Frage aber ist, ob eine neue Substanz wirkt, ob neue pharmakologische Entwicklungen und fortschrittliche Untersuchungsmethoden das Leben unserer psychotischen Patienten verbessern, ihre psychischen Symptome, ihr Leiden und ihre Angst mildern und ihre Lebensqualität steigern können. Dies wird für neue Antipsychotika letztlich immer der entscheidende Prüfstein bleiben.

Ziel dieses Workshops war, Molekularbiologen, Experten der bildlichen Hirndarstellung und Kliniker in dem Versuch zusammenzuführen, eine interdisziplinäre Brücke zu bauen und eine Atmosphäre wechselseitiger Inspiration zu schaffen. Wir knüpfen an diese Zusammenkunft die Hoffnung, daß sie zum Wohl unserer psychotischen Patienten einen Beitrag leistet zur Erforschung des Wirkungsmechanismus heute verfügbarer wie auch zur Entwicklung neuer Antipsychotika.

Die Referenten dieses Workshops haben ausgezeichnete Arbeit geleistet. Sie haben ihre Beiträge so verfaßt, daß sie auch Fachfremden der jeweiligen Spezialgebiete leicht zugänglich sind. Der vorliegende Band ist als Statusbericht eines faszinierenden Forschungsbereichs zu verstehen, der sowohl dem mit der Betreuung psychotischer Patienten beauftragten Kliniker als auch dem nach neuen Wegen der medikamentösen Therapie dieser Patienten suchenden Wissenschaftler als Anregung dienen soll. In diesem Sinne will er zum Verständnis und zum Ausbau der Verbindung zwischen Forschung und täglicher klinischer Praxis beitragen.

Tropon gebührt großer Dank für die Unterstützung dieses Workshops und die Publikation dieses Berichtsbandes.

Roskilde   Jes Gerlach

Inhaltsverzeichnis

Molekulare Grundlagen der Interaktion
zwischen Dopamin-(D_1-/D_2-)Rezeptoren
H. B. Niznik, R. K. Sunahara, Z. B. Pristupa und K. R. Jarvie 1

Funktion, Lokalisation und Regulation des D_3-Rezeptors:
Relevanz für antipsychotische Mechanismen
P. Sokoloff, J. Diaz, M.-P. Martres, D. Levesque, C. Pilon,
V. Dimitriadou, N. Griffon, C. H. Lammers und J.-C. Schwartz 30

Dopaminrezeptoren und Schizophrenie:
Bedeutung der D_1- und D_5-Rezeptoren
Zusammenfassende Diskussion zum Teil „Neue Dopamin-Rezeptoren"
P. H. Andersen 48

PET-Studien zur Dopaminrezeptorbindung
bei neuroleptisch behandelten Patienten
L. Farde 70

Dopaminerge Übertragung bei Gesunden und Schizophrenen
J. L. Martinot, M. L. Paillère-Martinot, J. F. Allilaire, C. Loc'h,
M. H. Dao-Castellana, M. Basquin und Y. Lecrubier 79

In-vivo-Untersuchung striataler Dopamin-(D_2-)Rezeptoren
mit PET und [^{18}F]-Methylpiperon bei Patienten
mit chronisch rezidivierenden Schizophrenien
unter Langzeitbehandlung mit Flupentixol
H. Ebel, J. Zimmermann, D. Hellwig, O. Sabri, H. Schappert,
W. Reiche, F. Kachel, M. Brockmann, A. Pirard, H. Zimmer,
A. Moise, E. M. Steinmeyer, G. Budde, G. Stöcklin, U. Büll
und H. Sass 90

Bildliche Darstellung von Neurotransmitterinteraktionen in vivo
mittels PET
G. S. Smith, S. L. Dewey, J. D. Brodie, E. J. Bartlett, Ph. Simkowitz,
R. Riedel, H. Fujita, R. Cancro und A. P. Wolf 104

Dopamin-(D_1-/D_2-)Antagonisten und serotonerge Einflüsse
bei extrapyramidalen Syndromen: Studien an nichthumanen Primaten
D. E. Casey 125

D_1- und kombinierte D_1-/D_2-Rezeptorblockade bei Schizophrenie
J. Gerlach 138

Ein pharmakodynamisches und pathophysiologisches Modell
der medikamentösen antipsychotischen Therapie der Schizophrenie
L. Ereshefsky 149

Antipsychotische Wirkungsmechanismen der Neuroleptika
bei Schizophrenie: Spekulative Betrachtungen
A. C. Tamminga und R. A. Lahti 185

Verzeichnis der Referenten

Andersen, Peter H.
Novo Nordisk A/S
Dept. Molcular Pharmacolog
Novo Allee
DK-2880 Bagsvaerd

Brodie, Jonathan D.
Dept. of Psychiatry
New York University Medical Center
550 First Avenue
New York, NY 10016
USA

Casey, Daniel E., M.D.
Dept. of Veterans Affairs
Medical Center
Psychiatry Service (116A)
3710 Southwest U.S. Veterans Hospital Road
Portland, OR 97207
USA

Ebel, Hermann, Dr.
Psychiatrische Klinik
der RWTH Aachen
Pauwelsstr. 30
D-52074 Aachen

Ereshefsky, Larry, Pharm.D., F.C.C.P.
Professor, Pharmacy, Pharmacology and Psychiatry
Program Director, Psychiatric Pharmacy
University of Texas
Health Science Center at San Antonio
7703 Floyd Curl Drive
San Antonio, TX 78249
USA

Farde, Lars, M.D., Ph.D
Dept. of Psychiatry and Psychology
Karolinska Institute and Hospital
S-10401 Stockholm

Gerlach, Jes, M.D.
Copenhagen Hospital Corporation
St. Hans Hospital
Dept. P & The Research Institute
of Biological Psychiatry
DK-4000 Roskilde

Martinot, Jean-Luc, M.D.
Service Hospitalier Frédéric Joliot
Commissariat à l'Energic Atomique
Department de Biologie
F-91406 Osray

Niznik, Hyman B., Dr., Section Head
Laboratory of Molecular Neurobiology
Clarke Institute of Psychiatry
250 College Street
Toronto, Ontario M5T 1R8
Canada

Sokoloff, Pierre, Dr.
Unité de Neurobiologie et Pharmacologie
Centre Paul Broca de l'Inserm
2 ter Rue d'Alesia
F-75014 Paris

Tamminga, Carol A., M.D.
Chief, Inpatient Program
Maryland Psychiatric Research Center
University of Maryland
P.O.Box 21247
Baltimore, MD 21228
USA

Molekulare Grundlagen der Interaktion zwischen Dopamin-(D_1-/D_2-)Rezeptoren*

H. B. Niznik, R. K. Sunahara, Z. B. Pristupa und K. R. Jarvie

Einleitung

Zahlreiche objektive und subjektive psychomotorische Symptome werden von der Aktivität dopaminerger Neurone und von Pharmaka beeinflußt, die selektiv mit den neuronalen Dopaminrezeptoren in Wechselwirkung treten (Davis et al. 1991; Goldstein u. Deutsch 1992). Zu den Symptomen gehören der Rigor bei Parkinson-Krankheit, Halluzinationen bei Schizophrenie und Alzheimer-Krankheit sowie Dyskinesien bei Chorea Huntington und spontane orale Dyskinesien im Alter (Seeman 1987; Seeman u. Niznik 1990). Die Dopaminrezeptoren wurden anhand biochemischer, pharmakologischer und physiologischer Kriterien in 2 Klassen eingeteilt, die mit D_1 und D_2 bezeichnet wurden (Kebabian u. Calne 1979; Seeman 1980; Niznik 1987; Niznik u. Jarvie 1989; Kebabian 1993; Hall 1994). Die Dopaminrezeptoren gehören zu einer großen Genfamilie von Hormon-/Neurotransmitterrezeptoren, die ihre biologischen Wirkungen über bestimmte Signaltransduktionsmechanismen entfalten, an denen die Bindung von Guaninnukleotiden bzw. G-Proteine beteiligt sind (s. Kaziro et al. 1991; Simon et al. 1991; Hille 1992; Clapham u. Neer 1993). D_2-Dopaminrezeptoren hemmen die Aktivität der Adenylatzyklase und scheinen die zahlreichen anderen Effektorsysteme miteinander zu koppeln (Dal Toso et al. 1989; Neve et al. 1989; Albert et al. 1990; Senogles et al. 1990; Vallar et al. 1990; Kanterman et al. 1991; Elsholtz et al. 1991; Castellano et al. 1993; Lledo et al. 1994), indem sie spezifische Subtypen von G-Proteinen aktivieren (Lledo et al. 1992; Missale et al. 1991; Burris et al. 1992). Native membrangebundene D_1-Rezeptoren, die im Gehirn, der Retina und den Epithelkörperchen nachgewiesen wurden, stimulieren über G-Proteine die

---

* **Danksagung:** Die Autoren möchten H. C. Guan, A. Tirpak, C. Ulpian, F. McConkey und K. Ohara für ihre technische Unterstützung und Dr. Philip Seeman für seine ständigen Ermutigungen und kompetenten Anmerkungen im Verlaufe dieser Experimente danken. Diese Arbeit wurde zu einem Teil unterstützt durch den Established-Investigator-Förderpreis der National Alliance for Research in Schizophrenia and Depression (NARSAD) sowie durch Zuschüsse des National Institute of Drug Abuse (DA07223-02), des kanadischen Medical Research Council (PG-11121), der Ontario Mental Health Foundation und der Ontario Friends of Schizophrenics an H. B. Niznik und das Clarke Institute of Psychiatry. R. K. Sunahara wurde durch Postgraduiertenstipendien des kanadischen Medical Research Council unterstützt, K. R. Jarvie und Z. B. Pristupa erhielten ein Stipendium der Ontario Mental Health Foundation bzw. ein John-Cleghorn-Stipendium der Canadian Psychiatric Research Foundation. H. B. Niznik ist Wissenschaftler im Gesundheitsministerium von Ontario.

Adenylatzyklaseaktivität und aktivieren anschließend cAMP-abhängige Proteinkinasen (s. Niznik 1987; Niznik et al. 1992; Seeman u. Niznik 1988; Hemmings et al. 1987; Lovenberg et al. 1991). Die Wirkung dieser Enzyme vermittelt möglicherweise die Aktivierung der D_1-Rezeptoren der bahnenden Ca^{2+}-Kanäle (Artalejo et al. 1990). Zudem ließ sich zeigen, daß eine Stimulierung sowohl zerebraler als auch peripherer D_1-Rezeptoren zur Stimulation der Phospholipase C, Hydrolyse von Phosphatidylinositoldiphosphaten (Felder et al. 1989; Mahan et al. 1990; Rodrigues u. Dowling 1990; Dowling 1991, 1994; Undie u. Friedman 1990, 1992), Translokation der Proteinkinase C (McMillian et al. 1992) und zur Hemmung des Na^+/H^+-Austauschs führt, und zwar unabhängig von der Adenylatzyklaseaktivität (Mailman et al. 1986; Feldman et al. 1993), wahrscheinlich durch Wechselwirkung mit Gi-ähnlichen Proteinen (Sidhu et al. 1991).

Inzwischen konnte eine Reihe funktioneller Korrelate der subtypspezifischen Stimulation von Dopaminrezeptoren dokumentiert werden (Cameron u. Williams 1993). Dazu gehört

- die Dopaminrezeptorregulation des Wachstums und der Differenzierung von Neuronen (Lankford et al. 1988; McCobb et al. 1988; Rodrigues u. Dawling 1990);
- die Aktivierung der Transkription primärer Responsegene (Robertson et al. 1991; Robertson u. Robertson 1994; Young et al. 1991; Cole et al. 1992);
- die Regulation der Translokation und Genexpression von Steroidhormonrezeptoren (Power et al. 1991; Srivastava u. Mishra 1994; Elscholtz u. Lew 1994);
- die Induktion zahlreicher Verhaltensreaktionen und -muster und schließlich
- die Modulation und funktionelle Expression dopaminrezeptorvermittelter Ereignisse (Clarke u. White 1987; Waddington 1989; Waddington et al. 1994; Waddington u. O'Boyle 1989; Seeman et al. 1989; Robertson et al. 1990; Robertson 1992; s. auch das weiter unten zitierte Schrifttum).

Die Genfamilie der Dopaminrezeptoren

Über ein Jahrzehnt lang war man allgemein der Ansicht, daß die pharmakologischen und biochemischen Wirkungen von Dopamin im Zentralnervensystem und in der Peripherie von 2 separaten, D_1 und D_2 genannnten, Dopaminrezeptoren vermittelt würden, die sich anhand ihrer Effektorkopplung und ihres pharmakologischen Profils voneinander unterscheiden ließen (s. Kebabian u. Calne 1979; Seeman 1980; Niznik 1987; Niznik u. Jarvie 1989; Niznik et al. 1992; Übersichtsarbeiten bei Hall 1994). Die These, daß 2 Dopaminrezeptorentypen ausreichen, alle dopaminvermittelten Effekte zu erklären, war offensichtlich eine zu große Vereinfachung. In neueren molekularbiologischen Untersuchungen ließen sich 5 verschiedene Gene identifizieren, die für zahlreiche (mindestens 18) funktionelle Dopaminrezeptoren kodieren können. Die Vertreter der erweiterten Dopaminrezeptorfamilie lassen sich jedoch nach wie vor anhand der ursprünglichen, oben erwähnten Zweiteilung als D_1- und D_2-Rezeptoren benennen; wobei 2 dieser Gene für D_1-ähnliche Rezeptoren [als D_1 (D_{1A}) bzw. D_5 (D_{1B}) bezeichnet] und 3 Gene, gemeinsam mit entsprechenden Spleiß- und Polymorphievarianten, für D_2-ähnliche Rezeptoren kodieren [als D_2 (lang und kurz), D_3 (einschließlich neuerer Spleißvarianten; s. Nagai et al. 1993; Pagliusi et al. 1993; Schmauss et al. 1993) und D_4 bezeichnet ($D_{4.2}$, $D_{4.4}$, $D_{4.7}$ sowie zahlreiche weitere polymorphe Formen; Lichter et al. 1993)]. Ein Überblick über die Molekularbiologie des Dopaminrezeptorsystems würde den Rahmen dieses Kapitels sprengen; der Leser sei deshalb auf einige neuere Übersichtsartikel zu diesem Thema verwiesen (s. Übersichten von Andersen et al. 1990; Niznik u. Van Tol 1992; Civelli et al. 1991, 1993; Grandy et al. 1994; Sibley u. Monsma 1992; Gingrich et al. 1992; Jarvie et al. 1994; Schwartz et al. 1993; Sokoloff et al. 1994; Van Tol 1994).

Dopaminrezeptoren und Schizophrenie

Die zahlreichen biologischen Theorien der Schizophrenie (s. Jones u. Murray 1991; Lewine 1992; Pilowsky et al. 1993) liefern deutliche Anhaltspunkte dafür, daß die Erkrankung mit einer Störung der dopaminergen Neurotransmission bzw. des Rezeptorsystems zusammenhängt (s. Seeman 1987; Seeman u. Niznik 1990; Davis et al. 1991; Cleghorn et al. 1991; Goldstein u. Deutsch 1992; Sunahara et al. 1993; Reynolds 1992; Niznik u. Van Tol 1992). Die Annahme, daß D_2-ähnliche Rezeptoren eine zentrale Bedeutung für den psychotischen Prozeß besitzen, basiert auf folgenden Befunden:

- D_2-selektive Neuroleptika unterdrücken Halluzinationen und Wahnvorstellungen bei schizophrener Psychose, Huntington-Psychose, Alzheimer-Psychose und L-Dopa-induzierter Psychose.
- Die antipsychotische Wirkstärke der Neuroleptika korreliert mit ihrer Affinität zu D_2-ähnlichen Rezeptoren.
- Die molaren Plasmakonzentrationen von Antipsychotika im therapeutischen Steady-state sind praktisch identisch mit ihren Dissoziationskonstanten am D_2-Rezeptor. Beim Clozapin dagegen entspricht die molare Plasmakonzentration der Dissoziationskonstanten am D_4-Rezeptor (Van Tol et al. 1991, 1992; Niznik u. Van Tol 1992; Seeman 1992).

Folgende Beobachtungen stützen die biochemischen Indizien der Dopaminrezeptorhypothese der Schizophrenie:

- Bei verstorbenen schizophrenen Patienten, auch bei solchen, die nie antipsychotisch behandelt wurden, fand man im Striatum in mindestens 50% der Fälle eine erhöhte Dichte bzw. Menge an D_2-ähnlichen Rezeptoren;
- mittels Positronenemissionstomographie läßt sich bei niemals medikamentös behandelten Patienten ebenfalls ein erhöhter Gehalt an D_2-ähnlichen Rezepto-

ren nachweisen (s. Übersichtsarbeiten von Seeman 1987; Seeman u. Niznik 1990; Cleghorn et al. 1991; Goldstein u. Deutsch 1992).

Die genaue molekulare Form des D_2-ähnlichen Rezeptors, die Anlaß zu den oben beschriebenen biochemischen Veränderungen geben könnte, ist derzeit nicht bekannt, da alle molekularen Formen der D_2-Rezeptorfamilie [D_2-lang, D_2-kurz, D_3-lang, D_3-kurz sowie die zahlreichen D_4-Rezeptorvarianten $D_{4.1}$–$D_{4.28}$ (Lichter et al. 1993)] radioaktive Liganden wie Spiperon, YM-09151-2 (Emonoprid), IBZM usw. offenbar mit gleicher Affinität binden. Darüber hinaus wurden Radioliganden, die anscheinend nur eine Gruppe von D_2-ähnlichen Rezeptoren selektiv markieren können – wie beispielsweise [^{3}H]-7-OH-DPAT die D_3-Rezeptoren –, bislang noch nicht dazu verwendet, die Dichte von D_2-ähnlichen Rezeptoren im ZNS schizophrener Patienten zu bestimmen. Neuere Befunde deuten jedoch darauf hin, daß Veränderungen des D_3-Rezeptorgens mit einer Schizophrenie assoziiert sind (s. Sokoloff et al. 1994; Morell 1993; s. aber auch Yang et al. 1993; Nothen et al. 1993) und daß die Expression einer funktionellen molekularen Form der D_3-Rezeptor-mRNS in einigen Hirnarealen verstorbener schizophrener Patienten fehlt oder in irgendeiner Weise gestört ist (Schmauss et al. 1993).

Seeman et al. (1993a) vertraten kürzlich die Ansicht, daß die beobachtete Erhöhung der [^{3}H]-Spiperonbindung in Hirnproben verstorbener schizophrener Patienten tatsächlich auf eine Zunahme der D_4-Rezeptoren und nicht der D_3- oder D_2-Rezeptoren zurückzuführen ist. Diese Vermutung beruht auf der Beobachtung, daß die Bindung von [^{3}H]-YM-09151-2 (das an D_2-, D_3- und D_4-Rezeptoren bindet) im Gehirn Verstorbener erhöht ist, was jedoch nicht für die Bindung von [^{3}H]-Raclopid gilt (einem Liganden, der an D_2- und D_3-Rezeptoren bindet und nur sehr geringe Affinität zu D_4-Rezeptoren besitzt). Während also [^{3}H]-YM-09151-2 und Raclopid sowohl in nativen Geweben (Seeman et al. 1989, 1990; nach Entfernung von endogenem Dopamin) als auch in Zellen, die nur den D_2-Rezeptor exprimieren (Seeman et al. 1992), dieselbe Anzahl von Rezeptoren markieren (ca. 1,8mal mehr als die unter [^{3}H]-Spiperon beobachtete Dichte), ist im schizophrenen Gehirn die Dichte der von diesen Liganden markierten Rezeptoren verschieden. Man nimmt an, daß der Unterschied der Dichte-Erwartungswerte (bis Faktor 6) zwischen [^{3}H]-Emonoprid und [^{3}H]-Raclopid in den Gehirnen verstorbener schizophrener Patienten auf der Induktion von D_4-Rezeptoren bei dieser Erkrankung beruht (Catalano et al. 1993). Zu beachten ist allerdings, daß in einigen Kollektiven schizophrener Patienten die Bindung von [^{3}H]-Raclopid im Vergleich zu den Kontrollen deutlich erhöht ist (Ruiz et al. 1993). Dies weist darauf hin, daß auch D_2-bzw. D_3-Rezeptoren bei Schizophrenie vermehrt sein können.

Wechselwirkungen zwischen D_1- und D_2-Rezeptoren

Da die Gruppe der D_2-ähnlichen Rezeptoren für die Wirkung von Antipsychotika eine zentrale Rolle spielt (Sunahara et al. 1993), ist die Identifizierung der Faktoren, die die Aktivität dieser Rezeptoren modulieren bzw. beeinflussen können, von hoher Bedeutung. Einer dieser Faktoren ist anscheinend das D_1-/D_5-Rezeptorsystem.

Zu den Wechselwirkungen zwischen D_1- und D_2-Rezeptoren auf der Ebene des Verhaltens, der Pharmakologie und der Biochemie liegt umfangreiches Schrifttum vor (Übersichten bei Clarke u. White 1987; Waddington 1989; Waddington et al. 1994; Waddington u. O'Boyle 1989; Surmeier et al. 1993). Diese Interaktionen sind in ihren Grundzügen entweder antagonistisch oder synergistisch. Während einige Verhaltensweisen, wie etwa Putzen, Selbstverstümmelung und repetitive Kaubewegungen in erster Linie der Aktivität der D_1-ähnlichen Rezeptoren unterliegen (Rosengarten et al. 1993), beeinflussen D_2-Rezeptoren vor allem die Fortbewegungsaktivität. Im allgemeinen ist jedoch bei Phänomenen wie schnellen Kaubewegungen, Leerkauen, Drehbewegungen, sowie der Beeinflussung von Adenylatzyklaseaktivität, Dopaminumsatz und Transmitterfreisetzung (Cameron u. Williams 1993) und der Genexpression (Lahoste et al. 1993) eine Beteiligung beider Rezeptortypen zu beobachten. Synergistische Wirkungen von Dopaminrezeptoren ließen sich bei Fortbewegung, Stereotypien, Putzen, elektrophysiologischen Reaktionen, Gähnen und Klettern nachweisen.

Hinsichtlich der funktionellen und therapeutischen Bedeutung der D_1/D_2-Rezeptorwechselwirkungen hat man im Zusammenhang mit antipsychotischen und Anti-Parkinson-Wirkungen sowie bei neuroleptikainduzierten extrapyramidalen Syndromen eine Reihe wichtiger Beobachtungen gemacht. So wurde beispielsweise postuliert, daß die Negativsymptome der Schizophrenie mit einer hypokortikalen D_1-D_5-dopaminergen Aktivität zusammenhängen könnten (s. Davis et al. 1991) und daß eine Kombinationsbehandlung mit einem D_1-Agonisten und einem D_2-Antagonisten sowohl die Positiv- als auch die Negativsymptome der Schizophrenie bessert (Davidson et al. 1990). Dyskinesien gehören wahrscheinlich zu den am meisten beeinträchtigenden Komplikationen einer Langzeitbehandlung der Parkinson-Krankheit mit L-Dopa. Bei Affen, die mit MPTP behandelt wurden, vermag

1. eine Stimulation der D_2-ähnlichen Rezeptoren mit Hilfe selektiver Agonisten das parkinsonähnliche Syndrom zu bessern, ohne daß Dyskinesien auftreten, sofern die D_1-Rezeptoren blockiert werden, und
2. führt in vivo die recht selektive Stimulation von D_1-Rezeptoren mit Hilfe von Agonisten zu einer potenten anti-Parkinson-ähnlichen Wirkung ohne Dyskinesien, sofern nur eine minimale Stimulierung der D_2-ähnlichen Rezeptoren durch endogenes Dopamin stattfindet (Gomez-Mancilla u. Bedard 1991). Extrapyramidale Syndrome (EPS) infolge chronischer Blockade von D_2-ähnlichen Rezeptoren traten bei sämtlichen mit Haloperidol sensibilisierten Affen (Cebus appela) auf. Durch wiederholte tägliche Gabe des selektiven D_1-Rezeptorantagonisten SCH-39166 wurden EPS jedoch vollständig unterdrückt (McHugh u. Coffin 1991).

D_1/D_2-Rezeptorkommunikation an der Ligandenbindungsstelle

Die meisten der beobachteten und oben beschriebenen verhaltensbezogenen und biochemischen Effekte von D_1/D_2-Rezeptorinteraktionen lassen sich eindeutig auf Vorgänge und Signaltransduktionsmechanismen unterhalb der Ebene des Dopaminrezeptorproteins zurückführen. An Autopsiegewebe entdeckten wir jedoch, daß sich in vitro mit einem einfachen Radioligandenbindungsassay Kopplungen zwischen D_1- und D_2-Rezeptoren feststellen lassen (Seeman et al. 1989). Es zeigte sich, daß endogenes Dopamin bei Zugabe zu striären Membranhomogenaten die meßbare Dichte von [^{3}H]-Racloprid-markierten D_2-Rezeptoren verringerte. Die vorherige Zugabe des selektiven D_1-Rezeptorantagonisten SCH-23390 wirkte allerdings dieser offenkundigen Verringerung der geschätzten Rezeptordichte entgegen, obgleich SCH-23390 selbst keinen Einfluß auf die Bindung an [^{3}H]-Racloprid-D_2-Rezeptoren hatte (s. Abb. 1). Darüber hinaus konnten wir nachweisen, daß die dopamininduzierte Verringerung der [^{3}H]-Raclopridrezeptordichte ausschließ-lich durch den D_2-Rezeptor bedingt ist, da die gleichen Wirkungen auch in solchen Geweben zu beobachten waren, die den D_1-Rezeptor nicht exprimieren, wie etwa der Hypophyse. Diese Wirkungsumkehr ist abhängig bzw. vereinbar mit dem pharmakologischen Profil des D_1-Rezeptors. Ungefähr zur gleichen Zeit zeigten auch Zang u. Segawa (1989), daß SCH-23390 im hochaffinen Zustand des [^{3}H]-Spiperon-markierten D_2-ähnlichen Rezeptors die Wirksamkeit von Quinpirol, einem potenten D_2-Agonisten, geringfügig, aber signifikant vermindert. Von noch größerer Bedeutung ist jedoch der von uns geführte Nachweis, daß D_1/D_2-Rezeptorwechselwirkungen – quantifiziert anhand der [^{3}H]-Raclopridbindung – bei ungefähr der Hälfte eines untersuchten Kollektivs verstorbener Patienten mit Schizophrenie und Chorea Huntington im Hirngewebe fehlten oder ganz deutlich vermindert waren (Abb. 2). Damit wurden zum ersten Mal Hinweise dafür vorgelegt, daß es Kommunikationsvorgänge zwischen Dopaminrezeptoren gibt, die sich offenbar auf der Ebene der Ligandenbindungsstelle abspielen, und daß diese Wechselbeziehung im Hirngewebe vieler neuropsychiatrisch Erkrankter gestört ist.

Kürzlich haben Seeman et al. (1994) die ursprüngliche „Kopplungs"-Methode der [^{3}H]-Raclopridbindungssättigung dahingehend modifiziert, daß sie einen kompetitiven Bindungsassay entwickelten, bei dem in Gegenwart oder Abwesenheit von exogenem Dopamin nicht markiertes SCH-23390 in steigenden Konzentrationen mit [^{3}H]-Racloprid um die Bindung konkurriert. In Gegenwart von Dopamin erhöhte SCH-23390 in konzentrationsabhängiger Weise die Bindung von [^{3}H]-Racloprid an D_2-Rezeptoren, wobei die geschätzte EC50 der Dissoziationskonstanten (550 pM) von SCH-23390 am D_1-Rezeptor entsprach (s. Abb. 3). An Zellen, die nur D_2-Rezeptoren exprimierten (B), zeigte SCH-23390 keine Wirkung. Dieser Assay für D_1-D_2-Rezeptorinteraktionen ist nicht nur einfacher durchzuführen, sondern auch viel kostengünstiger als der usprünglich beschriebene. Der molekulare Mechanismus (bzw. die Mechanismen) der beobachteten D_1/D_2-Rezeptorwechselwirkungen und deren Fehlen bei einigen neuropsychiatri-

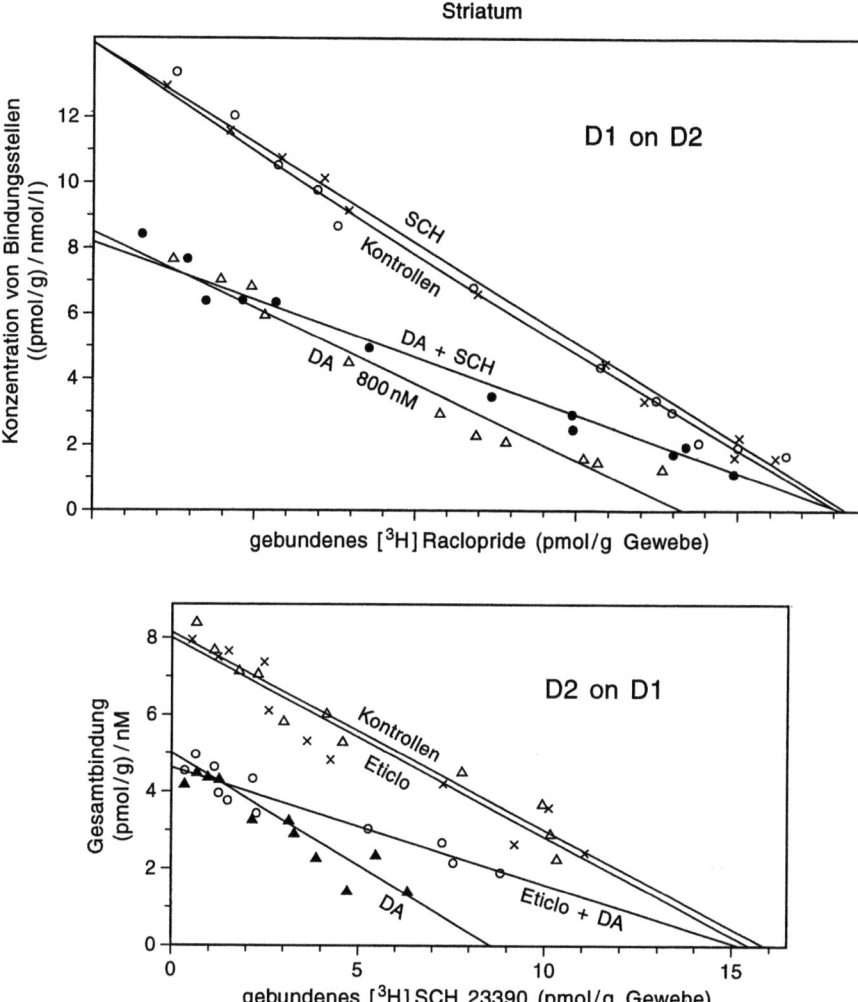

Abb. 1. Reziproke D_1/D_2-Rezeptorinteraktionen. Sättigungsanalyse der Bindung von [^{3}H]-Raclopid (*oben*) bzw. [^{3}H]-SCH-23390 (*unten*) an humane Caudamembranen. Nach Zugabe von 800 nM Dopamin verringert sich die geschätzte Dichte der D_2- bzw. der D_1-Rezeptoren, je nachdem, ob der Test mit [^{3}H]-Raclopid oder [^{3}H]-SCH-23390 durchgeführt wird. Die Präinkubation der Membranen mit dem selektiven D_1-Antagonisten SCH-23390 (*oben*) oder dem D_2-Antagonisten Eticloprid (*unten*) verhindert die Abschwächung der dopamininduzierten Abnahme des B_{max}-Wertes dieser Radioliganden, gleichzeitig steigt der Kd-Schätzwert (Affinität). (Mod. nach Seeman et al. 1989)

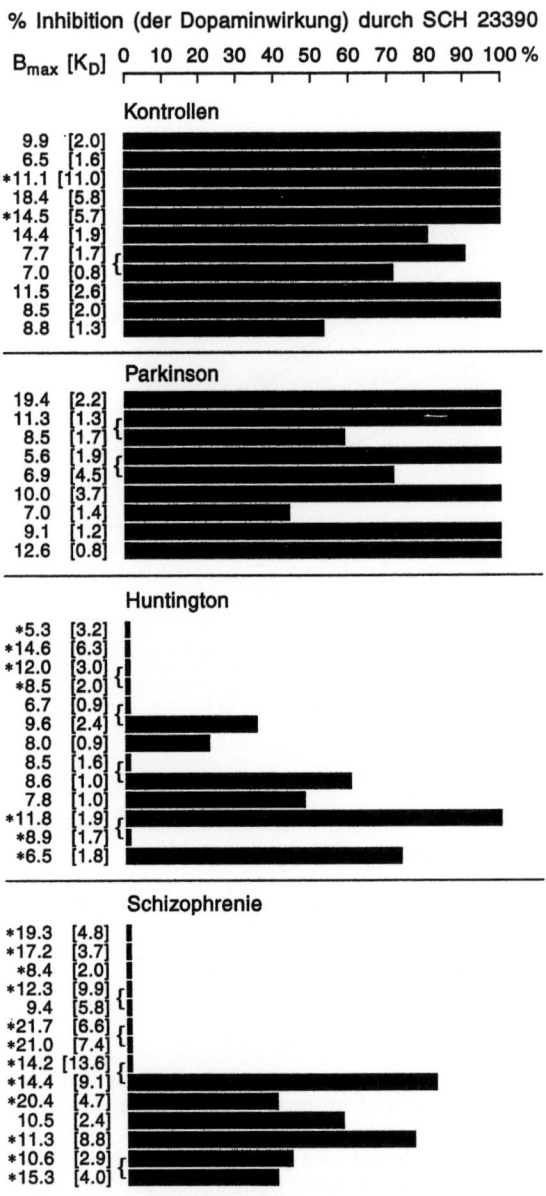

Abb. 2. D_1/D_2-Rezeptorinteraktionen fehlen im Gehirn verstorbener Patienten mit Schizophrenie und Chorea Huntington ganz oder sind deutlich reduziert. Die *Säulen* bezeichnen die prozentuale Hemmung der dopamininduzierten Abnahme des B_{max}-Schätzwertes der [^{3}H]-Raclopridbindung durch SCH-23390. (Mod. nach Seeman et al. 1989)

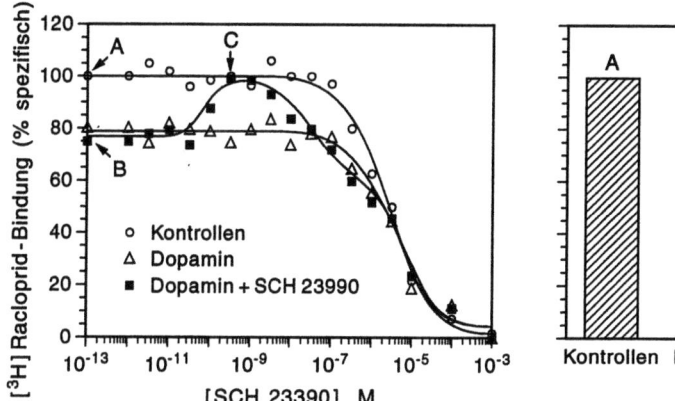
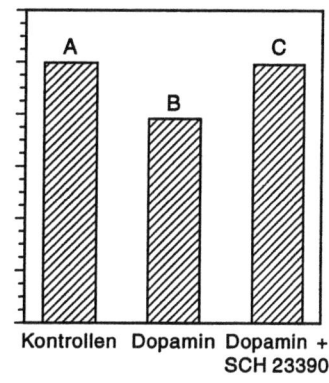

Abb. 3. Kompetitiver Bindungstest mit SCH-23390/[^{3}H]-Racloprid weist D_1/D_2-Rezeptorinteraktionen nach. Bindung von [^{3}H]-Racloprid an Membranpräparationen einer stabilen Y1-Zellinie, die den humanen D_2-kurz-Rezeptor exprimiert. *Links*: kompetitive Bindungskurve für SCH-23390/[^{3}H]-Racloprid (A = Kontrolle und B plus 500 nM Dopamin). C entspricht B mit der Ausnahme, daß der Test mit Y1-Zellen durchgeführt wurde, die D_1- und D_2-kurz-Rezeptoren koexprimieren. Die Zunahme der [^{3}H]-Raclopridbindung in C wird dahingehend interpretiert, daß eine D_1/D_2-Rezeptorwechselwirkung vorliegt. Beachte, daß diejenige Konzentration von SCH-23390, die die [^{3}H]-Raclopridbindung maximal beeinflußt, dem Kd-Schätzwert dieser Substanz am D_1-Rezeptor entspricht (~ 500 pM). Das Säulendiagramm (*rechts*) zeigt die wichtigsten Effekte auf die [^{3}H]-Raclopridbindung. (Nach Sunahara et al. 1994)

schen Krankheitsgruppen ist gegenwärtig noch unbekannt, wenngleich hierzu verschiedene Theorien aufgestellt wurden (Aganti et al. 1993; Lemmon et al. 1993; Turgeon u. Waring 1993). Nachdem man nun auch Zugang zu den Genen der D_1- und D_2-ähnlichen Rezeptoren hat, ist es jetzt möglich geworden, den verantwortlichen Mechanismus (bzw. die Mechanismen) für die Aufrechterhaltung und Expression der Interaktionen zwischen den D_1- und D_2-ähnlichen Rezeptoren zu untersuchen. Um festzustellen, warum einige erkrankte Individuen keine D_1/D_2-Rezeptorwechselwirkungen aufweisen, haben wir ein Projekt zur Untersuchung von D_1/D_2-Rezeptorinteraktionen in stabilen, transfizierten Zellinien begonnen, die klonierte D_2-Rezeptoren (Bunzow et al. 1988) bzw. D_1/D_5-Rezeptoren (Sunahara et al. 1990, 1991) koexprimieren.

Untersuchungen zur Koexpression von D_1- und D_2-Rezeptoren

Um festzustellen, ob Dopaminrezeptorwechselwirkungen nachzuweisen sind oder neu ausgebildet werden können, führten wir zunächst Versuche an GH4-Zellinien durch, die entweder die lange oder die kurze Form des D_2-Rezeptors stabil exprimierten. Die Zellen wurden dann vorübergehend mit (mittels PCR) klonierten D_1- oder D_5-Rezeptoren aus der genomischen DNS von Kontrollen (die nach dem Ergebnis von Radiorezeptorbindungsverfahren in vitro eine D_1/D_2-Kopplung auf-

gebnis von Radiorezeptorbindungsverfahren in vitro eine D_1/D_2-Kopplung aufweisen) kotransfiziert und auf das Vorliegen oder Fehlen von D_1/D_2-Rezeptorwechselwirkungen zu aus diesen Zellen präparierten Membranen hin untersucht. Erwartungsgemäß vermochten die von Kontrollindividuen klonierten D_1-Rezeptoren, die vorübergehend in GH4-Zellen mit bestehender Expression von D_2-kurz-Rezeptoren kotransfiziert wurden, die Kommunikation zwischen den D_1- und D_2-Rezeptoren wiederherzustellen. Dies zeigte sich daran, daß die maximale Anzahl von [^{3}H]-Raclopridbindungsstellen abnahm und diese Abnahme durch Präinkubation mit SCH-23390 verhindert wurde. Natürlich ergaben sich an Zellen, die nur den D_2-Rezeptor exprimierten, keine Hinweise für eine solche Kopplung. Während es somit in Zellinien mit ausschließlicher Expression des D_2-Rezeptors zwar zu einer dopamininduzierten Verringerung der [^{3}H]-Raclopridbindung kommt, vermag SCH-23390 diese Verringerung nicht zu antagonisieren; dieser Effekt entspricht genau demjenigen, der in hypophysären Geweben gefunden wurde (s. oben).

Wird ferner das D_1-Gen eines schizophrenen Patienten, das in vitro in Nervengewebe keine D_1/D_2-Rezeptorkopplung zeigt, vorübergehend in GH4-D_2-kurz-Zellinien kotransfiziert, so werden die D_1/D_2-Rezeptorwechselwirkungen in vollem Maße wiederhergestellt. In Verbindung mit der Beobachtung, daß es bei der Schizophrenie anscheinend keine bedeutsamen Sequenzmutationen der D_1- (Ohara et al. 1993) und D_2-Rezeptorgene (Seeman et al. 1993b; Sarkar et al. 1991) gibt, deuten diese Befunde darauf hin, daß das in vitro bei einigen schizophrenen Patienten bemerkte Fehlen von D_1/D_2-Rezeptorwechselwirkungen nicht auf einen primären Strukturdefekt des D_1- oder D_2-Rezeptorproteins zurückzuführen ist.

Derzeit ergibt sich der Eindruck, daß es sich bei dem In-vitro-Nachweis der D_1/D_2-Kopplung um ein Phänomen handelt, das für GH4-Zellinien nicht spezifisch ist. Auch Y1-Zellen, die von Nebennierenrindenzellen abgeleitet wurden (Schimmer 1979) und humane D_1- und D_2-kurz-Rezeptoren stabil koexprimieren, weisen eine funktionelle D_1/D_2-Kopplung auf. Die übrigen unten beschriebenen Experimente mit humanen D_1- und D_2-Rezeptorklonen wurden unter Verwendung dieser Zellinien durchgeführt.

Sind D_2-kurz- und D_1-Rezeptorinteraktionen poly- oder unizellulär?

Die Frage, ob Dopaminrezeptorwechselwirkungen poly- oder unizellulärer Natur sind, wird derzeit intensiv diskutiert. Einerseits gibt es Hinweise für Dopaminrezeptorwechselwirkungen auf der Ebene der Einzelzelle, wobei postuliert wurde, daß D_1- und D_2-Rezeptoren und deren mRNS auf bis zu 30% der striären Neuronen gemeinsam vorkommen (s. Weiner et al. 1991; Seeman et al. 1989; Rappaport et al. 1993; Lester et al. 1993). Die Koexpression klonierter D_1- und D_2-Rezeptoren verstärkt die Arachidonsäurefreisetzung in CHO-Zellen (Piomelli et al. 1991), und D_1- und D_2-Rezeptoren interagieren in einzelnen, dissoziierten Neuronen in

Molekulare Grundlagen der Interaktion zwischen Dopamin-(D_1-/D_2-)Rezeptoren

Primärkultur und modulieren dabei die Na^+K^+-ATPase-Aktivität (Bertorello et al. 1990). Diese Systeme könnten für die beobachtete Kopplung zwischen verschiedenen Dopaminrezeptoren innerhalb derselben Zelle oder sogar benachbarter Neurone verantwortlich sein. Die Befunde anderer Laboratorien deuten jedoch darauf hin, daß im Falle eines gemeinsamen Vorkommens von D_1- und D_2-Rezeptoren auf striären Interneuronen dies nur für einen sehr geringen Prozentsatz ausgewählter Zellen gilt (s. Gerfen et al. 1991, 1992a, b; Harrison et al. 1990; LeMoine et al. 1991).

Um festzustellen, ob die Koexpression von D_1- und D_2-kurz-Rezeptoren in ein- und derselben Zelle eine notwendige Voraussetzung für den Nachweis einer Kopplung ist, bestimmten wir die D_1/D_2-kurz-Rezeptorwechselwirkungen in stabilen Y1-Zellinien, die diese Rezeptoren getrennt exprimieren (Sunahara et al. 1994). Wir verglichen das Ausmaß der Kopplung in Zellen, die D_1- und D_2-kurz koexprimierten, mit der einer Mischung von 2 Zellpopulationen, von denen die eine nur D_1 und die andere nur D_2-kurz exprimiert. Die Zellen wurden vermischt, homogenisiert, behandelt und auf Kommunikation zwischen D_1- und D_2-Rezeptoren getestet. Dabei wurde besonders darauf geachtet, daß D_1- und D_2-Rezeptoren in diesen Homogenaten in äquimolaren Konzentrationen vorlagen.

Wie in Abb. 4 dargestellt, weisen die Ergebnisse dieser Experimente – zumindest was unser Testverfahren anzeigt – eindeutig darauf hin, daß sich D_1- und D_2-

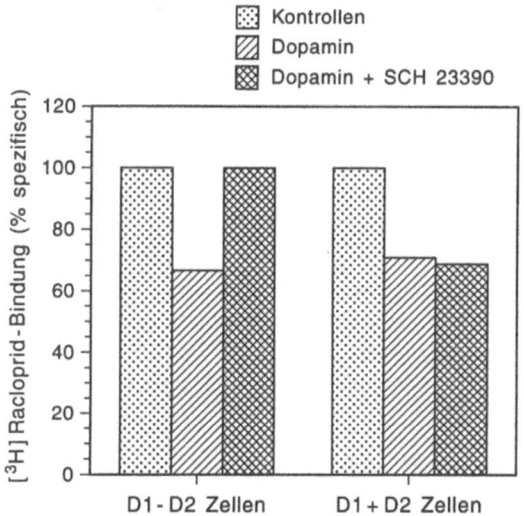

Abb. 4. D_1/D_2-Rezeptorinteraktionen treten nur innerhalb ein- und derselben Zelle auf. Es zeigt sich, daß Y1-Zellinien mit stabiler Koexpression der D_1- und D_2-kurz-Rezeptoren D_1/D_2-Rezeptorwechselwirkungen aufweisen, die mit dem in Abb. 3 beschriebenen „Kopplungs"-Test nachgewiesen werden können. Stabile Y1-Zellinien, die jeden Rezeptor einzeln exprimieren, waren nach Mischen und Homogenisieren nicht in der Lage, D_1/D_2-Rezeptorwechselwirkungen auszubilden

Rezeptoren auf derselben Zelle und in unmittelbarer Nähe zueinander befinden müssen, um eine Kommunikation herstellen und aufrechterhalten zu können. Weiter gilt, daß D_1/D_2-Rezeptorwechselwirkungen nicht allein auf diese klonierten Rezeptorsubtypen beschränkt sind, da sich bei der Messung der Wechselwirkungen zwischen D_5- und D_2-Rezeptoren identische Resultate ergaben (Ergebnisse nicht aufgeführt).

Die Ergebnisse zeigen eindeutig, daß es für die Herstellung einer Rezeptorkommunikation nicht ausreicht, Zellen mit quantitativ gleicher Exprimierung an D_1/D_5- bzw. D_2-ähnlichen Rezeptoren lediglich zu mischen und zu homogenisieren. Die Koexpression und möglicherweise ein sehr enges Beieinanderliegen ist für die Aufrechterhaltung dieser D_1/D_2-Rezeptorwechselwirkungen absolut unumgänglich. Diese Daten sprechen nachhaltig für die Existenz subtypspezifischer Dopaminrezeptoren auf bestimmten Neuronenpopulationen des Striatums. In der Tat mehren sich sowohl aus Versuchen an Ratten als auch an Affen die molekularen, anatomischen und biochemischen Hinweise für die Existenz einer solchen Gruppe von Interneuronen innerhalb striato-nigraler Projektionsbahnen oder lokal im Striatum (s. Übersichtsarbeit von Surmeier et al. 1993; Rappaport et al. 1993; Lester et al. 1993; Levey et al. 1993). Die Daten lassen darüber hinaus vermuten, daß das beobachtete Fehlen einer D_1/D_2-Rezeptorkommunikation bei schizophrenen Patienten auf eine Subpopulation striärer Zellen beschränkt ist, die D_1- und D_2- bzw. D_5- und D_2-Rezeptoren oder Rezeptor-mRNS koexprimieren. Somit liefern diese Daten auch eine überprüfbare Hypothese bezüglich der molekularen Mechanismen der Regulation einer bestehenden oder nicht bestehenden Dopaminrezeptorkommunikation bei Schizophrenie. Gibt es bei der Schizophrenie einen selektiven Zelluntergang striato-nigraler Projektionsneuronen, die D_1- bzw. D_5- und D_2-Rezeptoren koexprimieren? Gibt es einen selektiven Verlust oder eine Störung der mRNS-Expression von D_1/D_5- oder D_2-Rezeptoren in Zellen, die normalerweise beide subtypspezifischen Dopaminrezeptoren koexprimieren? Oder sind die zellulären Mechanismen (z. B. G-Proteine) unterhalb dieser Rezeptoren gestört, wodurch es zu einer Unterbindung der normalen Dopaminrezeptorkommunikation kommt? Während es bislang keine Hinweise für einen spezifischen Zelluntergang oder für selektive Aberrationen der mRNS-Expression spezifischer und/oder subtypspezifischer Dopaminrezeptoren gibt, zeichnet sich ab, daß G-Proteine, und vor allem die βγ-Untereinheiten, die molekularen Antriebsaggregate sind, die D_1/D_2-Rezeptorwechselwirkungen unterhalten.

Welche Rolle spielen subtypspezifische G-Proteine für D_1/D_2-Interaktionen?

Wir versuchten festzustellen, ob Signaltransduktionsproteine und insbesondere Untereinheiten der G-Proteine an der Aufrechterhaltung oder Expression der in diesen Zellen beobachteten D_1/D_2-Kopplung beteiligt sind. Wir haben kürzlich die Hypothese aufgestellt (Seeman et al. 1989), daß Guaninnukleotidbindungsproteine Bestandteil des zellulären Mechanismus sein könnten, der für die Modifikation oder Unterhaltung der D_1/D_2-Rezeptorwechselwirkungen in nativen Membranen erforderlich ist, und daß sie sogar die molekulare Grundlage für die Wechselwirkungen zwischen den Dopaminrezeptorsubtypen bilden könnten. Die Behandlung von Zellinien, die subtypspezifische Formen von D_1- und D_2-Rezeptoren exprimieren, mit Substanzen, die die Funktion der G-Proteine und die Rezeptorkopplung modifizieren (wie Gpp(NH)p, Cholera- und Pertussistoxin, G-subtypspezifische Antisense-RNS), ist möglicherweise geeignet, zur Identifizierung der für die Dopaminrezeptorinteraktionen veantwortlichen G-Proteinuntereinheiten beizutragen.

α-Untereinheiten der G-Proteine

Die Beteiligung subtypspezifischer α-Untereinheiten von G-Proteinen an der Etablierung der D_1/D_2-Kopplung wurde mit Hilfe von Bakterientoxinen untersucht, die in diesen Zellinien eine ADP-Ribosylierung und die Dissoziation spezifischer α-Untereinheiten der G-Proteine bewirken. Wie Abb. 5 zeigt, verhindert die Behandlung der Zellen mit Pertussistoxin, welches spezifisch die α-Untereinheiten Gi und Go aktiviert und die Rezeptor-G-Protein-Komplexe entkoppelt, die dopamininduzierte Verringerung der [^{3}H]-Raclopridbindung. Diese Ergebnisse deuten darauf hin und bestätigen insofern ursprüngliche Beobachtungen an nativen Geweben, daß die Reduzierung der [^{3}H]-Raclopridbindung durch Dopamin die Folge des „Einschlusses" der hochaffinen D_2-Rezeptoren ist, wodurch diese Stellen über einen Gi-ähnlichen Mechanismus der Radioligandenbindung entzogen werden (Diskussion bei Seeman et al. 1989, 1990). Die Behandlung mit Choleratoxin, das spezifisch Gsα aktiviert, beinflußt die Fähigkeit von Dopamin zur Reduzierung der [^{3}H]-Raclopridbindung an D_2-Rezeptoren nicht, sie verhindert aber, daß SCH-23390 die Dopaminwirkung blockiert/aufhebt und es zu einer D_1/D_2-Rezeptorkommunikation kommt. Diese Ergebnisse belegen, daß Gs, die stimulierende α-Untereinheit der G-Proteine, an der Aufrechterhaltung der D_1/D_2-Rezeptorwechselwirkungen beteiligt ist.

Um weitere Aufschlüsse über die Beteiligung spezifischer G-Proteine an der D_1/D_2-Kopplung zu erhalten, wurden Y1-Zellen, die die humanen D_1- und D_2-kurz-Rezeptoren koexprimieren, mittels Lipofectintransport mit Antisense-RNS gegen die α-Untereinheiten Gs, Gi-3 und Gq der Maus transfiziert (Sunahara et al. 1994). Western-Blot-Assays der Zellextrakte mit Antikörpern gegen subtypspezifische G-Proteine bestätigten die Reduktion der Proteinexpression nach der Behandlung. Wie Abb. 6 zeigt, hob Antisense-RNS gegen Gαi ebenso wie Pertussistoxin die Hemmwirkung von Dopamin auf die [^{3}H]-Raclopridbindung auf. Antisense-RNS gegen Gαs zeigt eine ähnliche Wirkung wie Choleratoxin, d. h., sie läßt zwar zu, daß Dopamin die [^{3}H]-Raclopridbindung verringert, verhindert aber bei einer Behandlung mit dem D_1-Antagonisten SCH-23390 eine vollständige Rückbildung der Bindung. (Es sei angemerkt, daß diese Oligonukleotide im Ge-

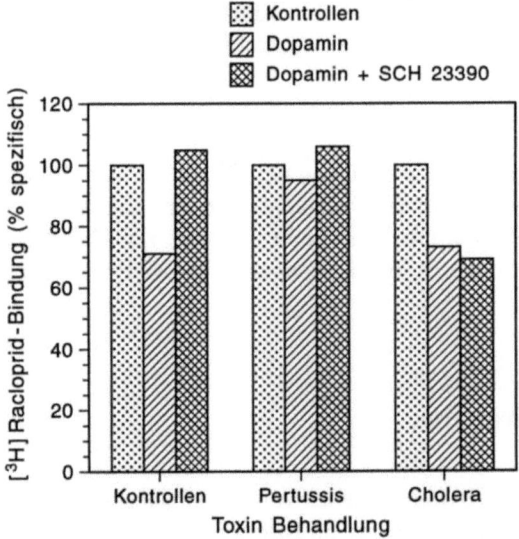

Abb. 5. D_1/D_2-Rezeptorinteraktionen werden durch Aktivierung der αs-Untereinheit des G-Proteins gehemmt. Die Vorbehandlung von Y1-Zellen, die D_1- und D_2-Rezeptoren koexprimieren, mit Choleratoxin, einem selektiven Aktivator der Gsα-Untereinheiten, verhindert die SCH-23390-induzierte Zunahme der [^{3}H]-Raclopridbindung und die sich daraus ableitende Kommunikation zwischen den D_1- und D_2-Rezeptoren. Demgegenüber hemmt die selektive Aktivierung der Gi/Go-ähnlichen α-Untereinheiten der G-Proteine die Fähigkeit von Dopamin zur Verringerung der [^{3}H]-Raclopridbindung an D_2-Rezeptoren. Diese Ergebnisse deuten darauf hin, daß die dopamininduzierte Abnahme der Bindung die Folge eines „Verschlusses" der hochaffinen D_2-dopaminergen Bindungsstellen ist, wodurch dem [^{3}H]-Raclopid der Zugang wirksam verwehrt wird. Nach der Entkopplung dieses D_2-Rezeptor-G-Proteinkomplexes, wie es bei der Vorbehandlung der Zellen mit Pertussistoxin geschieht, hat [^{3}H]-Raclopid wieder freien Zugang zu allen verfügbaren D_2-Rezeptorstrukturen. Während Choleratoxin die dopaminvermittelte Abnahme der [^{3}H]-Raclopridbindung an D_2-Rezeptoren nicht blockiert, hemmt es durch Abkopplung der αs-Untereinheiten des G-Proteins von den D_1-Rezeptoren wirksam die Fähigkeit von SCH-23390 zur Umkehrung des Dopamineffekts. Die nicht dem Rezeptor zugehörigen αs-Untereinheiten der G-Proteine scheinen somit unmittelbar an der Aufhebung der D_1/D_2-Rezeptorwechselwirkungen beteiligt zu sein. (Nach Sunahara et al. 1994a)

tels Western-Blot festgestellt wurde – nur unvollständig hemmen.) Darüber hinaus war kein Einfluß auf die D_1/D_2-Kopplung festzustellen, wenn die Zellen mit Antisense-RNS gegen Gαq behandelt wurden, die G-Protein-Rezeptoreffekte auf den Umsatz von Phosphoinositiden vermittelt. Eine ähnliche Blockade der D_1/D_2-Rezeptorkommunikation war bei einer Behandlung der Zellmembranen mit Anti-Gαs-Antikörpern zu verzeichnen, nicht jedoch mit Anti-G1- oder Anti-Gq-Antikörpern.

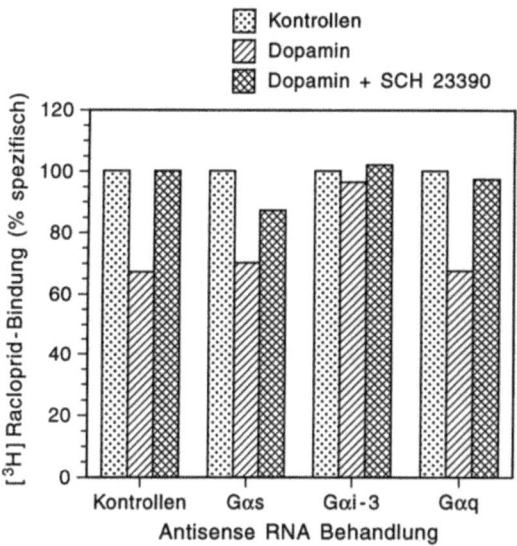

Abb. 6. Direkter Nachweis der Bedeutung der Gsα-Untereinheiten für die D_1/D_2-Rezeptorinteraktionen. D_1- und D_2-Rezeptoren exprimierende Y1-Zellen wurden mit Antisense-Oligonukleotiden gegen die flankierenden Bereiche des Initiatormethionins für die α-Untereinheiten der subtypspezifischen G-Proteine der Maus inkubiert; 48–72 h später wurden die Dopaminrezeptorwechselwirkungen gemessen. Wie im Falle des Pertussistoxins verhinderte nur die (mittels Western-Blot mit subtypspezifischen Antikörpern bestimmte) Hemmung der Proteinsynthese von Giα3, nicht jedoch von Gαq, die dopamininduzierte Verringerung der Bindung an D_2-Rezeptoren. Die partielle Hemmung der Proteinexpression von Gsα schränkte die Fähigkeit von SCH-23390 zur Modifizierung der Dopaminwirkungen in ähnlicher Weise ein wie Choleratoxin

Synthetische D_1/D_5-Peptide und Aktivierung von Gs-Proteinen

In einem weiteren Ansatz zur Klärung der Rolle von G-Proteinen für die Aufrechterhaltung der Dopaminrezeptorwechselwirkungen wurde versucht, die D_1/D_2-kurz-Rezeptorinteraktionen in Y1-Zellen durch Zugabe spezifischer D_1/D_5-Rezeptorpeptide zu blockieren. Diese kodieren für Aminosäuren im Carboxylbereich der 3. zytoplasmatischen Schleife, die für die D_1-Aktivierung der Adenylatzyklase verantwortlich sind (Sunahara et al. 1994b). Sitespezifische synthetische Peptide für definierte Sequenzen in den terminalen NH_2- oder COOH-Regionen von G-gekoppelten Rezeptoren wurden verwendet, um aktivierende bzw. inhibitorische Funktionen des G-Proteins zu identifizieren (Okamoto et al. 1991; Okamoto u. Nishimoto 1992; Mukai et al. 1992; Dalman u. Neubig 1991; Cheung et al. 1991; Deutsch u. Sun 1992; Cheng et al. 1992). Diese Untersuchungen sind in zweifacher Hinsicht brillant:

- Erstens weisen sie nach, daß für eine funktionelle Aktivierung der G-Proteine und der Adenylatzyklase nicht der gesamte Rezeptor erforderlich ist; kurze Peptide, die die entscheidenden Aminosäurereste enthalten, erfüllen genau die gleiche Funktion.
- Zweitens läßt sich der Einfluß von Peptidmodifikationen, beispielsweise durch Phosphorylierung oder durch Einfügen bestimmter Aminosäuren von Mutanten dazu nutzen, die Rezeptor-G-Kopplung zu bestimmen. So verlieren etwa synthetische β2-Adrenozeptorpeptide, die Gsα und Adenylatzyklase aktivieren, bei ihrer Phosphorylierung mittels PKA ihre Fähigkeit zur Interaktion mit Gs; ihre Affinität zu Gi nimmt hingegen zu (Okamoto et al. 1991). In einer eleganten Versuchsreihe identifizierten Okamoto et al. (1990, 1991, 1992), Dalman u. Neubig (1991) und Cheung et al. (1991) Sequenzmotive in der 2. und 3. zytoplasmatischen Schleife, die eine selektive Aktivierung von G-Protein ermöglichen.

D_1- und D_5-Rezeptoren weisen eine Sequenzabweichung im Bereich der 2. und 3. zytoplasmatischen Schleife auf. Mit Hilfe synthetischer, spezifisch auf diese Regionen zugeschnittener Peptide könnte es gelingen, die entscheidenden Aminosäuren zu identifizieren, die für die Aktivierung bzw. Hemmung von G-Protein und die Aufrechterhaltung der Dopaminrezeptorwechselwirkungen erforderlich sind. Zwei Peptide wurden synthetisiert, die denjenigen Regionen des D_1- und D_5-Rezeptors entsprachen, die eine strenge Sequenzhomologie mit der für die Gs-Aktivierung verantwortlichen β2-Adrenozeptorsequenz aufwiesen (s. Abb. 7). Alle

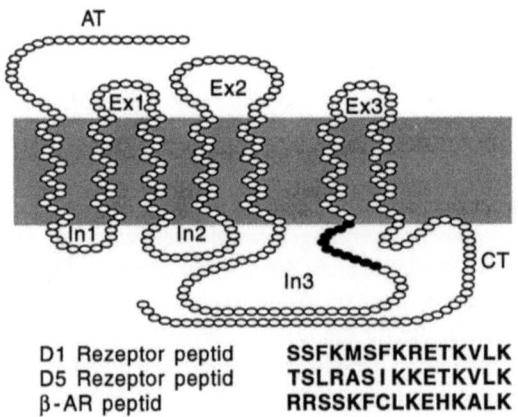

Abb. 7. Schematische Darstellung der G-gekoppelten Rezeptorproteine. Die *schwarzen Kreise* am Carboxylende in der 3. intrazellulären Schleife (*In3*) bezeichnen jene Aminosäuren, die bekanntermaßen an der G-Proteinkopplung und der Aktivierung der Adenylatzyklase beteiligt sind. Gezeigt sind die Sequenzen synthetischer Peptide, die den Aminosäuren der D_1- und D_5-Rezeptoren in dieser Region entsprechen, sowie ihre Homologie zum β-Adrenozeptor

oben beschriebenen Peptide enthalten klassische Konsensussequenzen für die PKA- oder Pseudo-PKC-Phosphorylierung (s. Kemp u. Pearson 1990). Da die Aktivierung von Gs zur Stimulation der Adenylatzyklase führt, wurde bei diesen Peptiden die Wirkung auf die Akkumulation von cAMP in Y1-Zellen gemessen, die D_1- und D_2-kurz-Rezeptoren koexprimieren (Sunahara et al. 1994b). Das D_2-Rezeptorpeptid (identisch mit den 29 durch Exon 6 kodierten Aminosäuren) zeigte in Übereinstimmung mit kürzlich publizierten Befunden (Malek et al. 1993) keinen Einfluß auf den cAMP-Spiegel. Dagegen stimulierten die D_1- und D_5-Peptide die Akkumulation von cAMP um das 4- bis 5fache. Der annähernd 10fache Unterschied zwischen den geschätzten EC50-Werten für die cAMP-Akkumulation der D_1- und D_5-Peptide entspricht den beobachteten Affinitätsunterschieden von Dopamin zu den D_1- und D_5-Rezeptoren. Ähnliche Ergebnisse wurden hinsichtlich der Adenylatzyklaseaktivität in diesen Zellen erzielt (Jarvie et al. 1994b).

Hemmung der $D_1/D_5/D_2$-kurz-Wechselwirkungen durch site-spezifische Peptide

Die Interaktion zwischen D_1 und D_2-kurz wurde in Anwesenheit chemisch synthetisierter site-spezifischer Peptide des D_2-Rezeptors (die 29 von Exon 6 kodierten Aminosäurereste der 3. zytoplasmatischen Schleife) und von Peptiden gemessen, die sich aus analogen Regionen des D_1- und D_5-Rezeptors ableiten. Wie Abb. 8 zeigt, hemmt das von D_2 abgeleitete Peptid die D_1/D_2-Kopplung nicht, was nahelegt, daß D_2-kurz und D_2-lang in dieser Zellinie wahrscheinlich nicht auf verschiedene Weise am Mechanismus der Rezeptorinteraktion beteiligt sind, wie dies aufgrund früherer Ergebnisse an GH4-Zellen zu vermuten war (s. unten). Die zur Gαs-Proteinaktivierung und zur Induktion einer cAMP-Antwort befähigten D_1- und D_2-spezifischen Peptide beeinträchtigen die Fähigkeit von SCH-23390 zur Hemmung des Effektes von Dopamin auf die [^{3}H]-Raclopridbindung. Dies deutet darauf hin, daß die D_1/D_2-Rezeptorkopplung durch Gsα (adenylatzyklasestimulierende G-Proteine, die mit D_1-ähnlichen Rezeptoren assoziiert sind) vermittelt wird.

Obgleich diese Befunde dafür sprechen, daß die Aktivierung von Gsa die Dopaminrezeptorinteraktionen aufhebt, ist schwer zu verstehen, wie diese Untereinheit des G-Proteins selbst die Bindung von [^{3}H]-Racloprid an D_2-Rezeptoren beeinflussen könnte – ein Vorgang, der, wie wir zeigen konnten, ausschließlich auf einer Komplexbildung zwischen dem Gi-ähnlichen Protein und dem Rezeptor beruht. Als nächstes versuchten wir, die Rolle anderer Bestandteile des G-Proteinsystems, wie etwa der Untereinheiten β und γ, hinsichtlich ihres Einflusses auf die Expression der D_1/D_2-Rezeptorinteraktionen zu klären. Es ist bekannt, daß die β- bzw. γ-Untereinheiten eigenständig die Adenylatzyklase und andere Effektorsysteme aktivieren können (Federman et al. 1992; Tang u. Gilman 1991), daß sie die Fähigkeit der Rezeptoren zur Kopplung an Gsα-Untereinheiten beeinflussen

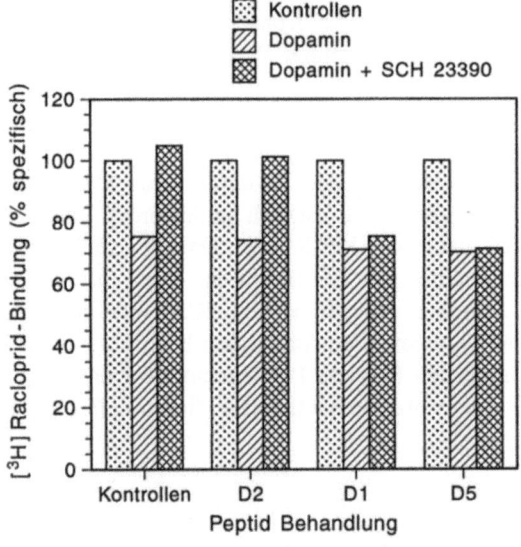

Abb. 8. Synthetische D_1- bzw. D_5-Rezeptorpeptide hemmen die D_1/D_2-Rezeptorinteraktionen. D_1- bzw. D_5-Peptide, die nachweislich die Aktivität der Adenylatzyklase in Y1-Zellen stimulieren (Jarvie et al. 1994) und damit die Entkopplung der Rezeptor-Gαs-Komplexe fördern, unterbinden die Kommunikation zwischen den D_1- und D_2-Rezeptoren. Ein synthetisches Peptid mit der Sequenz des 20-Aminosäuren-Inserts der langen Form des D_2-Rezeptors (D_2-lang) blieb wirkungslos

(Schmidt et al. 1992) und rezeptorspezifische Kinasen translozieren (Haga et al. 1992; Pitcher et al. 1992; Übersicht bei Clapham u. Neer 1993).

Jüngste Ergebnisse unserer Arbeitsgruppe (Sunahara et al., nicht publiziert) weisen nachdrücklich darauf hin, daß die Aktivierung von Gs-Protein-$\beta\gamma$-Untereinheiten, die mit dem D_1-Rezeptor assoziiert sind, die Mediatoren der D_1/D_2-Rezeptorkopplung in vitro sind. So begünstigt anscheinend die Sedimentierung oder Fraktionierung der G-Proteine nach Vorbehandlung der Membranen mit Dopamin und SCH-23390 die Bildung von Gsα-$\beta\gamma$-Komplexen, während die alleinige Stimulation mit Dopamin ihre Entkopplung ermöglicht (Nachweis mittels Western-Blot unter Verwendung von Antikörpern gegen $\beta\gamma$-Untereinheiten). Der Beweis, daß die $\beta\gamma$-Untereinheiten die Regulatoren der D_1/D_2-Rezeptorwechselwirkungen sind, erfordert natürlich weitere Untersuchungen; die derzeitigen Ergebnisse lassen aber bereits einen Mechanismus vermuten, der die Dopaminrezeptorinteraktionen erklären könnte. Im Prinzip stellen wir uns vor, daß die Bindung von SCH-23390 an D_1-Rezeptoren zu einer Zeit, da Dopamin die D_2-Rezeptoren stimulieren kann, dazu führt, daß sich über die Bildung eines festen D_1-Rezeptor-G-Proteinkomplexes freie α-$\beta\gamma$-Untereinheiten ablösen (s. Abb. 9). Die veränderten stöchiometrischen Verhältnisse im Verteilungsmuster von Rezeptoren bzw. G-Protein-Untereinheiten und die Verfügbarkeit freier $\beta\gamma$-Untereinheiten begünsti-

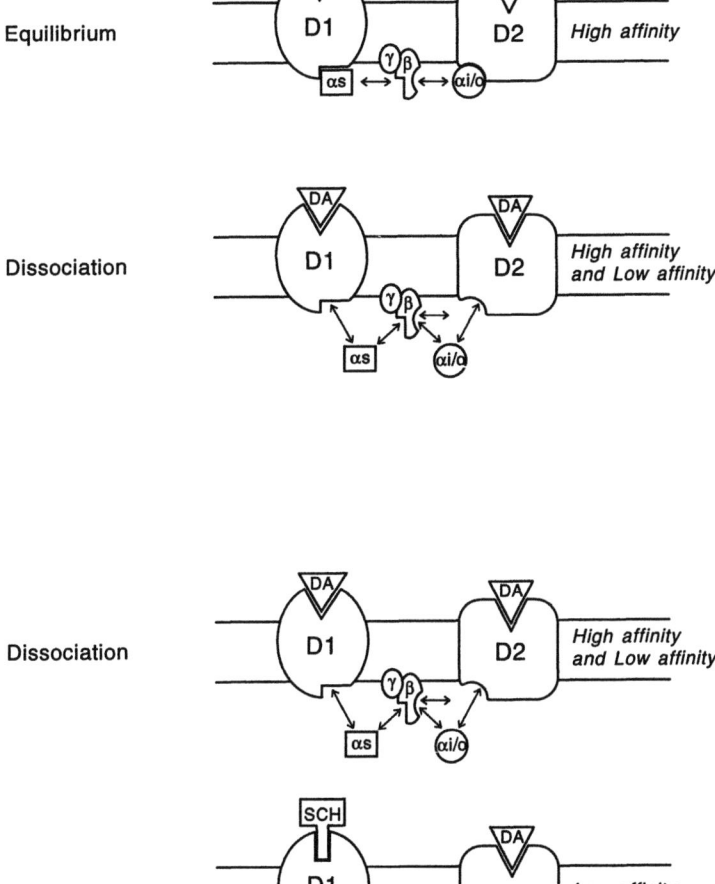

Abb. 9. Schema des hypothetischen Mechanismus, über den die D_1-Blockade zu einer Hemmung des Dopamineffekts auf die [^{3}H]-Raclopridbindung an D_2-Rezeptoren führen könnte. Es ist ersichtlich, daß SCH-23390 zu einer Ablösung der βγ-Untereinheiten führt, indem es für starke D_1-Rezeptor-G-Proteinkomplexe sorgt. Die geringere Verfügbarkeit dieser βγ-Untereinheiten reduziert die Wahrscheinlichkeit, daß Gl/Go α-Untereinheiten einen hochaffinen D_2-Rezeptorstatus ausbilden oder aufrechterhalten. (Einzelheiten im Text)

gen nun die Dissoziation von Giα-ähnlichen Untereinheiten vom D_2-Rezeptor und die Bildung einer niedrigaffinen bzw. entkoppelten Form des Rezeptors. Diese niedrigaffine Form des D_2-Rezeptors läßt sich leicht nachweisen und erfolgreich mit [^{3}H]-Racloprid markieren. Derzeit ist nicht bekannt, ob in nativen menschlichen Zellen ein ähnlicher Mechanismus für die Rezeptorwechselwirkungen verantwortlich ist. Die Ergebnisse deuten jedoch darauf hin, daß zumindest in Geweben schizophrener Patienten mit fehlender D_1/D_2-Rezeptorkopplung spezifische Aberrationen bestimmter molekularer Formen der βγ-Untereinheiten oder eine inadäquate Expression dieser Proteine in spezifischen striato-nigralen Zellpopulationen für die fehlende Kommunikation zwischen den Rezeptoren verantwortlich sein könnte.

Koppeln beide D_2-Rezeptorformen (D_2-lang/D_2-kurz) mit D_1/D_5?

Wir konnten den Nachweis erbringen, daß die subtypspezifischen G-Proteine und insbesondere die βγ-Untereinheiten dieser Proteine für die Aufrechterhaltung der D_1/D_2-Rezeptorwechselwirkungen unbedingt erforderlich sind. In der Tat gibt es, obwohl D_2-lang und D_2-kurz pharmakologisch nicht zu unterscheiden sind, einige Unterschiede im Hinblick auf ihre Wechselwirkung mit subtypspezifischen G-Proteinen (Dal Toso et al. 1989; Montmayeur u. Borelli 1991; Senogles et al. 1990; Lledo et al. 1992; Misalle et al. 1991; Falardeau et al. 1994) und ihre Ansprechbarkeit auf posttranslationale Modifikationen (Liu et al. 1992). Es hat sich gezeigt, daß hierfür Regionen im Bereich der 3. zytoplasmatischen Schleife G-gekoppelter Rezeptoren erforderlich sind; sie bestimmen auch die Selektivität der G-Proteinkopplung (Cotecchia et al. 1992; Cheung et al. 1992; s. auch die Übersichtsarbeiten von Dohlman et al. 1991; Bockhaert 1991; Kobilka 1992; Ostrowski et al. 1992).

Das Bestehen oder Fehlen von D_1/D_2-Rezeptorwechselwirkungen in Zellinien, die diese Rezeptoren exprimieren, hängt möglicherweise ausschließlich davon ab, welche der beiden molekularen Formen des D_2-Rezeptors in diesen Zellen vorliegen. Wir haben mit unserer stabilen Y1-Linie nachgewiesen, daß sowohl D_1- als auch humane D_5-Rezeptoren in der Lage sind, mit D_2-kurz eine Rezeptorkopplung einzugehen. An sich besteht zwischen diesen Rezeptoren kein funktioneller Unterschied hinsichtlich der Regulation der D_2-Rezeptoraktivität. Erste Ergebnisse deuten allerdings darauf hin, daß zwar D_2-kurz stets mit D_1 koppelt, D_2-lang dazu aber offenbar nicht in der Lage ist, zumindest nicht in Zellinien (GH4), in denen D_1 passager transfiziert wurde (Sunahara et al., nicht publiziert). Da wie oben beschrieben die Unterhaltung von D_1/D_2-Rezeptorinteraktionen an die adäquate Mitwirkung von G-Proteinen gebunden ist, überrascht es nicht, daß unterschiedliche Zellinien mit einem jeweils individuellen Muster von G-Protein-Untereinheiten die Expression von D_1/D_2-Rezeptorwechselwirkungen auch verschieden handhaben. Dieser Umstand kompliziert natürlich das Bild bei humanen nativen Membranen, da wir ja nicht wissen, welche der vielfältigen G-Proteine und entsprechenden βγ-Untereinheiten ganz spezifisch in jenen striato-nigralen Zellen synthetisiert werden, in denen D_1- und D_2-Rezeptoren koexprimiert werden. Durch Untersuchungen mit In-situ-Hybridisierung und durch den immunhistochemischen Nachweis subtypspezifischer G-Proteine und Rezeptoren mit Hilfe von Doppelmarkierungsverfahren lassen sich diese Fragen in Zukunft vielleicht klären. Wir versuchen gerade, solche Versuche durchzuführen, da wir vor kurzem spezifische Antikörper gegen humane D_1/D_5- und D_2-Rezeptoren entwickelt (Levey et al. 1993) und diese Proteine mittels Elektronenmikroskopie sichtbar gemacht haben. Darüber hinaus haben wir vor, die Wechselwirkungen zwischen D_1- und D_2-ähnlichen Rezeptoren in anderen stabil transfizierten Zellinien, die beide Genprodukte koexprimieren (Ltk, Sf9 und CHO), zu charakterisieren, um herauszufinden, ob die molekularen Mechanismen der Interaktionen zwischen D_1- und D_2-ähnlichen Rezeptoren zellspezifisch sind.

Diese Ergebnisse könnten letztendlich folgendes ermöglichen:

– Die Voraussage des Mechanismus (d. h. die Veränderung der Struktur, Expression oder Funktion von G-Proteinen), der für das beobachtete Fehlen von $D_1/D_5/D_2$-Rezeptorwechselwirkungen bei etwa der Hälfte der psychotischen Patienten verantwortlich ist und die Klärung seiner genetischen Bedeutung für die Aufrechterhaltung dieses Krankheitszustandes sowie
– ein besseres Verständnis der Wirkungen von D_1/D_5- und D_2-ähnlichen Rezeptoren, was wiederum den Weg zu einem nutzenbringenderen Einsatz von selektiv an D_1- und/oder D_2-Rezeptoren ansetzenden Pharmaka zur Behandlung psychomotorischer Erkrankungen weisen könnte.

Diskussion

Ereshefsky:

Die fehlende Kopplung zwischen D_1- und D_2-Rezeptoren bei Schizophrenie zeigte sich in gleicher Weise auch bei Patienten mit Huntington-Erkrankung. Dies allein kann also kaum ein spezifischer Befund bei Schizophrenie sein, es muß noch etwas hinzukommen.

Niznik:

Das ist richtig. Wir haben uns auch die Daten von Huntington-Patienten angeschaut. Auch bei diesen Patienten treten Psychosen auf. Es fragt sich daher, ob die Ursache möglicherweise in der Psychose begründet ist. Dafür spricht auch, daß beispielsweise Alzheimer-Patienten solche Befunde nicht zeigen, selbst wenn sie neuroleptisch behandelt sind.

Sokoloff:

Sie zeigten, daß eine funktionelle D_1-D_2-Kopplung nur mit der Form D_2-kurz auftritt, nicht aber mit der Form D_2-lang. Welche Erklärung haben Sie für diesen Sachverhalt angesichts der Tatsache, daß D_2-lang wesentlich häufiger exprimiert wird als D_2-kurz?

Niznik:

Man vermutet, daß dafür das G-Protein-System verantwortlich ist, möglicherweise durch Beteiligung der βγ-Untereinheiten. Derzeit führen wir Untersuchungen durch, um diese Hypothese zu beweisen. Dies würde bedeuten, daß in verschiedenen Zellinien unterschiedliche Strukturen für α-, β- bzw. γ-Untereinheiten existieren. Möglicherweise besteht in der Tat ein Unterschied zwischen D_2-lang und D_2-kurz, und es liegen publizierte Daten darüber vor, daß D_2-lang- und D_2-kurz-Rezeptoren in unterschiedlichen Zellsystemen mit unterschiedlichen G-Protein-Untereinheiten auf verschiedene Weise interagieren können.

Interessanterweise besteht jedoch in GH4-Zellinien, die über die Lang- und die Kurzform des D_2-Rezeptors verfügen, keinerlei Kommunikation zwischen D_1- und D_2-Rezeptoren. Die Frage ist also, welcher besondere Umstand die Kopplung in diesem Falle verhindert. Im Gegensatz zur Y1-Zellinie verfügen GH4-Zellen allerdings über die G0-Untereinheit. Vielleicht liegt darin eine Erklärung für das abweichende Verhalten.

Andersen:

Untersuchungen, die wir zusammen mit Nilsson durchgeführt haben, bestätigen Ihre Dissoziationshypothese bezüglich des D_1-Rezeptors im Prinzip vollkommen. Weitere Befunde von Nilsson zur Bindung von Raclopid und Spiperon an den D_2-Rezeptor könnten zudem die Vermutung von Herrn Farde beantworten, daß die Bindung von Raclopid eine Assoziation, die Bindung von Spiperon dagegen eine Dissoziation von G-Protein und D_2-Rezeptor voraussetzt. Für diese Vermutung spricht nicht zuletzt, daß dieser Vorgang durch Dopamin vermittelt wird.

Niznik:

Unsere Daten deuten darauf hin, daß offenbar genau das passiert, jedenfalls finden wir bislang keine andere Erklärung dafür.

Literatur

Agnati LF, Fuxe K, Benfenati F, Euler G von, Fredholm B (1993) Intramembrane receptor-receptor interactions: Integration of signal transduction pathways in the nervous system. Neurochem Int 22:213–222

Albert PR, Neve KA, Bunzow JR, Civelli O (1990) Coupling of a cloned rat dopamine D_2 receptor to inhibition of adenylate cyclase and prolactin secretion. J Biol Chem 265:2098–2104

Andersen PH, Gingrich JA, Bates MD et al. (1990) Dopamine receptor subtypes: beyond the D_1/D_2 classification. TIPS.11:231–236

Artalejo CR, Ariano MA, Perlman RL, Fox AP (1990) Activation of facilitation calcium channels in chromaffin cells by D_1 dopamine receptors through a cAMP/protein kinase A-dependent mechanism. Nature 348:239–242

Bertorello AM, Hopfield JF, Aperia A, Greengard P (1990) Inhibition by dopamine of Na$^+$K ATPase activity through D_1 and D_2 dopamine receptor synergism. Nature 347:386–388
Bockaert J (1991) G-proteins and G-protein coupled receptors: structure, function and interactions. Curr Opin Neurobiol 1:32–42
Bunzow JR, Van Tol HHM, Grandy DK et al. (1988) Cloning and expression of a rat D_2 dopamine receptor CDNA. Nature (Lond) 336:783–787
Burris TP, Nguyen DN, Smith SG, Freeman ME (1992) The stimulatory and inhibitory effects of dopamine on prolactin secrection involve different G-proteins. Endocrinology 130:926–932
Cameron DL, Williams JT (1993) Dopamine D_1 receptors facilitate transmitter release. Nature (Lond) 366:344–347
Castellano MA, Liu LX, Monsma FJ, Sibley DR, Kapatos G, Chiodo LA (1993) Transfected D_2 short dopamine receptors inhibit voltage dependent potassium current in neuroblastoma x glioma hybrid [NG 108–15] cells. Mol Pharmacology 44:649–656
Catalano M, Nobile M, Novelli E, Nothen MM, Smeraldi E (1993) Distribution of a novel mutation in the 1st exon of the human dopamine D_4 receptor gene in psychotic patients. Biol Psychiatry 34:459–464
Cheng HC, Nishio H, Hatase O, Ralph S, Wang JH (1992) A synthetic peptide derived from p34 cdc2 is a specific and effiecient substrate of src-family related kinases. J Biol Chem 267:9248–9256
Cheung AH, Huang RRC, Graziano MP, Strader CD (1991) Specifc activation of Gs by synthetic peptides corresponding to an intracellular loop of the β-adrenergic receptor. FEBS Letts 279:277–280
Cheung AH, Huang RRC, Strader CD (1992) Inovolement of specific hydrophobic, but not hydrophilic, amino acids in the third intracellular loop of the β-adrenergic receptor in the activation of Gs. Mol Pharmacology 41:1061–1065
Civelli O, Bunzow JR, Grandy DK, (1993) Molecular diversity of the dopamine receptors. Ann Rev Pharmacol Toxicol 32:281–307
Civelli O, Bunzow JR, Grandy DK, Zhou QY, Van Tol, HHM (1991) Molecular biology of the dopamine receptors. Eur J Pharmacol (Mol Pharmacology) 207:277–286
Clapham DE, Neer EJ (1993) New roles for G-protein βγ-dimers in transmembrane signalling. Nature 365:403–406
Clark D, White FJ (1987) D_1 dopamine receptor – the search for a function. Synapse 1:347–388
Cleghorn JM, Zipursky RB, List, SJ (1991) Structural and functional brain imaging in schizophrenia. J Psychiatr Neurosci 16:53–74
Cole AJ, Bhat RV, Patt C, Worley PF, Baraban JM (1992) D_1 dopamine receptor activation of multiple transcription factor genes in rat striatum. J Neurochem 58:1420–1426
Collins S, Caron MG, Lefkowitz RJ (1992) From ligand binding to gene expression: new insights into the regulation of G-protein coupled receptors. TIBS 17:37–39
Cotecchia S, Ostrowski J, Kjelsberg MA, Caron MG, Lefkowitz RJ (1992) Discrete amino acid sequences of the a_1 adrenergic receptor determine selectivity of coupling to PI hydrolysis. J Biol Chem 267:1633–1639
Dalman HM, Neubig RB (1991) Two peptides from the a_2A-adrenergic receptor alter receptor G protein coupling by distinct mechanisms. J Biol Chem 266:11025–11029
Dal Toso R, Sommer B, Ewert M et al. (1989) The dopamine D_2 receptor: two molecular forins generated by alternative splicing. EMBO J 8/13:4025–4034
Davidson M, Harvey PD, Bergman PL et al. (1990) Effects of the D_1 agonist SKF-38393 combined with haloperidol in schizophrenic patients. Arch Gen Psychiatr 47:190–191
Davis KL, Kahn RS, Ko G, Davidson M (1991) Dopamine in schizophrenia. A review and reconceptualization. Am J Psychiatry 148:1474–1486

Deutsch PJ, Sun Y (1992) The 38 amino acid form of pituitary adenylate cyclase activating polypeptide stimulates dual signaling casades in PC I2 cells and promotes neurite outgrowth. J Biol Chem 267:5108–5113

Dohlman HG, Thorner J, Caron MG, Lefkowitz RJ (1991) Model systems for the study of seven transmembrane segment receptors. Ann Rev Biochem 60:653–688

Dowling JE (1991) Retinal neuromodulation. The role of dopamine. Visual Neurosci 7:87–97

Dowling JE (1994) The neuromodulatory role of dopamine in the teleost retina. In: Niznik HB (ed) Dopamine receptors and transporters: Pharmacology, structure and function. Dekker, New York, pp 37–57

Elsholtz HP, Lew AM, Albert PR, Sundmark VC (1991) Inhibitory control of prolactin and Pit 1 gene promotors by dopamine: Dual signaling pathways required for D_2 receptor regulated expression of the prolactin gene. J Biol Chem 266:22915–22925

Falardeau P (1994) Functional distinctions of dopamine D_2 long and D_2 short receptors In: Niznik HB (ed) Dopamine receptors and transporters: Pharmacology, structure and function. Dekker, New York, pp 323–342

Federman AD, Conklin BR, Schrader KA, Reed RR, Bourne HR (1992) Hormonal stimulation of adenyl cyclase through Gi-protein $\beta\gamma$ subunits. Nature 356:159–161

Felder CC, Blecher M, Jose PA (1989) Dopamine D_1 mediated stimulation of phospholipase C activity in rat cortical membranes. J Biol Chem 264:8739–8745

Felder CC, Albrecht FE, Campbell T, Eisner GM, Jose PA (1993) CAMP independent G-protein linked inhibition of Na^+/H^+ exchange in renal brush border by D_1 dopamine agonists. Am J Physiol 264:F 1032–F 1037

Gerfen CR, McGinty JF, Young WS (1991) Dopamine differentially regulated dynorphin, substance P, and enkephalin expression in striatal neurons: in situ hybridization histochemical analysis. J Neurosci 11:1016–1031

Gerfen CR (1992a) The neostriatal mosaic: multiple levels of compartmental organization. TINS 15:133–139

Gerfen CR (1992b) The neostriatal mosaic: multiple levels of compartmental organization in the basal ganglia. Ann Rev Neurosci 15:285–320

Gingrich JA, Jarvie KR, Tiberl M, Fremeau RT, Caron MG (1992) The family of receptors for dopamine: Cloning, structures and properties. Biotechnol Update 7:105–118

Goldstein M, Deutch AY (1992) Dopaminergic mechanisms in the pathogenesis of schizophrenia. FASEBJ 6:2413–2421

Gomez-Mancilla B, Bedard PJ (1991) Effect of D_1 and D_2 agonists on dyskinesia produced by L-dopa in MPTP treated monkeys. J Pharmacol Exp Ther 259:409–413

Grandy K, Bunzow JR, Civelli O (1994) The dopamine D_2 receptor In: Niznik HB (ed) Dopamine receptors and transporters: Pharmacology, structure and function. Dekker, New York, pp 151–164

Haga K, Haga T (1992) Activation by G-protein $\beta\gamma$ subunits of agonist or light dependent phosphorylation of muscarinic acetylcholine receptors and rhodopsin. J Biol Chem 267:2222–2227

Hall H (1994) Dopamine receptors: Radioligands for pharmacological and biochemical characterization. In: Niznik HB (ed) Dopamine receptors and transporters: Pharmacology, structure and function. Dekker, New York, pp 3–35

Harrison MB, Wiley RG, Wooten CF (1990) Selective localization of striatal D_1 receptors to striatonigral neurons. Brain Res. 528:317–322

Hemmings HC, Walaas Sl, Oiumet CC and Greengard P (1987) Dopaminergic regulation of protein phosphorylation in the striatum: DARP-32. Trends Neurosci. 10:77–82

Hüle, B (1992) G protein-coupled Mechanisms and nervcus signaling. Neuron, 9:187–195

Jarvie KR, Pristupa ZB, Sunahara RK, Niznik HB (1994) Dopamine D_1 and D_5 receptors: Sequences within the 3rd cytoplasmic loop of D_5 display higher affinity for adenylate cyclase than D_1. Mol Pharmacology (in preparation)

Jarvie KR, Tiberi M, Caron MG (1994) The dopamine D_{1a} and D_{1b} receptors. In: Niznik HB (ed) Dopamine receptors and transporters: Pharmacology, structure and function. Dekker, New York, pp 133–150
Jones P, Murray RM (1991) The genetics of schizophrenia is the genetics of neurodevelopment. Br J Psychiatry 158:615–623
Kanterman RY, Mahan LC, Briley EM et al. (1991) Transfected D_2 dopamine receptors mediate the potentiation of aracadonic acid release in CHO cells. Mol Pharmacology 39:364–369
Kaziro Y, Itoh H, Kozasa T, Nakafuka M, Satoh T (1991) Structure and function of signal transducing GTP binding proteins. Ann Rev Biochem 60:349–400
Kebabian JW (1993) Brain dopamine receptors – 20 years of progress. Neurochemical Res 18:101–104
Kebabian JW, Calne DB (1979) Multiple receptors for dopamine. Nature (Lond) 277:93–96
Kemp BE, Pearson RB (1990) Protein kinase sequence motifs. TIBS 12:342–346
Kleuss C, Scherubl H, Hescheler J, Schultz G, Wittig B (1992) Different β-subunits determine G-protein interaction with transmembrane receptors. Nature 358:424–426
Kobilka BK (1992) Adrenergic receptors as models for G-protein coupled receptors. Ann Rev Neurosci 15:87–114
Lahoste GL, Yu J, Marshall JF (1993) Striatal fos expression as indicative of dopamine D_1/D_2 synergism and receptor supersensitivity. Proc Natl Acad Sci (USA) 90:7451–7455
Lankford KL, Demello FG, Klein WL (1988) D_1 type dopamine receptors inhibit growth cone motility in cultured retinal neurons: evidence that neurotransmitters act as morphogenic regulators in the developing nervous system. Proc Natl Acad Sci (USA) 85:2839–2843
Lemmon MA, Flanagan JM, Treutlein HR, Zhang J, Engleman DM (1992) Sequence specifcity in the dimerization of transmembrane α helices. Biochemistry 31:12719–12725
LeMoine C, Normand E, Bloch B (1991) Phenotypical characterization of rat striatal neurons expressing the D_1 dopamine receptor gene. Proc Natl Acad Sci (USA) 88:4205–4209
Lester J, Fink S, Aronin N, Difiglia M (1993) Colocalization of D_1 and D_2 dopamine receptor mRNAs in striatal neurons. Brain Res 621:106–110
Levey AI, Hersch SM, Rye D et al. (1993) Localization of D_1 and D_2 dopamine receptors in brain with subtype specific anti-bodies. Proc Natl Acad Sci (USA) 90:8861–8865
Lew AM, Elsholtz HP (1994) Dopaminergic signalling and regulation of pituitary hormone genes. In: Niznik HB (ed) Dopamine receptors and transporters: Pharmacology, structure and function. Dekker, New York, pp 473–491
Lewine RRJ (1992) Brain morphology in schizophrenia. Curr Opin Psychiatry 5:92–97
Licther JB, Barr CL, Kennedy JL, Van Tol HHM, Kidd KK, Livak KJ. A hypervariable segment in the human dopamine D_4 (DRD 4) gene. Hum Mol Genetics 2:767–773
Liu YF, Civelli O, Grandy DK, Albert PR (1992) Differential sensitivity of the short and long human dopamine D_2 receptor subtypes to PKC. J Neurochem 59:2311–2315
Lledo PM, Hamburger V, Bockeart J, Vincent JD (1992) Differential G-protein mediated coupling of D_2 dopamine receptors to K^+ and Ca^{2+} currents in rat anterior pituitary cells. Neuron 8:455–463
Lledo PM, Vernier PH, Kukstas LA, Vincent JD, Hamburger V, Bockaert J (1994) Coupling of dopamine receptors to ionic channels in excitable tissues. In: Niznik HB (ed) Dopamine receptors and transporters: Pharmacology, structure and function. Dekker, New York, pp 59–88
Lovenberg TW, Nichols DE, Nestler EJ, Roth RH, Mailman RB (1991) Guanine nucleotide binding proteins and the regualtion of CAMP synthesis in NS2OY neuroblastoma cells: role of D_1 dopamine and muscarinic receptors. Brain Res 556:101–107

Malek D, Munch G, Palm D (1993) Two sites in the third inner loop of the dopamine D_2 receptor are involved in functional G-protein mediated coupling to adenylate cyclase. FEBS Letts 325:215–219

Mahan LC, Burch RM, Monsma FJ, Sibley DR (1990) Expression of striatal D_1 dopamine receptors coupled to inositolphosphate production and calcium mobilization in Xenopus oocytes. Proc Natl Acad Sci (USA) 87:2196–2200

McHugh D, Coffin V (1991) The reversal of extrapyramidal side effects with SCH-39166, a dopamine D_1 receptor antagonist. Eur J Pharmacol 202:133–134

McMillian MK, He XP, Hong JS, Pennypacker KR (1992) Dopamine stimulates [^{3}H]-phorbol 12,13-dibutyrate binding in cultured striatal cells. J Neurochem 58:1308–1312

Missale C, Boroni F, Castelletti L et al. (1991) Lack of coupling of D_2 receptors to adenylate cyclase in GH 3 cells exposed to epidermal growth factor: Possible role of a differential expression of Gi protein subtypes. J Biol Chem 266:23392–23398

Montmayer JP, Borrelli E (1991) Transcription mediated by a CAMP-responsive promotor element is reduced upon activation of dopamine D_2 receptors. Proc Natl Acad Sci (USA) 88:3135–3139

Morell R (1993) Association between schizophrenia and homozygosity at the dopamine D_3 receptor gene. J Med Genet 30:708

Mukai H, Munekata E, Higashijima T (1992) G protein antagonists. A novel hydrphobic peptide competes with receptor for G-protein binding. J. Biol Chem 267:16237–16243

Nagai Y, Uneo S, Saeki Y, Soga F, Yanagihara T (1993) Expression of a D_3 receptor gene and a novel variant transcript generated by alternative splicing in human peripheral blood lympocytes. Biochem Biophys Res Commun 194:368–374

Neve KA, Henningsen RA, Bunzow JR, Civelli O (1989) Functional characterization of a rat dopamine D_2 receptor CDNA expressed in a mammalian cell line. Mol Pharmacology 36:446–451

Niznik HB (1987) Dopamine receptors; molecular structure and function. Mol Cell Endocrinol 54:1–22

Niznik HB, Jarvie KR (1989) Dopamine receptors. In: Williams M, Glennon RA, Timmermans PB (eds) Receptor pharmacology and function. Dekker, New York Basel, pp 717–768

Niznik HB, ODowd BF, Sunahara RK et al. (1992) The dopamine D1 receptors. In: Brann MR (ed) Molecular biology of receptors that couple to G-proteins. Birkhäuser, Boston, pp 142–159

Niznik HB, Van Tol HHM (1992) Dopamine receptor genes: New tools for molecular psychiatry. J Psychiatry Neurosci 17:158–180

Nothen MM, Cichon S, Propping P, Fimmers R, Schwab SG, Wildenauer DB (1993) Excess of homozygosity at the dopamine D_3 receptor gene in schizophrenia not confirmed. J Med Genet 30:708

Ohara K, Ulpian C, Seeman P, Sunahara K, Van Tol HHM, Nizrtik HB (1993) Schizophrenia: dopamine D_1 receptor sequence is normal but has several DNA polymorphisms. Neuropsychopharmacol 8:131–135

Okamaoto T, Katada T, Murayama T, Ui M, Ogata E, Nishimoto I (1990) A simple structure encodes G-protein activation G function of the IGF-II mannose 6 phosphate receptor. Cell 62:709–717

Okamaoto T, Murayama Y, Hayashi Y, Inagaki M, Ogata E, Nishimoto I (1991) Identification of a Gs activator region of the β-adrenergic receptor that is autoregulated via PKA dependent phosphorylation. Cell 67:723–730

Okamaoto T, Nishimoto I (1992) Detection of G-protein activator regions in the M4 subtype muscarinic cholinergic and α_2 adrenergic receptors based upon characteristics in primary structure. J Biol Chem 267:8342–8346

Ostrowski J, Kjelsberg MA, Caron MG, Lefkowitz RJ (1992) Mutagenesis of the β_2 adrenergic receptor: How structure elucidates function. Ann Rev Pharmacol Toxicol 32:167–183

Pagliusi S, Cholletdaemerius A, Losberger C, Mills A, Kawashima E (1993) Characterization of a novel exon within the D_3 receptor gene giving rise to an mRNA isoform expressed in rat brain. Biochem Biophys Res Commun 194:465–471
Pilowsky LS, Kerwin RW, Murray RM (1993) Schizophrenia – a neurodevelopmental perspective. Neuropsychopharmacol 9:83–91
Piomelli D, Pilon C, Giros B, Sokoloff P, Martres MP, Schwartz JC (1991) Dopamine activation of the arachidonic acid cascade as a basis for D_1/D_2 receptor synergism. Nature 353:164–167
Pitcher JA, Inglese J, Higgins JB et al. (1992) Role of β/γ subunits of G proteins in targeting the bARK to membrane bound receptors. Science 257:1264–1267
Power RF, Mani SK, Codina J, Conneely OM, OMalley BW (1991) Dopaminergic and ligand independent activation of steroid hormone receptors. Science 254:1636–1639
Rappaport MS, Sealfon SC, Prikhozhan A, Huntley GW, Morrison JH (1993) Heterogeneous distribution of D_1, D_2 and D_5 receptor m-RNAs in monkey striatum. Brain Res 616:242–250
Robertson GS, Robertson HA (1994) Dopamine receptor regulation of immediate early genes in the basal ganglia. In: Niznik HB (ed) Dopamine receptors and transporters: Pharmacology, structure and function. Dekker, New York, pp 419–436
Robertson HA (1992) Dopamine receptor interactions: some implications for the treatment of Parkinson's disease. TINS 15:201–206
Robertson HA, Paul ML. Moratalla R, Graybiel AM (1991) Expression of the immediate early response gene c-fos in basal ganglia: Induction by dopaminergic drugs. Can J Neurol Sci 18:380–383
Robertson HA, Paul ML, Robertson GS (1990) Interactions between D_1 and D_2 dopamine receptors: The immediate early response gene c-fos in long term changes in the striatum. In: Bernardi G (ed) The basal banglia III. Plenum Press, New York, pp 417–423
Rodrigues PDS, Dowling JE (1990) Dopamine induces neurite retraction in retinal horizontal cells via diacylglycerol and protein kinase C. Proc Natl Acad Sci (USA) 87:9693–9697
Rosengarten H, Schweitzer JW, Freidhoff AJ (1993) A subpopulation of dopamine D_1 receptors mediate repetitive jaw movements in rats. Pharmacol Biochem Behav 45:921–924
Ruiz J, Gabilondo AM, Meana JJ, Garciasevilla JA (1992) Increased [^{3}H]-raclopride binding sites in postmortem brains from schizophrenic violent suicide victims. Psychopharmacology 109:410–414
Sarkar G, Kapelner S, Grandy DK et al. (1991) Direst sequencing of the dopamine D_2 receptor in schizophrenics reveals three polymorphisms but no structural change in the receptor. Genomics 11:8–14
Schimmer B (1979) Adrenocortical Y_1 cells. Methods Enzymol 52:570–574
Schmauss C, Haroutunian V, Davis KL, Davidson M (1993) Selective loss of dopamine D_3 type receptor mRNA expression in parietal and motor cortices of patients with chronic schizophrenia. Proc Natl Acad Sci (USA) 90:8942–8946
Schmidt CJ, Thomas TC, Levine MA, Neer EJ (1992) Specificity of G-protein β and γ subunit interaction. J Biol Chem 267:13807–13810
Schwartz JC, Levesque D, Martres MP, Sokoloff P (1993) Dopamine D_3 receptor – basic and clinical aspects. Clin Neuropharmacol 16:295–314
Seeman P(1980) Dopamine receptors. Pharmacol Rev 32:229–313
Seeman P (1987) Dopamine receptors and the dopamine hypothesis of schizophrenia. Synapse 1:133–152
Seeman P (1992) Dopamine receptor sequences: Therapeutic levels of neuroleptics occupy D_2 receptors, clozapine occupies D_4. Neuropsychpharmacology 7:261–284
Seeman P, Guan HC, Civelli O, Van Tol HHM, Sunahara RK, Niznik HB (1992) The cloned dopamine D_2 receptors reveals different densities for dopamine antagonist ligands:

Implications for human brain positron emission tomography. Eur J Pharmacol 227:139–146

Seeman P, Guan HC, and Van Tol HHM (1993) Dopamine D_4 receptors elevated in schizophrenia. Nature 365:441–445

Seeman P, Niznik HB (1988) Dopamine D_1 receptor pharmacology. ISI Atlas Sci Pharmacol 2:161–170

Seeman P, Niznik HB (1990) Dopamine receptors and transporters in Parkinson's disease and schizophrenia. FASEB J 4:2737–2744

Seeman P, Niznik H, Guan HC (1990) Elevation of D_2 dopamine receptors in schizophrenia are underestimated by radioactive raclopride. Arch Gen Psychiatry 47:1170–1172

Seeman P, Niznik HB, Guan HC, Booth G, Ulpian C (1989) Link between D_1 and D_2 dopamine receptors is reduced in schizophrenia and Huntington diseased brain. Proc Natl Acad Sci (USA) 86:10156–10160

Seeman P, Ohara K, Ulpian C et al. (1993a) Schizophrenia: Normal sequence in the dopamine D_2 receptor region that couples to G-proteins. DNA polymorphisms in D_2. Neuropsychopharmacology 8:137–142

Seeman P, Sunahara RK, Niznik HB (1994) Receptor-receptor link in membranes revealed by ligand competition: Example for dopamine D_1 and D_2 receptors. Synapse (in press)

Senogles SE, Spiegel AM, Padress W, Iyengar R, Caron MG (1990) Specificity of receptor-G protein interactions: Discrimination of Gi subtypes by the D_2 dopamine receptor in a reconstituted system. J Biol Chem 265:4507–4514

Sibley DR and Monsma FJ (1992) Molecular biology of dopamine receptors. TEPS 13:61–69

Sidhu A, Sullivan M, Kohout T, Balen P, Fishman P (1991) D_1 dopamine receptors can interact with both stimulatory and inhibitory gunaine nucleotide binding proteins. J Neurochem 57:1445–1451

Simon MI, Strathmann MP, Narasimhan G (1991) Diversity of G-proteins in signal transduction. Science 252:802–808

Sokoloff P, Martre MP, Giros B et al. (1994) The dopamine D_3 receptor. In: Niznik HB (ed) Dopamine receptors and transporters: Pharmacology, structure and function. Dekker, New York, pp 165–188

Srivastava LK and Mishra RK (1994) Dopamine receptor gene expression: Effects of neuroleptics, denervation and development. In: Niznik HB (ed) Dopamine receptors and transporters: Pharmacology, structure and function. Dekker, New York, pp 437–457

Sunahara RK, Niznik HB, Weiner DM et al. (1990) Human dopamine D_1 receptor encoded by an intronless gene on chromosome 5. Nature 347:80–83

Sunahara RK, Guan HC, O'Dowd BF et al. (1991) Cloning of the gene for a human dopamine D_5 receptor with higher affinity for dopamine than D_1. Nature 350:614–619

Sunahara RK, Seeman P, Van Tol HHM, Niznik HB (1993) Dopamine receptors and antipsycotic drug response. Br J Psychiatr 164 [Suppl 22]:31–38

Sunahara RK, Lawrence J, Guan Hj, Seeman P, Niznik HB (1994) Subtype specific dopamine D_1:D_2 receptor interactions are regulated by β/γ G-protein subunits. Mol Pharmacol (in preparation)

Surmeier DJ, Reiner A, Levine MS, Ariano MA (1993) Are neostriatal fopamine receptors co-localized. Trends Neurosci 16:299–305

Tang Wj, Gilman AG (1991) Type specific regulation of adenylate cyclase by G-protein βγ subunits. Science 254:1500–1503

Turgeon JL, Warring (1992) Functional cross-talk between receptors for peptide and steriod hormones. Trends Endocrinol Metab 3:360–365

Undie AS, Friedman E (1990) Stimulation of a dopamine D_1 receptor enhances inositol phosphate formation in rat brain. J Pharmacol Exp Ther 253:987–992

Undie AS, Friedman E (1992) Characteristics of dopamine stimulated PI metabolism in rat brain. Soc Neurosci (Abstr 18, p 275)

Vallar L, Muca C, Magni M, Albert P, Bunzow JR, Meldolesi J, Civelli O (1990) Differential coupling of dopaminergic D_2 receptors expressed in different cell types: stimulation of phosphatidylinositol 4,5 biphosphate in LTk-fibroblasts, hyperpolarization and cytosolic free Ca^{2+} concentration decrease in GH_4C_1 cells. J Biol Chem 265:10320–10326

Van Tol HHM (1994) The dopamine D_4 receptor. In: Niznik HB (ed) Dopamine receptors and transporters: Pharmacology, structure and function. Dekker, New York, pp 189–204

Van Tol HHM, Bunzow JR, Guan HC et al. (1991) Cloning of the gene for a human dopamine D_4 receptor with high affinity for the antipsychotic clozapine. Nature 350:610–614

Van Tol HHM, Wu CM, Guan et al. (1992) Multiple dopamine D_4 receptor variants in the human population. Nature 358:149–152

Waddington JL (1989) Functional interactions between D_1 and D_2 dopamine receptor systems. J Psychopharmacol 3:54–63

Funktion, Lokalisation und Regulation des D_3-Rezeptors: Relevanz für antipsychotische Mechanismen

P. Sokoloff, J. Diaz, M.-P. Martres, D. Levesque, C. Pilon, V. Dimitriadou, N. Griffon, C. H. Lammers und J.-C. Schwartz

Einleitung

Mit molekularbiologischen Techniken konnten in jüngerer Zeit 5 verschiedene Gene identifiziert werden, die für Dopaminrezeptoren (D_A-Rezeptoren) kodieren (Schwartz et al. 1992; Sibley u. Monsma 1992). Diese Rezeptoren lassen sich in D_1- und D_2-artige Unterfamilien einteilen, welche sich mehr oder weniger mit den früher in klassischen pharmakologischen Studien definierten D_1- und D_2-Rezeptoren decken (Spano et al. 1978; Kebabian u. Calne 1979). D_1-artige Rezeptoren, z. B. D_1- und D_5-Rezeptoren, aktivieren die Bildung von zyklischem Adenosinmonophosphat (cAMP) und weisen eine hohe Affinität für „D_1-selektive" Agonisten und Antagonisten auf. D_2-artige Rezeptoren, z. B. D_2-, D_3- und D_4-Rezeptoren, verhalten sich wie hemmende Rezeptoren, indem sie nämlich im Fall der D_2- und D_4-Rezeptoren die Bildung von cAMP verhindern (Neve et al. 1989; Vallar et al. 1990, 1991; Cohen et al. 1993) und binden bereits früher identifizierte „D_2-selektive" Substanzen wie Anti-Parkinsonmittel und Antipsychotika.

Bis vor kurzem wurde allgemein angenommen, daß die antipsychotische Aktivität von Neuroleptika auf der Blockade von D_2-Rezeptoren beruht (Seeman 1980). Inzwischen stellen jedoch verschiedene Beobachtungen die Auffassung in Frage, daß die Wirkung von Neuroleptika auf einer Normalisierung der DA-Neurotransmission infolge Blockade der D_2-Rezeptoren beruht. Neuroleptika binden mit hoher Affinität nicht nur an D_2-Rezeptoren, sondern mit fast gleicher Stärke auch an D_3-Rezeptoren (Sokoloff et al. 1990, 1992) und manche auch an D_4-Rezeptoren (Van Tol et al. 1991). Zwar scheint die Zahl der D_2-Rezeptoren bei nicht neuroleptisch behandelten Schizophrenen nicht generell verändert (Wong et al. 1986; Farde et al. 1990), doch könnte dies bei D_3- (Schmaus et al. 1993) und D_4-Rezeptoren (Seeman et al. 1993) der Fall sein. Darüber hinaus kommt es nach langdauernder Neuroleptikagabe zur Toleranz gegenüber akinetischen Nebenwirkungen und zur Entwicklung von Spätdyskinesien. Von diesen Veränderungen hat man aufgrund von Tierversuchen angenommen, daß sie auf eine Up-Regulation der D_2-Rezeptoren zurückgehen (Creese et al. 1980). Dagegen ist keine Toleranz gegenüber den antipsychotischen Wirkungen dieser Substanzen zu beobachten.

Im vorliegenden Beitrag geben wir einen Überblick über neuere Ergebnisse zur Funktion, Lokalisation und Regulation des D_3-Rezeptors, die darauf hindeuten, daß dieser Rezeptor ein im Vergleich zum D_2-Rezeptor sehr unterschiedliches, zuweilen sogar entgegengesetztes Verhalten zeigt. Darüber hinaus werden Untersuchungen zum D_3-Rezeptorgen in der genetischen Psychiatrie skizziert. Schließlich wird die Bedeutung dieser Ergebnisse für die Behandlung der Schizophrenie diskutiert.

Ein funktionales In-vitro-Modell für die D_3-Rezeptoraktivierung

Mittels heterologer Zellexpressionssysteme wurden die Second-messenger-Wege der DA-Rezeptorsubtypen identifiziert. Der D_1-Rezeptor (Dearry et al. 1990; Zhou et al. 1990; Sunahara et al. 1990; Monsma et al. 1990) und der D_5-Rezeptor (Sunahara et al. 1991; Tiberi et al. 1991) stimulieren die Adenylatzyklase, während D_2 (Neve et al. 1989) und D_4 (Cohen et al. 1992) die Aktivität dieses Enzyms hemmen. Der D_2-Rezeptor ist in funktioneller Hinsicht an weitere Effektorsysteme gekoppelt: Er reduziert den Einstrom von Ca^{2+} durch Aktivierung von K^+-Kanälen und aktiert die Phospholipase C in einigen Zellen (Vallar et al. 1990), in anderen Systemen hemmt er jedoch dieses Enzym (Enjalbert et al. 1986). D_2-Rezeptoren aktivieren auch die Freisetzung von Arachidonsäure unter der Voraussetzung, daß infolge erhöhter Konzentration von intrazellulärem Ca^{2+} die Phospholipase A2 stimuliert wird (Kanterman et al. 1991; Piomelli et al. 1991). All diese Effekte werden über GTP-bindende Proteine (G-Proteine) der Gi/Go-Gruppe vermittelt, die auch die Bindung von Agonisten steuern. Die Bindung an membranständige D_2- und D_4-Rezeptoren erfolgt nach allgemeiner Auffassung in 2 Affinitätszuständen, wobei GTP den hohen Affinitätszustand in den Zustand niedriger Affinität umwandelt (Neve et al. 1989; Van Tol et al. 1991).

Lange Zeit fehlten Anhaltspunkte für eine solche Kopplung des D_3-Rezeptors an G-Proteine. An verschiedenen transfizierten Zellen, einschließlich transfizierter Fibroblasten wie Ovarzellen des chinesischen Hamsters (CHO = Chinese hamster ovary cell), waren keine (Sokoloff et al. 1990) oder nur geringe (Sokoloff et al. 1992; Searbook et al. 1992; Castro u. Strange 1993) GTP-induzierte Änderungen der Agonistenaffinität zu beobachten. Des weiteren war eine unregelmäßige Hemmung der Adenylatzyklase (Sokoloff et al. 1990, 1992) und eine schwache Aktivierung der Phospholipasen festzustellen (Piomelli et al. 1991; Seabrook et al. 1992). Angesichts der Sequenzhomologie dieses Rezeptors mit dem D_2-Rezeptor in der 3. intrazytoplasmatischen Schlinge, die vermutlich an der Kopplung an G-Proteine beteiligt ist, mag der Mangel an Hinweisen auf eine Kopplung des D_3-Rezeptors an konventionelle Effektorsysteme paradox erscheinen. Eine der möglichen Erklärungen ist, daß die in früheren Studien verwendeten Wirtszellen möglicherweise ungeeignet sind, entweder weil der D_3-Rezeptor falsch aufgebaut oder in die Membran eingebaut wird oder weil die Zellen nicht das richtige G-Protein oder Effektorsystem exprimieren.

Wir haben daher nach einer geeigneten Wirtszelle gesucht, indem wir Zellen einer Neuroblastom-Gliom-Hybridzellinie, NG 108–15, transfizierten (Pilon et al. 1994). Diese Zellen besitzen aufgrund ihres neuronalen Ursprungs möglicherweise ein größeres Repertoire an Effektoren und G-Proteinen als die CHO-Zellinie. Dementsprechend exprimiert die transfizierte NG 108–15 Zellinie im

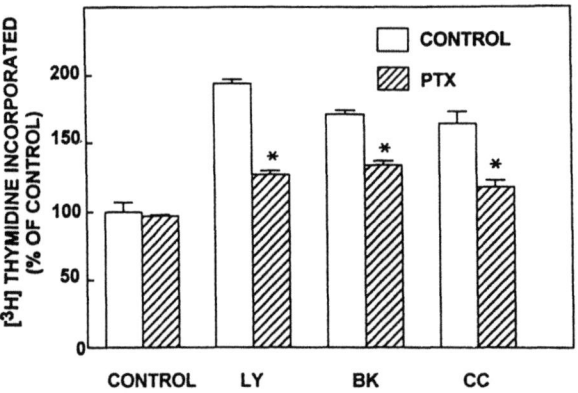

Abb. 1. Effekt von Pertussistoxin (*PTX*) auf die quinpirol-, bradykinin- oder carbamoylcholininduzierte Stimulation der Mitogenese. Die Zellen wurden 24 h mit Pertussistoxin (200 ng/ml) vorbehandelt und mit 0,1 mM Quinpirol (*LY*), 1 mM Bradykinin (*BK*) oder 100 mM Carbamoylcholin (*CC*) stimuliert. Die Mitogenese wurde durch Messung der Inkorporation von [^{3}H]-Thymidin bestimmt. Die Ergebnisse sind ausgedrückt als Prozent der inkorporierten Radioaktivität in unstimulierten Zellen. Das *Sternchen* (*) bezeichnet eine signifikante (p < 0,002) Differenz zwischen behandelten Zellen (*schraffierte Säulen*) und unbehandelten Zellen (*offene Säulen*). (t-Test nach Student)

Gegensatz zur CHO-Linie einen D_3-Rezeptor in 2 Affinitätszuständen, wobei der hohe Affinitätszustand durch Addition eines Guanylnukleotids vollständig in den niedrigen Affinitätszustand umgewandelt wird. Die Bedeutung dieser Beobachtung für die physiologische Funktion des D_3-Rezeptors zeigt sich darin, daß in Membranen der Lobuli 9 und 10 des Rattenkleinhirns, wo sich eine reine Population konstitutiver D_3-Rezeptoren untersuchen läßt, unter identischen Versuchsbedingungen ähnliche Wirkungen zu beobachten sind (Levesque et al. 1992). Frühere Beobachtungen (Sokoloff u. Pilon, unveröffentlichte Befunde) deuten darauf hin, daß die Wirkungen von Guanylnukleotiden auf die Bindung von Agonisten an D_3-Rezeptoren, die durch transfizierte CHO-Zellen exprimiert wurden, durch die Kotransfektion der cDNA für die α-Kette von Go gesteigert wird. Dies ist ein Hinweis darauf, daß ein G-Protein dieses Typs, der in der NG 108–15-Zellinie (Lang 1983), jedoch nicht in der CHO-Linie, als konstitutiver Bestandteil exprimiert wird, natürlicherweise an den D_3-Rezeptor koppelt. Mit dieser Hypothese im Einklang steht die Beobachtung, daß die Stimulation des D_3-Rezeptors in transfizierten NG 108–15-Zellen über einen pertussistoxinsensitiven Mechanismus die Mitogenese steigert (Abb. 1). Frühere Untersuchungen haben gezeigt, daß ein breites Spektrum an G-Proteine gekoppelter Rezeptoren die Mitogenese induzieren kann (Übersicht bei Julius 1991). Zur Mitogenese tragen wahrscheinlich mehrere zusammenwirkende und interagierende Mechanismen bei, was die Identifizierung der initialen Second-messenger-Übertragungswege erschwert. Potente mitogene Faktoren steigern entweder den Phosphatidylinositolumsatz (s. die Wirkungen von Bradykinin in Abb. 2) oder hemmen die durch Forskolin stimulierte Bildung von zyklischem AMP (s. die Wirkungen von Carbamoylcholin in Abb.

Funktion, Lokalisation und Regulation des D$_3$-Rezeptors 33

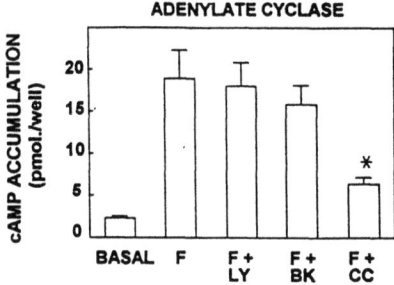

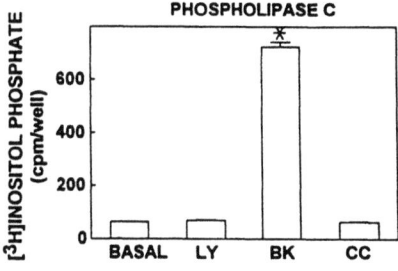

Abb. 2. Effekte von Quinpirol, Bradykinin und Carbamoylcholin auf den Anstieg von cAMP (*oben*) und Inositolphosphat (*unten*). Der Anstieg von cAMP wurde in Zellen gemessen, die durch 10 mM Forskolin (*F*) stimuliert wurden. *LY*, Quinpirol, 0,1 mM; *BK*, Bradykinin, 1 mM; *CC*, Carbamoylcholin, 100 mM. Das *Sternchen* (*) bezeichnet eine signifikante Differenz (p < 0,01) gegenüber Forskolin allein (*oben*) und (p < 0,001) gegenüber dem Basalwert (*unten*). (t-Test nach Student)

2). Die durch D$_3$-Rezeptoren induzierte Mitogenese scheint nicht aus einer erhöhten Produktion von phospholipase-C-assoziierten Second messengers oder einer Hemmung der Adenylatzyklase zu resultieren (Abb. 2). Dennoch könnte der Anstieg von Diacylglycerin, einem der Phospholipase-C-Produkte, die Proteinkinasen aktivieren, eine bedeutsame Rolle bei der durch D$_3$-Rezeptoren induzierten Mitogenese spielen, da ein Phorbolester, der ebenfalls Proteinkinasen aktiviert, die Reaktion potenziert (Pilon et al. 1994). Daraus folgt, daß der D$_3$-Rezeptor die Mitogenese durch Beeinflussung eines noch nicht identifizierten Weges über einen pertussistoxinsensitiven Mechanismus hervorruft.

Dieses funktionale Modell erlaubt nun die pharmakologische Charakterisierung einer durch einen D$_3$-Rezeptor vermittelten Reaktion (Tabelle 1). DA-Rezeptoragonisten, von denen früher einige als autorezeptorselektive Agonisten klassifiziert wurden, erweisen sich als vollwertige D$_3$-Rezeptoragonisten mit Wirkstärken im subnanomolaren Bereich; (+)UH 232, eine partiell D$_3$-rezeptorselektive Verbindung, die in Tiermodellen ein eigenartiges, früher auf eine selektive Autorezeptorblockade zurückgeführtes Verhalten zeigt, stellt sich jetzt als reversibler D$_3$-Rezeptorantagonist dar (Pilon et al. 1994). Zusammengenommen sprechen diese pharmakologischen Daten für die bereits früher vorgebrachte Hypothese (Sokoloff et al. 1990, 1992), daß einige verhaltensbezogene und biochemische Wirkungen niedrig dosierter DA-Agonisten, die ihrer selektiven Interaktion mit DA-Autorezeptoren zugeschrieben wurden, möglicherweise in Wirklichkeit mit dem D$_3$-Rezeptor zusammenhängen. Darüber hinaus ist nicht nur der D$_3$-, sondern auch der D$_2$-Rezeptor in der Lage, die Mitogenese zu steigern, wodurch es möglich ist, die Wirksamkeit verschiedener Agonisten an diesen beiden Rezeptoren unter ähnlichen Versuchsbedingungen zu vergleichen (Tabelle 1). Aus

Tabelle 1. Vergleich der Wirkstärke von Dopamin und Agonisten für D_2- und D_3-Rezeptoren in Bindungs- und Funktionsstudien

Agonist	Rezeptorbindung (Ki-Werte, nM)			Stimulation der [^{3}H]-Thymidinaufnahme (EC_{50}-Werte, nM)		
	D_2-Rezeptor	D_3-Rezeptor	$Ki(D_2)/Ki(D_3)$	D_2-Rezeptor	D_3-Rezeptor	$EC_{50}(D_2)/EC_{50}(D_3)$
Dopamin	544	23	24	1,5	0,74	2,0
Apomorphin	63	73	0,87	1,1	1,1	0,63
Quinpirol	1400	39	36	1,2	1,2	2,1
(+)7OH-DPAT	103	2,1	49	0,53	0,16	3,3

Die Daten der Bindung an D_2- und D_3-Rezeptoren stammen von Sokoloff et al. (1992). Die EC_{50}-Werte für die D_2- und D_3-rezeptorvermittelte Stimulation der Mitogenese, ermittelt durch Messung der Inkorporation von [^{3}H]-Thymidin, wurden berechnet anhand von Konzentrations-Wirkungs-Kurven an Ovarzellen des chinesischen Hamsters, die mit der cDNA des Dopamin-D_2-Rezeptors der Ratte transfiziert waren, bzw. an NG-108–15-Zellen, die mit der cDNA des humanen D_3-Rezeptors transfiziert waren.

diesem Vergleich geht klar hervor, daß die D_3-Rezeptorselektivität bei Betrachtung der biologischen Aktivität viel geringer ist als in Bindungsstudien. Beispielsweise zeigen Quinpirol und 7-Hydroxy-dipropylaminotetralin (7-OH-DPAT), die in Bindungsstudien eine 50mal größere Wirkung besitzen, in funktionalen Modellen nur einen 2- bis 3mal stärkeren Effekt. Dies deutet darauf hin, daß Versuche zur Identifizierung einer D_3-rezeptorvermittelten Reaktion in vivo durch ausschließliche Verwendung von Agonisten, die eine D_3-Rezeptorselektivität aufweisen (Caine u. Koob 1993; Daly u. Waddington, 1993), möglicherweise zu Fehlinterpretationen geführt haben. Festzuhalten bleibt, daß die mitogene Reaktion bei NG 108–15-Transfektanten ein geeignetes Modell zur Identifizierung selektiver D_3-Rezeptoragonisten ist, das sich für die Charakterisierung der D_3-Rezeptorfunktion im Gehirn als nützlich erweisen könnte.

Durch D_3-Rezeptoren vermittelte c-fos-Aktivierung in transfizierten Zellen

In transfizierten NG 108–15 stimuliert der D_3-Rezeptor die Transkription des Protoonkogens c-fos (Abb. 3), eine Reaktion, die für die physiologische Funktion des D_3-Rezeptors im zentralen Nervensystem von Bedeutung sein könnte. Das c-fos-Gen, ein unmittelbares frühes Gen, das bei einer Vielzahl unterschiedlicher Zelltypen einschließlich Neuronen rasch und vorübergehend exprimiert wird (Morgan u. Curran 1989; Sheng u. Greenberg 1990), ist ein Marker der Zellaktivität und an der Balance von Zelldifferenzierung und Zellproliferation beteiligt (Übersicht bei Müller 1986; Marx 1987; Curran 1988). Eine Aktivierung von c-fos durch einen DA-Rezeptor in Transfektantenzellen wurde nie beschrieben,

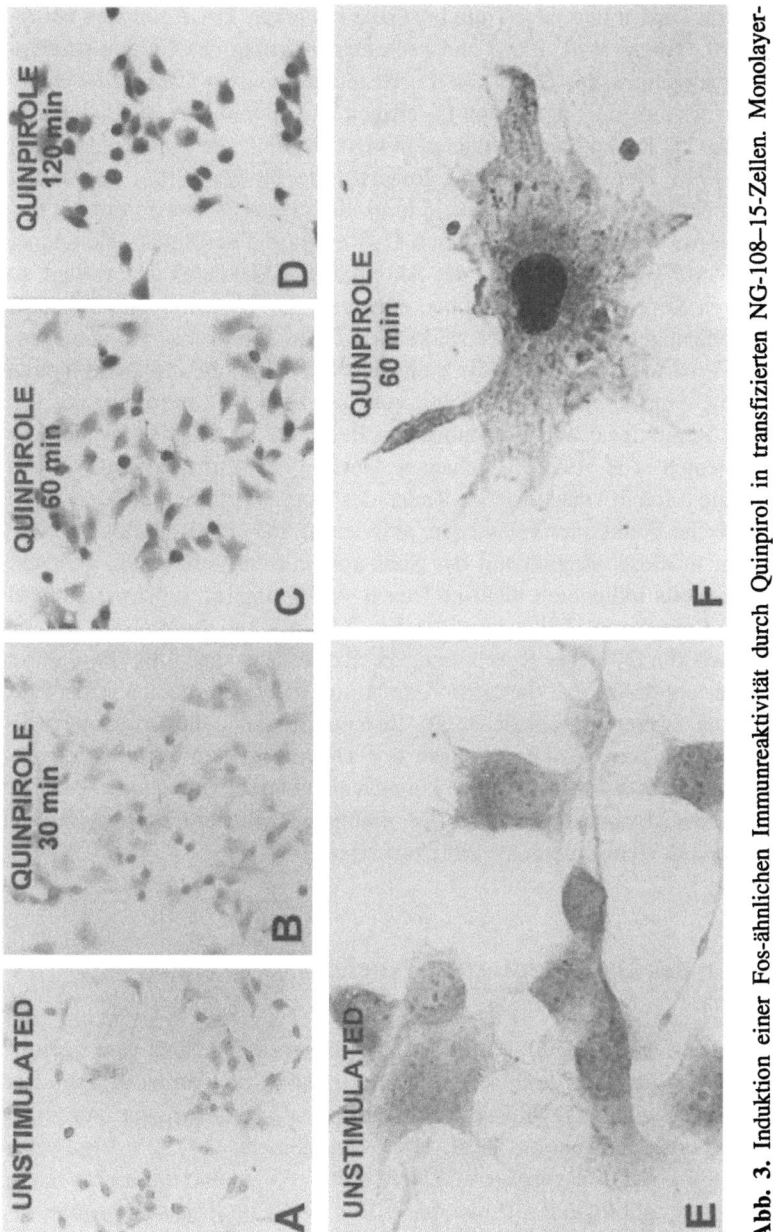

Abb. 3. Induktion einer Fos-ähnlichen Immunreaktivität durch Quinpirol in transfizierten NG-108-15-Zellen. Monolayer-Zellpräparationen wurden ohne (**A**) oder mit 0,1 mM Quinpirol für 30 (**B**), 60 (**C**) oder 120 min (**D**) inkubiert. Die Zellen wurden mit einem polyklonalen Anti-Fos-Antikörper gefärbt. Die 30 min nach Stimulation mit Quinpirol auftretende intensive Färbung beschränkt sich auf den Kern, in stärkerer Vergrößerung dargestellt in (**F**), wogegen unstimulierte Zellen nur eine diffuse und schwache Färbung zeigen (**E**)

obwohl c-fos im Gehirn normaler Tiere bei Gabe indirekter DA-Agonisten (Braybiel et al. 1990; Young et al. 1991) und nach Denervierung des Corpus striatum durch Hydroxydopamin bei Gabe von D_1-Rezeptoragonisten (Robertson et al. 1989) aktiviert wird. Antagonisten von D_2-artigen Rezeptoren, d.h. möglicherweise D_2-, D_3- oder D_4-Rezeptoren, aktivieren in vivo ebenfalls die Transkription von c-fos (Miller 1990; Nguyen et al. 1992; Robertson u. Fibiger 1992), was darauf hindeutet, daß ein Rezeptor dieses Typs in tonischer, negativer Weise mit der Expression von c-fos verknüpft ist. Die durch D_2-Rezeptoren vermittelte Hemmung sowohl der cAMP-Bildung als auch der Aktivität von Kalziumkanälen trägt zu dieser negativen Kopplung vermutlich bei, indem sie der Wirkung eines kalzium- und cAMP-abhängigen reaktivitätsverstärkenden Faktors im c-fos-Gen entgegenwirkt. Solche Prozesse könnten für die therapeutische Wirkung von Neuroleptika von Bedeutung sein, da sich die Wirkung von „atypischen" Antipsychotika wie Clozapin und Remoxiprid auf die limbischen Bereiche des Nucleus accumbens beschränkt (Deutch et al. 1992; Merchant u. Dorsa 1993), im Gegensatz zu den „typischen", die c-fos in verschiedenen Teilen des Corpus striatum, einschließlich der für motorische Funktionen relevanten, aktivieren, und eine gestörte DA-Neurotransmission in dieser Region mit der Schizophrenie in Verbindung gebracht wurde. Andererseits induzieren niedrige Dosen von Quinpirol, einem Agonisten für D_2-artige Rezeptoren, bei synergistischer Verstärkung durch SKF 38393, einen Agonisten für D_1-artige Rezeptoren, die Expression von c-fos (Paul et al. 1992). Dies spricht dafür, daß die c-fos-Aktivierung unter dem dualistischen Einfluß mindestens zweier verschiedener D_A-Rezeptoren steht, die in entgegengesetzter Richtung wirken. Untersuchungen zur D_3-vermittelten Aktivierung der c-fos-Expression in transfizierten Zellen könnten sich in der Erforschung der inhärenten komplexen Mechanismen, durch die multiple D_A-Rezeptoren die Expression dieses Gens in vivo steuern, als hilfreich erweisen.

Lokalisation des D_3-Rezeptors im Nucleus accumbens

Im Gegensatz zum D_2-Rezeptor, der in den D_A-reichen Hirnarealen weit verbreitet ist, fehlt der D_3-Rezeptor (und seine mRNA) im dorsalen Corpus striatum fast völlig, während er wie der D_2-Rezeptor im ventralen Corpus striatum, vor allem im Nucleus accumbens (Sokoloff et al. 1990; Bouthenet et al. 1991; Landwehrmeyer et al. 1993), stark ausgeprägt ist. Durch Autoradiographie mit einem selektiven D_3-Rezeptorradioliganden (Levesque et al. 1992) und histochemische In-situ-Hybridisierung haben wir die genaue Verteilung der Expression des D_3-Rezeptors in Subarealen des Nucleus accumbens ermittelt, d.h. im rostralen Pol, der Kapsel und dem Kern, von denen bekannt ist, daß sie besondere zytochemische Eigenschaften, Verknüpfungen und daher auch Funktionen aufweisen (Zahm u. Brog 1992; Groenewegen et al. 1991). D_3-Rezeptoren und ihre mRNA werden im rostralen Pol, einem intermediären Subareal, das in seiner Zytochemie und Konnektivität sowohl der Kapsel als auch dem Kern ähnelt, in großer Menge expri-

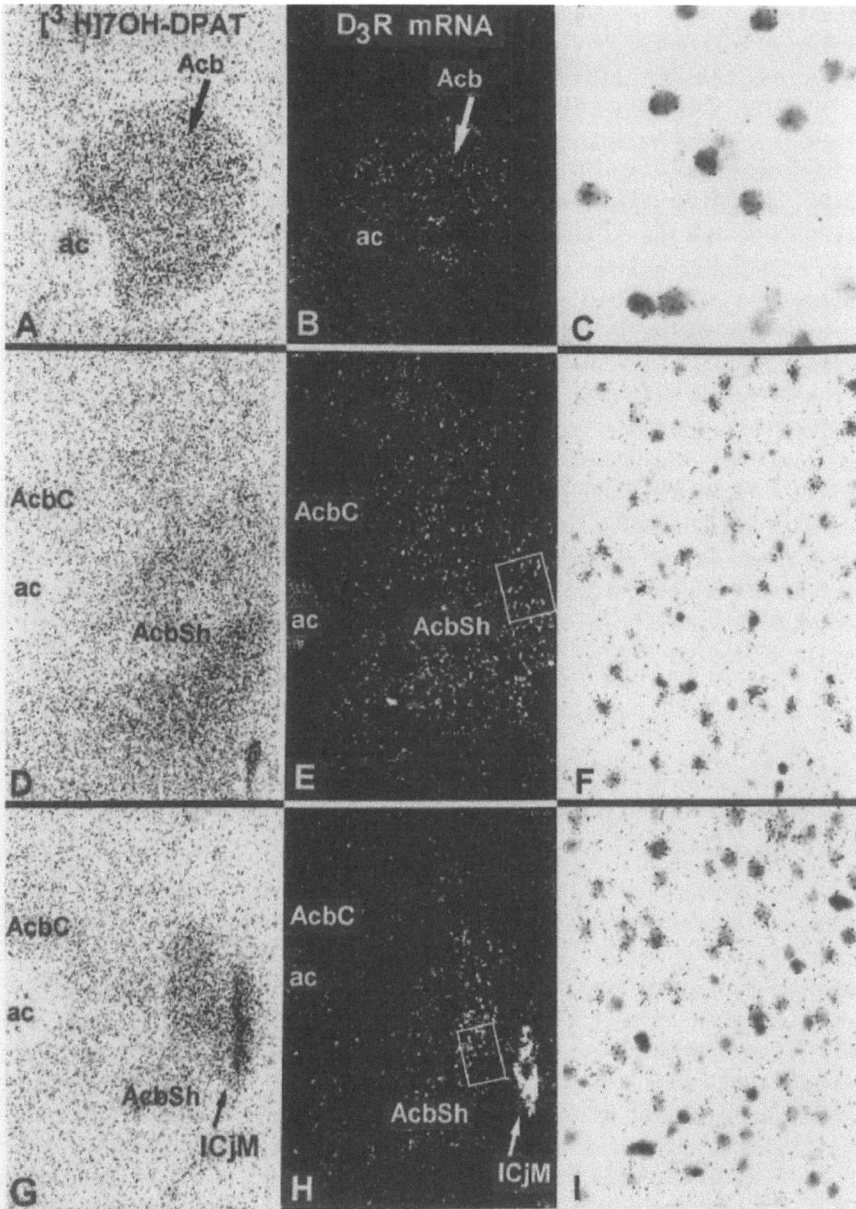

Abb. 4. Verteilung von D$_3$-Rezeptoren (Bindungsstellen für [^{3}H]7-Hydroxy-DPAT, **A, D, G**) und mRNA (**B, E, H**) in verschiedenen rostrokaudalen anterioren Bereichen des Nucleus accumbens der Ratte. Ebenfalls wiedergegeben sind hellfeldmikroskopische Aufnahmen in hoher Vergrößerung von positiven Zellen im Kapselanteil des Nucleus accumbens (**C, F, I**). Abkürzungen: *ac*, Commissura anterior; *Acc*, Nucleus accumbens; *AcbC*, Kernanteil des Nucleus accumbens; *AcbS*, Kapselanteil des Nucleus accumbens; *ICjM*, größere Calleja-Insel

miert (Abb. 4 A, B). Im Gegensatz dazu werden in mehr posterior gelegenen Bereichen, wo die Subareale von Kapsel und Kern leicht zu unterscheiden sind, D_3-Rezeptoren und ihre mRNA fast ausschließlich im ventromedialen Anteil der Kapsel exprimiert (Abb. 4 D, E, G, H). Wie in anderen Hirnarealen (Bouthenet et al. 1991) zeigt die Verteilung der mRNA für D_2- und für D_3-Rezeptoren auch im Nucleus accumbens keine Überschneidung. So wird im vorderen Bereich der größeren Calleja-Insel in der ventromedialen Zone der Kapsel die mRNA des D_3-Rezeptors wie auch die mRNA für Neurotensin, jedoch nicht jene für den D_2-Rezeptor exprimiert, während im stärker dorsal gelegenen Bereich der Kapsel, dem sogenannten „Kegel", die Verhältnisse umgekehrt sind.

Unter dem Aspekt der Konnektivität ist die Kapsel des Nucleus accumbens dadurch gekennzeichnet, daß sie Teil einer Rückkopplungsschleife mit dem ventralen, präfrontalen Kortex ist, wobei Schaltstellen im ventralen Pallidum und dem mediodorsalen Thalamus liegen und Projektionen zum ventralen tegmentalen Bereich, von dem dopaminerge Axone ausgehen, und zum dorsalen, präfrontalen Kortex reichen. Die Schleife mit dem frontalen Kortex scheint an zahlreichen Aspekten von Motivation, Emotion, Wahrnehmung und Verhalten beteiligt (Willner u. Scheel-Krüger 1991). Darüber hinaus sind Verknüpfungen mit dem präfrontalen Kortex von hohem potentiellem Interesse, da dies ein Hirngebiet ist, in dem schizophrene Patienten gut quantifizierbare Normabweichungen aufweisen (Berman u. Weinberger 1990).

Durch D_3-Rezeptoren vermittelte Steuerung der Neurotensin-Neuronenaktivität im Nucleus accumbens

Die sich überschneidende Verteilung der mRNA für D_3-Rezeptoren und Proneurotensin/Neuromedin innerhalb des Nucleus accumbens deutet auf eine mögliche Kolokation dieser Marker. Eine Koexpression beider mRNA fand sich in einer Subpopulation mittelgroßer Neuronen, die mindestens 45% der Neurotensin-Neuronen der ventromedialen Kapsel ausmachen (im Vergleich dazu werden D_3-Rezeptortranskriptionen von etwa 50% der gesamten Zellpopulation desselben Areals exprimiert). Man vermutete daher, daß die Aktivität von Neurotensin-Neuronen in diesem Bereich der Kapsel, die ausgeprägte Projektionen in das ventromediale Pallidum hinein aufweist, durch den D_3-Rezeptor beeinflußt werden würde.

Da es keine hochselektiven D_3-Rezeptorliganden gibt, wurde die Bedeutung von DA am D_3-Rezeptor im Gehirn durch Untersuchung der mRNA-Expression für Neurotensin nach unilateraler Denervierung mit 6-Hydroxydopamin oder gleichzeitiger Blockade der D_2- und D_3-Rezeptoren durch relativ hohe Dosen des Neuroleptikums Haloperidol beurteilt. Frühere Studien (Govoni et al. 1980; Levant et al. 1991; Zahm u. Johnson 1989; Merchant u. Dorsa 1993) deuteten darauf hin, daß die Dopamindenervierung oder Haloperidol eine deutliche Aktivierung der Expression des Neurotensingens in solchen Arealen bewirken, die reich an D_2-Rezeptoren sind, etwa im dorsalen Corpus striatum, dem dorsalen Pol oder der

Tabelle 2. Effekt der Unterbrechung der dopaminergen Neurotransmission auf die Expression von D_2- und D_3-Rezeptoren und Neurotensin im Nucleus accumbens

Behandlung	Hirnareal	D_2-Rezeptor		D_3-Rezeptor		Neurotensin
		mRNA	Bindung	mRNA	Bindung	mRNA
6-OHDA	gesamter N. accumbens	+59 ± 25*	+42 ± 6*	−54 ± 12**		
	ventromediale Kapsel					−38 ± 5**
	mediodorsale Kapsel					
Haloperidol	gesamter N. accumbens	+61 ± 12**	+66 ± 6**	−3 ± 20 n.s.	+7 ± 4 n.s.	
	ventromediale Kapsel					−49 ± 5**
	mediodorsale Kapsel					+617 ± 43**

In der Läsionsstudie erhielten die Tiere eine unilaterale Injektion von 6-Hydroxydopamin (6-OHDA) und wurden 3 Wochen später getötet. Die Behandlung mit Haloperidol bestand bei Bestimmung der D_2- und D_3-Rezeptor-mRNA und der Bindung in täglich 2 Injektionen von Haloperidol (20 mg/kg) über 2 Wochen, bei Bestimmung der Neurotensin-mRNA in einer einzelnen Injektion. Die Bindung an D_2- und D_3-Rezeptoren wurde mit [^{125}I]-Iodosulprid (Martres et al. 1985) bzw. [^{3}H]-7-OH-DPAT (Levesque et al. 1992) gemessen. Die Konzentrationen der mRNA wurden durch quantitative PCR unter Verwendung interner Standards gemessen (Siebert u. Larrick 1992). Neurotensin-mRNA wurde durch Analyse der Autoradiogramme von In-situ-Hybridisierungsexperimenten mit einem Bildanalysator bestimmt. Wiedergegeben sind die prozentualen Änderungen der Mittelwerte von Tieren, die auf der kontralateralen Seite oder nur mit dem Vehikel behandelt wurden. * $p < 0{,}05$, ** $p < 0{,}01$ (Mann-Whitney-Test).

Kapsel des Nucleus accumbens (Tabelle 2). Andererseits folgten auf diese Behandlungen in der ventromedialen Kapsel, einem Areal, in dem es zu einer selektiven Expression von D_3-Rezeptoren kommt, entgegengesetzte Veränderungen (Tabelle 2). Das mRNA-Signal für Neurotensin, das in diesem Areal bereits vorhanden ist, wurde nach 6-Hydroxydopamin oder Haloperidol abgeschwächt, was darauf hinweist, daß der D_3-Rezeptor eine tonische Stimulation auf Neurotensin-Neuronen ausübt. Dieser Effekt ist das Gegenteil der Wirkung von D_2-Rezeptoren in anderen Bereichen des Corpus striatum.

Daß DA über den D_3-Rezeptor eine tonische Aktivierung der Transkription des Neurotensingens bewirkt, steht im Einklang mit der Entdeckung spontan exprimierter Transkriptionen in Arealen des Nucleus accumbens, die reich an D_3-Rezeptoren sind. Darüber hinaus ist dieses Ergebnis auch vereinbar mit der Induktion des Fos-Proteins in transfizierten NG 108–15-Zellen. Es ist bekannt, daß dieses Protein mit dem Jun-Protein Komplexe bildet, die durch Bindung an den AP1-Locus von Neurotensingenen deren Transkription aktivieren (Kislaukis u. Dobner 1990).

Regulation des D$_3$-Rezeptors nach Unterbrechung des Dopaminsignals

Bei Tieren führen längere Unterbrechungen der DA-Neurotransmission durch chronische Behandlung mit Neuroleptika oder Läsionen dopaminerger Neuronen zu einer im Verhalten erkennbaren Hypersensibilität gegenüber DA-Agonisten und einem Anstieg der Rezeptorenzahl (Übersicht bei Creese et al. 1980). Eine Zunahme der mRNA für D$_2$-Rezeptoren (Autelitano et al. 1991; Martres et al. 1992; Bernard et al. 1991; Kopp et al. 1992) im Gefolge einer chronischen Neuroleptikatherapie ist ein direkter Hinweis darauf, daß die erhöhte Empfindlichkeit infolge Vergrößerung der DA-Rezeptorenzahl aus einer Steigerung der Syntheserate durch Aktivierung der Gentranskription resultiert. Es ist jedoch allgemein anerkannt, daß bei schizophrenen Patienten gegenüber der antipsychotischen Wirkung von Neuroleptika keine Toleranz entsteht (Crow et al. 1980). Dagegen geht die Toleranz gegenüber den motorischen Nebenwirkungen im Verlauf der Behandlung immer mehr zurück. Wir haben die Auswirkungen einer Beseitigung der dopaminergen Neuronen und einer chronischen Haloperidolbehandlung auf das Ausmaß der D$_2$- und D$_3$-Rezeptorbindung und die mRNA im Nucleus accumbens verglichen. Nach 2wöchiger Behandlung führte Haloperidol im Nucleus accumbens zu einer Steigerung sowohl der mRNA für den D$_2$-Rezeptor als auch der D$_2$-Rezeptorbindung. Im Gegensatz dazu zeigten die D$_3$-Rezeptorbindung und die D$_3$-mRNA keine Veränderung, was dafür spricht, daß an diesem Rezeptor keine Up-Regulation erfolgt. Darüber hinaus war keine Toleranz gegenüber der Wirkung von Haloperidol auf die Aktivierung der Neurotensin-Expression zu beobachten (Tabelle 2). Dieses Ergebnis ist möglicherweise als weitere Stütze dafür anzusehen, daß der D$_3$-Rezeptor eine wichtige Zielstruktur für Antipsychotika darstellt.

Genetische Beziehung zwischen Homozygotie am D$_3$-Rezeptor und Schizophrenie

Familien-, Zwillings- und Adoptionsstudien deuten auf eine Beteiligung genetischer Faktoren an der Ätiologie psychiatrischer Störungen hin, wenngleich der Erbgang dieser Krankheiten nicht bekannt ist (Gottesmann 1991; Gershon 1991). Da man vermutet, daß Funktionsstörungen der DA-Neurotransmission an diesen Störungen beteiligt sind, sind DA-Rezeptorgene naheliegende Kandidaten für psychiatrisch-genetische Studien. Bislang wurden Kopplungsstudien der D$_1$-, D$_2$-, D$_3$- und D$_4$-Rezeptorgene bei Schizophrenie ausgeschlossen (Moises et al. 1991; Coon et al. 1993), was vermuten läßt, daß diese Gene hinsichtlich der Anfälligkeit für diese Erkrankungen wahrscheinlich keine größere Bedeutung haben. Assoziationsstudien sind möglicherweise besser als Kopplungsstudien geeignet, diskrete und kleinere Effekte dieser Gene aufzudecken, da keine Prämisse hinsichtlich des

Erbgangs der Krankheit vorgegeben werden muß. Zwischen D_A-Rezeptorgenen und Schizophrenie war bei alleiniger Berücksichtigung der Allelfrequenzen keine Assoziation festzustellen (Crocq et al. 1992; Jönsson et al. 1993; Nöthen et al. 1993). In 2 unabhängig voneinander durchgeführten Assoziationsstudien zur Schizophrenie wurde jedoch bei Homozygoten für den Bal-I-Polymorphismus des D_3-Rezeptors ein signifikantes, 2fach höheres Schizophrenierisiko festgestellt (Crocq et al. 1992). Kürzlich durchgeführte Wiederholungen dieser Studie (Owen et al. 1993; Nimgaonkar et al. 1993) ergaben Anhaltspunkte dafür, daß die Assoziation zur Homozygotie des D_3-Rezeptorgen-Polymorphismus um so bedeutsamer ist, wenn die Patienten psychische Erkrankungen in der Familienanamnese aufweisen und gut auf eine Antipsychotikatherapie ansprechen. Die Relevanz dieses eher unerwarteten Ergebnisses, daß schizophrene Patienten für das D_3-Rezeptorgen überproportional häufig homozygot sind, ist z. Z. noch nicht klar, obgleich ähnliche Beobachtungen auch bei anderen Erkrankungen gemacht wurden (Beckman u. Frohlander 1990). Eingedenk der Geschichte früherer falsch positiver Ergebnisse in der psychiatrischen Genetik erscheint es zudem ratsam, diese Beobachtungen als vorläufig anzusehen, da die Homozygotie lediglich mit einem mittleren relativen Schizophrenierisiko einherzugehen scheint und ähnliche Studien auch negative Resultate erbracht haben (Jönsson et al. 1993; Nöthen et al. 1993). Die durch diese Befunde nahegelegte Hypothese, daß eine Fehlfunktion des D_3-Rezeptorgens für die Anfälligkeit gegenüber der Schizophrenie von Bedeutung sein könnte, bedarf der Erhärtung in weiteren Wiederholungen und Erweiterungen solcher Studien.

Schlußfolgerungen

Neuroleptika haben gemein, daß sie von D_2- und D_3-Dopaminrezeptoren erkannt werden, deren Blockade ist somit möglicherweise primäre Ursache ihrer antipsychotischen Wirkung. Darüber hinaus sind sowohl D_2- als auch D_3-Rezeptoren in den limbischen Strukturen des Gehirns in relativ hoher Zahl exprimiert, beispielsweise in der Kapsel des Nucleus accumbens, wo die DA-Neurotransmission über eine Rückkopplungsschleife zur Steuerung der kortikalen Aktivität an verschiedenen Aspekten von Verhalten, Stimmung und Wahrnehmung beteiligt ist. Störungen in diesem Bereich könnten an der Ätiologie der Schizophrenie beteiligt sein.

Aus Funktionsstudien geht jedoch hervor, daß D_2- und D_3-Rezeptoren im Nucleus accumbens in entgegengesetzten Richtungen wirken. Der D_2-Rezeptor übt eine tonische Hemmung auf die Transkriptionen von c-fos und Neurotensin aus, der D_3-Rezeptor bewirkt dagegen zumindest in transfizierten Zellen eine tonische Stimulation der Neurotensinexpression und eine Förderung der c-fos-Expression. Daß DA über D_2- und D_3-Rezeptoren entgegengesetzte Effekte auslöst, deckt sich mit Befunden aus Verhaltensstudien an Nagern: Agonisten von D_2-artigen Rezeptoren (d. h. D_2, D_3 oder D_4) rufen nach Applikation in unterschiedlichen Subarealen des Nucleus accumbens entgegengesetzte motorische Erscheinungen hervor (Essman et al. 1993). Darüber hinaus lösen die teilselektiven D_3-Antagonisten AJ 76 und UH 232 [10] bei niedriger Dosierung paradoxe Verhaltensaktivierungen aus, die wegen ihrer Ähnlichkeit mit denen von D_2-Agonisten zunächst auf eine Autorezeptorblockade zurückgeführt wurden. Bei etwas höherer Dosierung bewirken diese experimentellen Substanzen jedoch Verhaltensstörungen, die für Neuroleptika, d. h. bevorzugte D_2-Rezeptorantagonisten, charakteristisch sind (Svensson et al. 1986).

Die Entdeckung des dualistischen Einflusses von D_2- und D_3-Rezeptoren auf die Neuronen des Nucleus accumbens könnte für die Schizophreniebehandlung Bedeutung erlangen. Neuroleptika wirken gegen positive Symptome, wie Halluzinationen und Wahnvorstellungen, stärker als gegen negative, wie Gedanken- und Affektverarmung. Das Auftreten dieser unterschiedlichen und sogar entgegengesetzten Wirkungen, manchmal bei ein und demselben Patienten, spricht dafür, daß Antipsychotika nicht lediglich einen einzelnen überaktiven dopaminergen Mechanismus normalisieren. Die D_2-Präferenz derzeit verfügbarer Neuroleptika ist möglicherweise für ihre bessere Wirksamkeit gegen positive Symptome und auch für die neuroleptikainduzierten Defizitsymptome schizophrener Patienten verantwortlich. Die bevorstehende klinische Einführung der ersten D_3-rezeptorselektiven Antagonisten trägt möglicherweise zur Verbesserung der Schizophreniebehandlung bei.

Diskussion

Farde:

Sie betonen einerseits die Notwendigkeit spezifischer Liganden, zeigen aber andererseits, daß zahlreiche Substanzen eine Affinität sowohl zum D_2- als auch zum D_3-Rezeptor besitzen. Was ist Ihrer Ansicht nach die Ursache dafür? Wäre eine strukturelle Ähnlichkeit dieser beiden Rezeptoren dafür verantwortlich, dann dürften die Chancen für das Auffinden selektiver Liganden wohl nicht besonders gut stehen.

Sokoloff:

Ganz so pessimistisch sehe ich es nicht. Zwar besteht in den Aminosäuresequenzen beider Rezeptortypen ein hoher Grad an Homologie, und auch die für die Erkennung wichtigen beiden Serinreste und der Aspartatrest sind den Katecholaminrezeptoren gemeinsam. Aber es gibt auch gewisse Unterschiede, die sich vielleicht ausnützen lassen.

Ich glaube daher schon, daß es möglich ist, selektive Liganden zu entwickeln. Es gibt bereits Agonisten, die in Bindungsstudien zwischen D_2- und D_3-Rezeptoren differenzieren, und auch bei den selektiven Antagonisten scheint man vor den ersten Erfolgen zu stehen. Wir untersuchen derzeit eine Substanz mit einer partiellen Präferenz für den D_3-Rezeptor. Anscheinend verursacht selbst eine begrenzte Selektivität im Tiermodell ein ganz anderes Wirkungsprofil. Wie das beim Menschen aussehen wird, können wir dagegen noch nicht sagen. Aber wir hoffen, daß sich diese Substanzen anders und möglicherweise besser verhalten als klassische Neuroleptika, und daß sie neue Werkzeuge für die klinische Forschung abgeben werden.

Gerlach:

Wann rechnen Sie mit der Verfügbarkeit von selektiven D_3- und D_4-Antagonisten, und warum ist ihre Entwicklung eigentlich so schwierig?

Niznik:

Ich persönlich glaube gar nicht einmal, daß die Entwicklung prinzipiell so schwierig ist. Es ist nur eine Frage, wieviel Chemiker man darauf ansetzt. Wahrscheinlich haben die meisten Pharmaunternehmen bereits heute entsprechende Substanzen, mit denen sich letztlich alle uns bekannten Rezeptoren differenzieren lassen. Soweit mir bekannt ist, sind selektive D_3- und D_4-Antagonisten schon verfügbar. Für die Struktur-Wirkungs-Beziehungen sind letztlich die Aminosäuresequenzen der entsprechenden Gene entscheidend.

Andersen:

Sicher wird man selektive Liganden finden. Auf dem Neuroscience-Kongreß in Washington vor einem Monat hat Merck-Dupont beispielsweise D_3-selektive Substanzen vorgestellt. Es gibt sie also schon.

Tamminga:

Interessanterweise zeigt UH 232 bei gesunden menschlichen Probanden gewisse stimulatorische Eigenschaften. Wir sind jetzt gerade soweit, daß wir erste Versuche mit UH 232 an schizophrenen Patienten vornehmen können.

Gerlach:

Prüfen Sie diese Substanz nur hinsichtlich ihrer Wirkung gegen negative Symptome, oder untersuchen Sie auch den Effekt auf positive Symptome?

Tamminga:

Wir untersuchen beides. Man sollte aber von Tierversuchen und selbst von Versuchen an Gesunden nicht allzu weit auf die Wirksamkeit bei Schizophrenie extrapolieren. Ich kann daher noch nichts Definitives dazu sagen.

Literatur

Autelitano DJ, Snyder L, Sealfon SC, Roberts JL (1989) Dopamine D_2-receptor messenger RNA is differentially regulated by dopaminergic agents in rat anterior and neurointermediate pituitary. Mol Cell Endocrinol 67:101–105

Beckman L, Frohlander N (1990) Heterozygosity effects in studies of genetic markers in disease. Hum Hered 40:322–329

Bernard KF, Weinberger DR (1990) The prefrontal cortex in schizophrenia and other neuropsychiatric disease: in vivo physiological correlates of cognitive deficits. Prog Brain Res 85:521–536

Bernard V, Le Moine C, Bloch B (1991) Striatal neurons express increased level of dopamine D_2 receptor mRNA in response to haloperidol treatment: a quantitative in situ hybridization study. Neuroscience 45:117–126

Bouthenet ML, Souil E, Martres MP, Sokoloff P, Giros B, Schwartz JC (1991) Localization of dopamine D_3 receptor mRNA in the rat brain using in situ hybridization histochemistry: comparison with dopamine D_2 receptor mRNA. Brain Res 564:203–219

Caine SB, Koob GF (1993) Modulation of cocaine self-administration in the rat through D_3 dopamine receptors. Science 260:1815–1816

Castro SW, Strange PG (1993) Differences in the ligand binding properties of the short and long versions of the D_2 dopamine receptor. J Neurochem 60:372–375

Cohen AI, Todd RD, Harmon S, O'Malley KL (1992) Photoreceptors of mouse retinas possess D_4 receptors coupled to adenylate cyclase. Proc Natl Acad Sci USA 89:12093–12097

Coon H, Byerley W, Holik J et al. (1993) Linkage analysis of schizophrenia with five dopamine receptor genes in nine pedigrees. Am J Hum Genet, in press

Creese I, Sibley DR (1980) Receptor adaptations to centrally acting drugs. Annu Rev Pharmacol Toxicol 21:357–391

Crocq MA, Mant R, Asherson P et al. (1992) Association between schizophrenia and homozygosity at the dopamine D_3 receptor gene. J Med Genet 29:858–860

Crow TJ, Cross AJ, Johnstone EC, Longden A, Owen F, Ridley RM (1980) Time course of the antipsychotic effect in schizophrenia and some changes in postmortem brain and their relation to neuroleptic medication. Adv Biochem Psychopharmac 24:495–503

Curran T (1988) The fos oncogene. In: Reddy EP, Shalka AM, Curran T (eds) The Oncogene Handbook, Elsevier, Amsterdam, p 307

Daly SA, Waddington JL (1993) Behavioural effects of the putative D_3 dopamine receptor agonist 7-OH-DPAT in relation to other „D_2-like" agonists. Neuropharmacology 32:509–510

Dearry A, Gingrich JA, Falardeau P, Fremeau RT, Bates MD, Caron MG (1990) Molecular cloning and expression of the gene for a human D_1 dopamine receptor. Nature 347:72–76

Deutch AY, Lee MC, Iadorola MJ (1992) Regionally specific effects of atypical antipsychotic drugs on striatal Fos expression: the nucleus accumbens shell as a locus of antipsychotic action. Mol Cell Neurosci 3:332–341

Essman WD, Mc Gonigle P, Lucki I (1993) Anatomical differentiation within the nucleus accumbens of the locomotor stimulatory actions of selective dopamine agonists and d-amphetamine. Psychopharmacology 112:233–241

Farde L, Wiesel FA, Hall H, Halldin C, Stone-Elander S, Sedvall G (1987) No D2 receptor increase in PET study of schizophrenia. Arch Gen Psychiatry 44:671–672

Gershon ES (1990) Genetics. In: Goodwin FK, Jamison KR (eds) Manic depressive illness, Oxford Univ Press, New York, pp 373–401

Gottesman II (1991) Schizophrenia genesis: the origins of madness. Freedman WH (ed) New York.

Govoni S, Hong JS, Yang H-Y T, Costa E (1980) Increase of neurotensin content elicited by neuroleptics in nucleus accumbens. J Pharm Exp Ther 215:413–417

Levant B, Bissette G, Widerlöv E, Nemeroff CB (1991) Alterations in regional brain neurotensin concentrations produced by atypical antipsychotic drugs. Regul Pept 32:193–201

Graybiel AM, Moratalla R, Robertson HA (1990) Amphetamine and cocaine induce drug-specific activation of the c-fos gene in striosome-matrix and limbic subdivisions of the striatum. Proc Natl Acad Sci USA 87:6912–6916

Groenewegen HJ, Berendse HW, Meredith GE, Haber SN, Voorn P, Wolters JG, Lohman AHM (1991) Functional anatomy of the ventral limbic system-innervated striatum. In: Willner P, Scheel-Kruger J (eds) The mesolimbic dopamine system: from motivation to action, John Wiley, Chichester, p 19–59

Jönsson E, Lannfelt L, Sokoloff P, Schwartz J-C, Sedvall G (1993) Lack of association between schizophrenia and alleles in the dopamine D_3 receptor gene. Acta Psychiatr Scand 87:345–349

Julius D (1990) Molecular biology of serotonin receptors, Annu Rev Neurosci 14: 335–360

Kanterman RY, Mahan LC, Briley EM, Monsma FJ, Sibley DR, Axelrod J, Feldek CC (1991) Transfected D2 dopamine receptors mediate the potentiation of arachidonic release in Chinese Hamster Ovary cells. Mol Pharmacol 39:364–369

Kebabian JW, Calne DB (1979) Multiple receptors for dopamine. Nature 277:93–96

Kislaukis E, Dobner PR (1990) Mutually dependent response elements in the cis-regulated region of the neurotensin/neuromedin N gene integrate environmental stimuli in PC 12 cells. Neuron 4:783–795

Kopp J, Lindefors N, Brene S, Hall H, Persson H, Sedvall G (1992) Effect of raclopride on dopamine D_2 receptor mRNA expression in rat brain. Neuroscience 47:771–779

Landwehrmeyer B, Mengod G, Palacios JM (1993) Dopamine D_3 receptor mRNA and binding sites in human brain. Mol Brain Res 18:187–192

Lang J (1983) Purification and characterization of subforms of the guanine-nucleotide-binding proteins Gai and Gao, Eur J Biochem 183:687

Levesque D, Diaz J, Pilon C et al. (1992) Identification, characterization and localization of the dopamine D_3 receptor in rat brain using 7-[3H]hydroxy-N,N-di-n-propyl-2-aminotetralin, Proc Natl Acad Sci USA 89:8155–8159

Mant R, Williams J, Asherson P, Parfitt E, McGuffin P, Owen MJ (1994) The relationship between homozygosity at the dopamine D_3 receptor gene and schizophrenia. Am J Med Genet (in press)

Martres MP, Sokoloff P, Giros B, Schwartz JC (1992) Effects of dopaminergic transmission interruption on the D_2 receptor isoforms in various cerebral tissues. J Neurochem 58:673–679

Martres M-P, Bouthenet ML, Sales N, Sokoloff P, Schwartz JC (1985) Widespread distribution of brain dopamine receptors evidenced with [125I]iodosulpride, a highly selective ligand. Science 228:752–755

Marx JL (1987) The fos gene as „master switch". Science 237:854–856

Merchant KM, Dorsa DM (1993) Differential induction of neurotensin and c-fos gene expression by typical versus atypical antipsychotics. Proc Natl Acad Sci USA 90:3447–3451

Miller JC (1990) Induction of c-fos mRNA expression in rat striatum by neuroleptic drugs. J Neurochem 54:1453–1455

Moises HW, Gelernter J, Giuffra LA et al. (1991) No linkage between D_2 dopamine receptor gene region and schizophrenia. Arch Gen Psychiatr 48:643–647

Monsma FJ, Mahan LC, McVittie LD, Gerfen CR, Sibley DR (1990) Molecular cloning and expression of a D_1 dopamine receptor linked to adenylyl cyclase activation. Proc Natl Acad Sci USA 87:6723–6727

Morgan JI, Curran T (1989) Stimulus-transcription coupling in neurons: role of cellular immediate-early genes. Trends Neurosci 12:459–462

Müller R (1986) Cellular and viral fos genes: structure, regulation of expression and biological properties of their encoded products, Biochim Biophys Acta 823: 207–225

Neve KA, Henningen RA, Bunzow JR, Civelli O (1989) Functional characterization of a rat dopamine D_2 cDNA expressed in a mammalian cell line. Mol Pharmacol 36:446–451

Nguyen TV, Kasofsky B, Birnbaum B, Cohen B, Hyman SE (1992) Differential expression of c-fos and Zif 268 in rat striatum following haloperidol, clozapine and amphetamine. Proc Natl Acad Sci USA 89:4270–4274

Nimgaonkar VL, Zhang XR, Caldwell JG, Ganuli R, Chakravarti A (1993) An association with dopamine D_3 receptor gene polymorphisms: probable effects of family history of schizophrenia. Am J Med Genet (in press)

Nöthen M, Körner J, Lannfelt L et al. (1993) Lack of association between schizophrenia and alleles of the dopamine D_1, D_2, D_3 and D_4 receptor loci. Arch Gen Psychiatr (in press)

Paul ML, Graybiel AM, David JC, Robertson HA (1992) D_1-like and D_2-like dodapine receptors synergistically activate rotation and c-fos expression in the dopamine-depleted striatum in a rat model of Parkinson's disease. J Neurosci 12:3729–3742

Pilon C, Levesque D, Dimitriadou V, Griffon N, Martres M-P, Schwartz JC, Sokoloff P (1994) Functional coupling of the human dopamine D_3 receptor in a transfected NG 108-15 neuroblastoma-glioma hybrid cell line. Eur J Pharmacol Mol Pharmac Sect (submitted)

Piomelli D, Pilon C, Giros B, Sokoloff P, Martres MP, Schwartz JC (1991) Dopamine activation of the arachidonic acid cascade via a modulatory mechanism as a basis for D_1/D_2 receptor synergism. Nature 353:164–167

Robertson GS, Fibiger HC (1992) Neuroleptics increase C-fos expression in the forebrain: contrasting effects of haloperidol and clozapine. Neuroscience 46:315–328

Robertson HA, Peterson MR, Murphy K, Robertson GS (1989) D_1- dopamine receptor agonists selectively activate c-fos independant of rotational behavior, Brain Res 503:346–349

Schmauss C, Haroutunian V, Davis KL, Davison M (1993) Selective loss of dopamine D_3-type receptor mRNA expression in parietal and motor cortices of patients with chronic schizophrenia. Proc Natl Acad Sci USA 90:8942–8946

Schwartz J-C, Giros B, Martres M-P, Sokoloff P (1992) The dopamine receptor family: molecular biology and pharmacology. Sem Neurosci 4:99–108

Seabrook GR, Patel S, Marwood R, Emms F, Knowles MR, Freedman SB, McAllister G (1992) Stable expression of human D_3 dopamine receptors in GH4 Ci pituitary cells. FEBS Lett 312:123–126

Seeman P, Guan HC, Van Tol HHM (1993) Dopamine D_4 receptors elevated in schizophrenia. Nature 365:441–445

Seeman P (1980) Brain dopamine receptors. Pharmacol Rev 32:229–313

Sheng M, Greenberg ME (1990) The regulation and function of c-fos and other immediate early genes in the central nervous system. Neuron 4: 477–485

Siebert PD, Larrick JW (1992) Competitive PCR. Nature 359:557–558

Sokoloff P, Giros B, Martres MP, Bouthenet ML, Schwartz JC (1990) Molecular cloning and characterization of a novel dopamine receptor (D_3) as a target for neuroleptics. Nature 347:146–151

Sokoloff P, Andrieux M, Besançon R, Pilon C, Martres MP, Giros B, Schwartz JC (1992) Pharmacology of human D_3 dopamine receptor expressed in a mammalian cell line: comparison with D_2 receptor. Eur J Pharmacol Mol Pharmacol Sect 225:331–337

Spano PF, Govoni S, Trabucchi M (1978) Studies on the pharmacological properties of dopamine receptors in various areas of the central nervous system. Adv Biochem Psychopharmacol 19:155–165

Sunahara RK, Niznik HB, Weiner DM et al. (1990) Human dopamine D_1 receptor encoded by an intronless gene on chromosome 5. Nature 347:80–83

Sunahara RK, Guan HC, O'Dowd BF et al. (1991) Cloning of the gene for a human dopamine D_5 receptor with higher affinity for dopamine than D_1. Nature 350:614–619

Svensson K, Johansson AM, Magnusson T, Carlsson A (1986) (+)-AJ 76 and (+)-UH 232: central stimulants acting as preferential dopamine autoreceptor antagonists. Naunyn Schmiedebergs Arch Pharmacol 334:234–245

Tiberi M, Jarvie KR, Silvia C et al. (1991) Cloning, molecular characterization, and chromosomal assignment of a gene encoding a second D_1 dopamine receptor subtype: differential expression pattern in rat brain compared with the D_1A receptor. Proc Natl Acad Sci USA 88:7491–7495

Vallar L, Muca C, Magni M, Albert P, Bunzow J, Meldolesi J, Civelli O (1990) Differential coupling of dopaminergic D_2 receptors expressed in different cell types. J Biol Chem 265:10320–10326

Van Tol HHM, Bunzow JR, Guan HC, Sunahara RK, Seeman P, Niznik HB, Civelli O (1991) Cloning of the gene for a human dopamine D_4 receptor with high affinity for the antipsychotic clozapine. Nature 350:610–614

Willner P, Scheel-Krüger J (1991) The mesolimbic dopamine system: from motivation to action. John Wiley, Chichester

Wong DF, Wagner HN Jr, Tune LE et al. (1986) Postron emission tomography reveals elevated D_2 dopamine receptors in drug-naive schizophrenics. Nature 234:1558–1563

Young ST, Porrino LJ, Iadorola MJ (1991) Cocaine induces striatal c-fos immunoreactivity proteins via dopaminergic D_1 receptors. Proc Natl Acad Sci 88:1291–1295

Zahm DS, Johnson SN (1989) Asymetrical distribution of neurotensin immunoreactivity following unilateral injection of 6-hydroxydopamine in rat ventral tegmental area (VTA) Brain Res 483:301–311

Zahm DS, Brog JS (1992) On the significance of subterritories in the „accumbens" part of the rat ventral striatum. Neuroscience 50:751–767

Zhou QZ, Grandy DK, Thambi L et al. (1990) Cloning and expression of human and rat D1 dopamine receptors. Nature 347:76–80

Dopaminrezeptoren und Schizophrenie: Bedeutung der D_1- und D_5-Rezeptoren

P. H. Andersen

Einleitung

Vor über 40 Jahren entdeckten Delay et al. (Delay et al. 1952) die antipsychotischen Eigenschaften von Chlorpromazin. Zwar vermochte Chlorpromazin die Schizophrenie nicht zu heilen, doch war seine Entdeckung ein bedeutender Durchbruch in der Therapie dieser schweren Krankheit – die Gabe von Chlorpromazin verhindert bei schizophrenen Patienten einige der am stärksten beeinträchtigenden Symptome, wie z. B. Halluzinationen und Wahnvorstellungen.

Die Rolle von Dopamin als Neurotransmitter des Zentralnervensystems wurde gegen Ende der 50er Jahre entdeckt. Einige Jahre später, Anfang der 60er Jahre, erkannte man den Zusammenhang zwischen der Wirkung von Antipsychotika und Dopamin, womit die Dopamintheorie der Schizophrenie geboren war.

Diese Theorie basierte auf einer Reihe von Untersuchungen auf dem Gebiet der Biochemie und der tierexperimentellen Verhaltensforschung sowie auf klinischen Beobachtungen (Carlsson 1978). Das Psychostimulans Amphetamin ruft beim Menschen Symptome hervor, die von denen bei Schizophrenie nicht zu unterscheiden sind. Bei Tieren führt Amphetamin zu einer Reihe unterschiedlicher Verhaltensweisen wie Hyperaktivität und Stereotypien. Interessanterweise zeigte sich, daß diese Verhaltensänderungen mit einem drastischen Anstieg der Dopaminkonzentration im Gehirn einhergehen. Sowohl beim Menschen als auch bei Tieren ließen sich die nach Amphetamin auftretenden Verhaltensänderungen durch Gabe von Chlorpromazin verhindern.

Nach der Einführung von Radiorezeptorassays vor etwa 20 Jahren wiesen 2 Arbeitsgruppen unabhängig voneinander nach, daß zwischen der Affinität zu der durch [^{3}H]-Haloperidol markierten Bindungsstelle, später als D_2-Rezeptor identifiziert, und der mittleren klinischen Tagesdosis verschiedener Neuroleptika eine enge Beziehung besteht (Creese et al. 1976; Seeman et al. 1976). Dies führte zu der Auffassung, daß der D_2-Rezeptor der Neuroleptikarezeptor ist. In den 70er Jahren durchgeführte Forschungen erbrachten jedoch Hinweise auf pharmakologische Widersprüche zwischen der durch Dopamin stimulierbaren Adenylatzyklase und der [^{3}H]-Haloperidolbindung. Untersuchungen mit dem 1978 eingeführten neuartigen Radioliganden [^{3}H]-Flupentixol ließen vermuten, daß diese beiden Radioliganden nicht dieselbe Stelle markierten. Aufgrund dieser Beobachtungen postulierte man 2 Untertypen des Dopaminrezeptors, den D_1- und den D_2-Rezeptor (Kebabian u. Caine 1980). Während der D_2-Rezeptor weithin als Neuroleptikarezeptor anerkannt wurde, war der D_1-Rezeptor Anfang der 80er Jahre noch auf der Suche nach seiner Funktion.

Erst die Entdeckung, daß die Substanz SCH-23390 ein selektiver Antagonist des D_1-Rezeptors ist (Hyttel 1983), schuf die Basis für die Erforschung der physiologischen und verhaltensbezogenen Funktion des D_1-Rezeptors. Der vorliegende Beitrag skizziert den aktuellen Stand auf dem Gebiet der D_1-Rezeptorforschung. Darüber hinaus wird die Bedeutung dieser Rezeptorfamilie für die Schizophrenie auf der Grundlage neuer tierexperimenteller Ergebnisse erörtert.

Molekularbiologie der D_1-Rezeptorfamilie

Fast ein Jahrzehnt lang galt weithin die Annahme, daß es nur 2 Dopaminrezeptorsubtypen gibt. Die in zahlreichen Labors verschiedener Forschungsdisziplinen erhobenen Daten legten jedoch nahe, daß es nicht nur einen einzigen D_1-Rezeptorsubtyp gibt. Kurz nach der Veröffentlichung einer Übersicht durch Andersen et al. (1990), in der Ergebnisse zusammengetragen worden waren, die auf weitere D_1-Rezeptorsubtypen hindeuteten, erbrachten molekularbiologische Arbeiten die endgültige Bestätigung.

Drei Labors berichteten gleichzeitig über die Klonierung des menschlichen D_1- (oder D_{1a}-) Gens (Dearry et al. 1990; Zhou et al. 1990; Sunahara et al. 1990a).

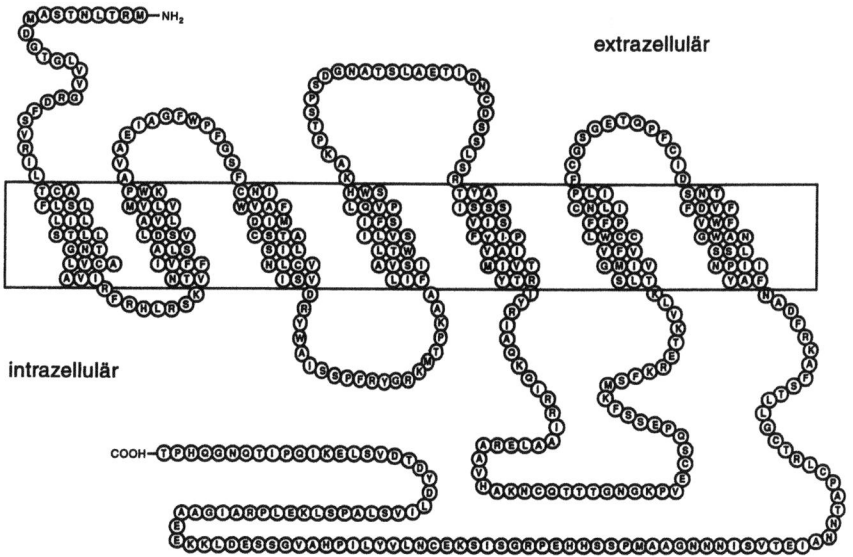

Abb. 1. Primärsequenz und hypothetische Struktur des humanen D_{1a}-Rezeptors

Etwa 1 Jahr später wurde die Klonierung eines weiteren Subtyps mitgeteilt, der als D_5 (Sunahara et al. 1990) oder als D_{1b} (Tiberi et al. 1991) bezeichnet wurde. Die D_{1a}- und D_{1b}-Gene teilen die für sie vorgeschlagene Topologie mit anderen Mitgliedern aus der Gruppe der an G-Protein gekoppelten Rezeptoren, indem sie 7 hydrophobe Domänen besitzen, die vermutlich die Membran durchgreifen (Abb. 1). Darüber hinaus besitzen sie eine kurze intrazelluläre dritte Schleife und ein langes Carboxylende. Diese Merkmale teilen sie mit Rezeptoren, bei denen eine stimulatorische Kopplung an Adenylatzyklase vorliegt, wie z. B. β-Rezeptoren. Mit etwa 62% identischer Aminosäuren insgesamt und 86% identischer Aminosäuren in den transmembranären Bereichen sind D_{1a}- und D_{1b}-Rezeptoren in hohem Maße homolog.

Die für die Gruppe der D_1-Dopaminrezeptoren kodierenden Gene besitzen im Unterschied zu den für die D_2-Rezeptoren kodierenden Gene keine Introne (s. z. B. O'Dowd 1993). Eine sehr interessante Entwicklung, die sich aus der Klonierung der D_1-Rezeptorfamilie ergab, war jedoch die Identifizierung zweier Pseudogene, die zunächst PG-1 und PG-2 genannt wurden und die sehr eng mit dem D_{1b}-Rezeptorgen verwandt sind (Nguyen et al. 1991a; Grandy et al. 1991). Diese Pseudogene zeigen ein hohes Maß an Homologie zu den D_{1b}-Genen (98% bzw. 94%), weisen jedoch in ihrer Primärsequenz Defekte auf, die sie zur Kodierung funktionstüchtiger Rezeptoren unfähig machen. Beide Pseudogene zusammen finden sich nur beim Menschen, während einige Affen lediglich eines und Ratten keines dieser Pseudogene besitzen (Nguyen et al. 1991a, b). Dies spricht dafür, daß die Evolution der Pseudogene erst vor sehr kurzer Zeit erfolgte, was sie zu nützlichen Genmarkern machen könnte.

Obwohl diese Pseudogene in mehreren Hirnregionen einschließlich Hippocampus und Nucleus accumbens exprimiert werden (Nguyen et al. 1991b; Weinshank et al. 1991), ist ihre funktionelle Bedeutung z. Z. nicht bekannt.

Lokalisation

Das Expressionsmuster der 2 D_1-Rezeptorsubtypen ist sehr unterschiedlich (Tabelle 1). Die mRNA für den D_{1a}-Rezeptor ist erheblich häufiger und weiter verbreitet als die für den D_{1b}-Rezeptor. Die höchsten Konzentrationen von D_{1a}-mRNA findet man in Hirnregionen, die traditionell mit dopaminerger Aktivität in Verbindung gebracht werden, wie Nucleus caudatus, Putamen, Tuberculum olfactorium und Nucleus accumbens. In etwas niedrigerer Konzentration findet sich die D_{1a}-mRNA in der Hirnrinde und im Hypothalamus. Interessanterweise wurde in anderen Regionen größerer dopaminerger Aktivität, wie im ventrotegmentalen Bereich, in der Zona compacta und im Globus pallidus, keine D_{1a}-mRNA gefunden (Weiner et al. 1991; Fremeau et al. 1991).

Der D_{1b}-Rezeptor weist dagegen eine stark eingeschränkte Verbreitung auf (Tiberi et al. 1991). In klassischen dopaminergen Bereichen, wie dem Nucleus caudatus, dem Putamen oder dem Nucleus accumbens, sind keine nennenswerten mRNA-Konzentrationen anzutreffen. Hingegen läßt sich D_{1b}-mRNA in den late-

Tabelle 1. Verteilung von D_{1a}- und D_{1b}-mRNA (Nach Daten von Wiener et al. 1991; Fremeau et al. 1991; Meador-Woodruff et al. 1992)

Hirnregion	DA-Innervation	D_1-Bindung	D_{1a}-mRnA	D_{1b}-mRNA
Basalganglien				
Corpus striatum	+++	+++	+++	−
Nucleus accumbens	+++	+++	+++	−
Tuberculum olfactorium	+++	+++	+++	−
Globus pallidus	+	−	−	−
Cortex	++	++	++	−
Amygdala	++	+	+	−
Hypothalamus	+	(+)	−	−
Thalamus				
Nucleus parafascicularis	−	−	−	++
Hippocampus				
Cornu ammonis, Felder CA 1–3	+	−	−	−
Gyrus dentatus	+	(+)	−	++
Mesencephalon und Rhombencephalon				
Substantia nigra pars compacta	(+)	+	−	−
Substantia nigra pars reticulata	(+)	++	−	−
VTA	(+)	−	−	−

ralen mamillären und parafaszikulären Kernen von Thalamus und Hypothalamus nachweisen (Meador-Woodruff et al. 1992). Interessanterweise ließ sich zeigen, daß diese Bereiche keine D_1-ähnliche Rezeptorbindungsaktivität besitzen (Dawson et al. 1986; Boysen et al. 1986). Dies impliziert möglicherweise eine präsynaptische Lokalisation des D_{1b}-Rezeptors.

Kopplung des second messenger

Hormonstimulation des klonierten D_1-Rezeptors geht mit einem Anstieg der Adenylatzyklaseaktivität einher. Dies wurde in einer Reihe von Zellinien nachgewiesen, mit stabiler Expression in BHK und CHO (Pedersen et al., im Druck) und transienter Expression in Ltk, GH4-C1, HEK 293 und C6 (Zhou et al. 1990; Dearry et al. 1990; Sunahara et al. 1990a, 1990b; Grandy et al. 1991).

Neben der Wirkung auf die Adenylatzyklase wurde in einigen Berichten eine Erhöhung der intrazellulären Kalziumionenkonzentration nach Stimulation des D_{1a}-Rezeptors bei Transfektion in GH4-C1-, Ltk- oder HEK-293-Zellen beschrieben (s. z. B. Civelli et al. 1993; Bouvier et al. 1992). Eine Reihe von Befunden weist jedoch darauf hin, daß der Einfluß auf die Kalziumkonzentration eine Folge der Adenylatzyklasestimulation sein könnte durch eine von Proteinkinase A abhängige Phosphorylierung spannungsabhängiger Kalziumkanäle vermittelt wird. Entsprechend war in CHO- und BHK-Zellen, die keine spannungsabhängigen Kalziumkanäle aufweisen (unveröffentlichte Beobachtungen), kein Kalziumeffekt nachzuweisen (Pedersen et al., im Druck).

Pharmakologisches Profil des D_{1a}- und des D_{1b}-Rezeptors

Bei stabiler Exprimierung in CHO- oder BHK-Zellen zeigt der D_{1a}-Rezeptor nur eine einzige hochaffine Bindungsstelle für [^{3}H]-SCH-23390. Der D_{1b}-Rezeptor weist dagegen 2 Affinitätszustände für diesen Radioliganden auf. Die Affinität von [^{3}H]-SCH-23390 für diese beiden Bindungsstellen und das Verhältnis der Affinitäten wird durch Zugabe von GTP oder GDP nicht beeinflußt, weder durch Erhöhung der Rezeptorzahl mittels Genduplikation noch durch Rezeptorausschaltung mittels EEDQ (Pedersen et al., im Druck). Um eine Markierung beider Rezeptorkonformationen sicherzustellen, muß daher bei der pharmakologischen Analyse des D_{1b}-Rezeptors [^{3}H]-SCH-23390 in hoher Konzentration eingesetzt werden.

Sowohl der D_{1a}- als auch der D_{1b}-Rezeptor zeigen klassische Merkmale der D_1-Rezeptorligandenbindung:

- hohe Affinität für Benzazepinderivate, Flupentixol und Butaclamol,
- mittlere Affinität für Clozapin und
- geringe Affinität für klassische D_2-Rezeptorliganden wie Spiperon und Benzamide.

Einige Substanzen waren in der Lage, zwischen den beiden Affinitätszuständen des D_{1b}-Rezeptors für [^{3}H]-SCH-23390 zu unterscheiden: NNC 112, Fluphenazin und Bulbocapnin.

Bereits in früheren Untersuchungen an striatalem Gewebe von Ratten wurde eine Diskrepanz zwischen den Ki-Werten für die Hemmung der [^{3}H]-SCH-23390-Bindung und der dopaminstimulierten Adenylatzyklaseaktivität festgestellt. Diese Diskrepanz war noch ausgeprägter, wenn beide Messungen in identischen Gewebepräparaten und unter identischen Bedingungen durchgeführt wurden (Andersen et al. 1985; Andersen u. Braestrup 1986). Bei den geklonten Zellinien war dagegen keine solche Diskrepanz zu beobachten. Für die D_{1a} exprimierende Zellinie läßt die Betrachtung der Daten von Tabelle 2 eine absolute Beziehung zwischen den in beiden Bestimmungen gemessenen Ki-Werten erkennen. Dementsprechend war eine enge Korrelation zu verzeichnen ($r = 0,98$; $p < 0,01$). Im Fall des D_{1b}-Rezeptors war eine ebenso enge Korrelation zwischen den Daten der Adenylatzyklase und der hochaffinen Bindungsstelle festzustellen ($r = 0,98$; $p < 0,01$), wogegen für den weniger affinen Bindungsort eine deutlich geringere Korrelation ermittelt wurde ($r = 0,78$). Zur Zeit ist die physiologische Bedeutung der niedrigaffinen Bindungsstelle des D_{1b}-Rezeptors nicht bekannt.

Tabelle 2. Pharmakologische Merkmale von D_{1a}- und D_{1b}-Dopaminrezeptoren (Daten von Pedersen et al., im Druck)

Substanz	D_{1a}		D_{1b}	
	[^{3}H]-SCH-23390	Adenylatzyklase	[^{3}H]-SCH-23390	Adenylatzyklase
	Ki (nM)			
Benzazepine				
NNC 112	0,24	0,65	$K_1 = 0,07$; $K_2 = 4$	0,2
NNC 687	5,8	4,5	5,8	6,3
SCH-23390	0,5	0,9	$K_1 = 0,5$; $K_2 = 4,9$	
SKF 38393[a]	107	100#	58	75#
SKF 75670[a]	9,4	3#	7,3	23#
Thioxanthene				
cis-Flupentixol	0,7	0,9	0,65	0,65
trans-Flupentixol	670	n.g.	540	n.g.
Phenothiazine				
Fluphenazin	1,5	2	$K_1 = 2$; $K_2 = 241$	2,1
Chlorpromazin	16	23	33	46
Blutyrophenone				
Haloperidol	10	15	27	30
Spiperon	179	170	504	608
Dibenzepine				
Fluperlapin	39	47	137	150
Clozapin	18	25	35	35
Verschiedene				
(+)-Blutaclamol	0,2	0,3	0,3	0,4
(−)-Blutoclamol	> 5000	n.g.	> 5000	n.g.
Bulbocapnin	85	145	$K_1 = 251$; $K_2 = 1175$	333
(±)-Sulpirid	22000	n.g.	3800	n.g.
Dopamin	1700	320#	85	18#
Ketanserin	23	n.g.	85	n.g.

[a] Agonisten; Ki-Werte gemessen in Gegenwart von 15 mM GTP. # EC50-Werte für Stimulation der Adenylatzyklase. n.g. nicht gemessen.

Weitere Subtypen des D_1-Rezeptors?

Wie Andersen et al. (1990) darlegten, korreliert eine Reihe von Wirkungen, die über Rezeptoren mit D_1-artiger Pharmakologie vermittelt werden, nicht mit der cAMP-Konzentration. Darüber hinaus lassen sich verschiedene durch D_1-selektive Agonisten vermittelte Wirkungen nicht durch cAMP oder dessen Derivate substituieren. In Verbindung mit Hinweisen auf einen Zusammenhang zwischen D_1-artigen Rezeptoren und der Aktivierung von Phospholipase C in Gewebsschnitten des Corpus striatum von Ratten (Undie u. Friedman 1990) oder in Eizellen des Krallenfrosches (Xenopus), in die mRNA aus dem Corpus striatum von Ratten injiziert worden war (Mahan et al. 1990), deutet dies möglicherweise auf ein weiteres zu klonendes Mitglied dieser Rezeptorsubfamilie.

D_1-Rezeptorantagonismus und Verhaltensprofil

Mit dem seit 1983 verfügbaren D_1-selektiven Liganden SCH-23390 (Hyttel 1983) wurde die Untersuchung dieses Rezeptors in tierexperimentellen Verhaltensmodellen möglich. Überraschenderweise war in den meisten Tiermodellen, von denen man annahm, daß sie antipsychotische Aktivität anzeigen, eine selektive Blockade des D_1-Rezeptors fast nicht von einer selektiven Blockade des D_2-Rezeptors zu unterscheiden. Die D_1-selektive Substanz blockierte ebenso stark wie D_2-selektive Antagonisten (oder gemischte D_1-D_2-Antagonisten) das durch Methylphenidat ausgelöste Nageverhalten, den durch Amphetamin induzierten Bewegungsdrang, Stereotypien (Christensen et al. 1984) und das von Sekundärreizen gesteuerte Verhalten (Nielsen u. Jepsen 1985); sie hemmte konditioniertes Vermeidungsverhalten (Iorio et al. 1983) und führte bei Nagern zur Katalepsie (Christensen et al. 1984). SCH-23390 unterschied sich von klassischen dopaminergen Antagonisten jedoch durch seine relativ gering ausgeprägte Fähigkeit, den Dopaminumsatz und die Impulsrate dopaminerger Neuronen zu beeinflussen (Morelli u. Chiara 1985). Überdies zeigte SCH-23390 eine begrenzte Wirkung auf die Prolaktin-Plasmaspiegel (Apud et al. 1985) und das apomorphininduzierte Erbrechen bei Hunden (Christensen et al. 1985), beides klassische durch D_2-Rezeptoren vermittelte Wirkungen.

Das sehr ähnliche pharmakologische Profil von D_1- und D_2-Rezeptorliganden in antipsychotischen Verhaltensmodellen sowie die fehlende Wirksamkeit in „sekundären" dopaminergen Modellen geben Anlaß für folgende Vermutungen:

Die Blockade von D_1-Rezeptoren ist für die Vermittlung antipsychotischer Effekte u. U. ebenso wichtig wie die Blockade von D_2-Rezeptoren;
Nebenwirkungen, die auf „sekundäre" dopaminerge Effekte zurückgehen, wie z. B. auf erhöhte Prolaktin-Plasmaspiegel, sind bei selektiver D_1-Rezeptorblockade möglicherweise seltener.

Dopaminrezeptorbindung in vivo

In vivo lassen sich Dopaminrezeptoren durch PET- oder SPECT-Scans oder autoradiographisch untersuchen. Diese Verfahren sind jedoch kosten- und/oder zeitintensiv. In den 80er Jahren wurden spezifische Radioliganden hoher Affinität mit geeigneter Bindungskinetik verfügbar, was Bindungsstudien in vivo ermöglichte. Im Vergleich zu PET- und SPECT-Scans erfordert dieses Verfahren nur geringen Aufwand, ist kostengünstig und erlaubt einen relativ hohen Durchsatz (zu methodologischen Details s. Andersen 1988).

D_1- und D_2-Rezeptoren wurden in vivo mit [^{3}H]-SCH-23390 bzw. ^{3}H-Racloprid markiert. Das pharmakologische Profil der markierten Stellen zeigte deutlich die erwarteten Merkmale. Die Bindung von [^{3}H]-SCH-23390 wurde durch SCH-23390 und nichtselektive Liganden wie cis-Flupentixol und (+)-Butaclamol stark gehemmt. Andererseits hemmten Substanzen wie Spiperon und Sulpirid die Bindung nur sehr gering. Dagegen wurde die Bindung von [^{3}H]-Racloprid durch Spiperon und Sulpirid stark, durch SCH-23390 jedoch nicht gehemmt. Von besonderem Interesse war der Befund, daß die atypischen Neuroleptika Clozapin und Fluperlapin hinsichtlich der Hemmung der D_1-Rezeptorbindung eine ziemlich hohe Affinität besitzen, und noch überraschender war die Beobachtung, daß Fluperlapin bei Mäusen D_1-selektiv war (Andersen u. Grønvald 1986; Andersen et al. 1986; Andersen 1988).

Durch Untersuchung einer Serie antipsychotischer Substanzen ließ sich eine Korrelation zwischen der inhibitorischen Potenz für den mit [^{3}H]-Racloprid markierbaren Bindungsort und den durchschnittlichen klinischen Tagesdosen zur Beherrschung antipsychotischer Symptome nachweisen (r = 0,84 ± 0,09; p < 0,05; Andersen 1988). Diese Korrelation deckt sich gut mit früheren In-vitro-Beobachtungen (Creese et al. 1976; Seeman et al. 1976). Zur großen Überraschung war jedoch eine ähnlich enge Korrelation auch zwischen der inhibitorischen Wirkung auf den durch [^{3}H]-SCH- 23390 markierten Bindungsort und der durchschnittlichen klinischen Tagesdosis festzustellen (Abb. 2; s. Andersen 1988).

Insgesamt legten die in vivo gefundenen Ergebnisse der Bindungsstudien eindeutig nahe, daß eine Reihe von Neuroleptika, wie z. B. Clozapin und Fluperlapin, in klinisch relevanter Dosierung auch D_1-Rezeptoren hemmen, was darauf hinweist, daß die antipsychotische Wirkung möglicherweise auch durch Blockade von D_1-Rezeptoren zustande kommt.

Funktionelle Rezeptorblockade

Tiermodelle, die antipsychotische Wirkungen erkennen lassen, basieren im allgemeinen auf der Blockade eines erhöhten dopaminergen Tonus, wie etwa in den klassischen Stereotypiemodellen und den Amphetamin-Kokain-Diskriminationstests. In aller Regel wird solches Verhalten in diesen Modellen sowohl durch D_1- als auch durch D_2-selektive Antagonisten wirkungsvoll gehemmt. Einige dieser Verhaltensweisen sind jedoch auch durch verschiedene andere Neurotransmittersysteme zu beeinflussen (Tabelle 3). So haben manche Autoren das atypische neuroleptische Profil z. B. von Clozapin mit seiner Eigenschaft in Verbindung gebracht, 5-HT$_2$ zu blockieren (Meltzer 1988).

Um näheren Aufschluß über die funktionelle Rezeptorbesetzung und die Beteiligung anderer Neurotransmittersysteme in diesen Verhaltensmodellen zu er-

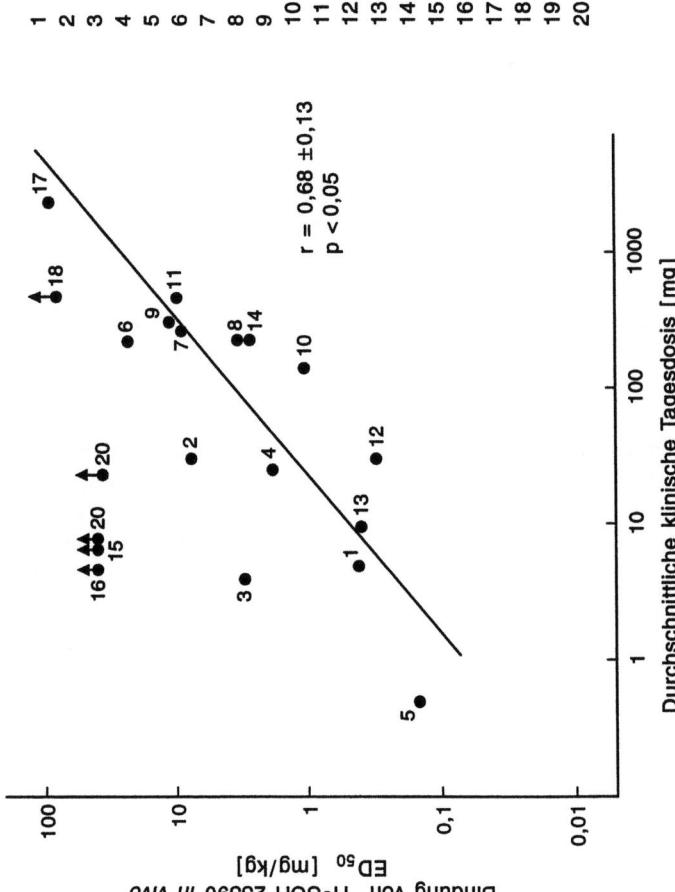

Abb. 2. Korrelation zwischen der In-vivo-Potenz verschiedener Neuroleptika (Andersen 1988 sowie unveröffentlichte Daten) und den durchschnittlichen klinischen Tagesdosen. Die Angaben zu den klinischen Dosen wurden entweder dem Dänischen Arzneimittelkompendium entnommen oder von verschiedenen Arzneimittelherstellern zur Verfügung gestellt

Tabelle 3. Neurotransmitterrezeptoren, die an Tiermodellen zur Prüfung auf antipsychotische Aktivität beteiligt sind

Tiermodell	Spezies	Beteiligte Neurotransmitterrezeptoren
Methylphenidat-induziertes Nagen	Maus	Dopamin-D_1- und D_2-Rezeptoren adrenerge α_1- und α_2-Rezeptoren muskarinerge Rezeptoren?
Amphetamin-indzierte Stereotypien	Ratte	Dopamin-D_1- und D_2-Rezeptoren adrenerge α_1- und α_2-Rezeptoren muskarinerge Rezeptoren?
Konditioniertes Vermeidungsverhalten	Ratte	Dopamin-D_1- und D_2-Rezeptoren D_2-Autorezeptoren Adenosin-α_1- und α_2-Rezeptoren adrenerge α_1-Rezeptoren
Amphetamin-Kokain-Diskrimination	Ratte	Dopamin-D_1- und D_2-Rezeptoren

halten, haben wir eine Reihe von Substanzen mit sehr unterschiedlichen klinischen und rezeptorbezogenen Profilen untersucht (Tabelle 4).

Aus dem In-vivo-Rezeptorprofil dieser Substanzen wurde die Rezeptorbesetzung bei der ED_{50}-Dosierung der antipsychotischen Tiermodelle berechnet (Tabelle 5). Aus diesen Rezeptorbesetzungsdaten lassen sich mehrere Schlußfolgerungen ableiten:

- D_1-Antagonisten hemmen die erwähnten Verhaltensformen im Vergleich zu D_2-Rezeptorantagonisten schon bei geringerer Besetzung,
- hinsichtlich der Wirkung von gemischten D_1/D_2-Antagonisten deuten die Ergebnisse auf einen D_1/D_2-Rezeptorsynergismus,

Tabelle 4. In-vivo-Rezeptorprofile (Mäusehirn). (Daten nach Andersen et al. 1992; Nielsen u. Andersen 1992 und unveröffentlichte Daten)

Substanz	ED_{50} (mg/kg)			
	D_1	D_2	5-HT_2	M
NNC 678	0,35	> 10	> 10	> 30b
SCH-23390	0,017	13,5	1,5	> 30
cis-Flupentixol	0,4	0,24	0,4	> 10
Clozapin[a]	10	7,5	0,7	3
Fluperlapin	1	14,7	2,8	> 10
Haloperidol[a]	72,5	0,06	0,72	> 100
(s)-Sulpirid[b]	> 50	5,3	> 100	> 100

[a] Ki > 100 nM für einen oder mehrere adrenerge Rezeptoren; [b] kein Effekt auf adrenerge Rezeptoren.

Tabelle 5. Rezeptorbesetzung bei ED_{50}-Dosierung (errechnet aus Mittelwerten von Verhaltensstudien) in tierexperimentellen Schizophreniemodellen. (Daten von Nielsen u. Andersen 1992 sowie unveröffentlichte Befunde)

Substanz	Rezeptorbesetzung[a] [%]			
	D_1	D_2	$5\text{-}HT_2$	M
NCC 678	64	< 10	< 10	< 10
SCH-23390	60	< 10	< 10	< 10
cis-Flupentixol	38	20	40	< 10
Clozapin[b]	35	< 10	> 90	60
Fluperlapin[b]	13	48	60	< 10
Haloperidol	< 10	78	28	< 10
(s)-Sulpirid	< 10	87	< 10	< 10

[a] Die Durchschnittswerte für die Verhaltenshemmung sind in Tabelle 4 wiedergegeben.
[b] Nur inhibitorischer Effekt im Amphetamin/Kokain-Diskriminationsmodell.

– zwischen der Blockade von $5\text{-}HT_2$-, adrenergen oder muskarinergen Rezeptoren und der Wirkung in antipsychotischen Tiermodellen besteht keine Korrelation.

Schlußfolgerungen

Bisher wurden 2 D_1-Dopaminrezeptoren mit den Bezeichnungen D_{1a} und D_{1b} geklont. Die Exprimierung in stabilen Zellinien ergab eine stimulatorische Kopplung an Adenylatzyklase und ein deutlich D_1-artiges pharmakologisches Profil beider Rezeptoren. Außer Dopamin sind z. Z. keine Substanzen bekannt, die selektiv auf einen der beiden D_1-Rezeptorsubtypen wirken.

Die Relevanz der D_1-Rezeptoren wurde in vivo durch Markierung der D_{1a}- und D_{1b}-Rezeptoren mit [^{3}H]-SCH-23390 untersucht, entweder durch In-vivo-Bindungsstudien oder durch In-vivo-Bindung in Kombination mit „antipsychotischen" Verhaltensmodellen.

Generell scheint eine Reihe von Neuroleptika über D_1-antagonistische Eigenschaften zu verfügen – eine Korrelation zwischen der Bindungsstärke in vivo und der klinischen Dosis konnte für D_1- wie auch für D_2-Rezeptoren nachgewiesen werden. Darüber hinaus waren D_1-Antagonisten in Antipsychotikamodellen wirksam, nicht hingegen in verschiedenen „sekundären" dopaminergen Modellen.

D_2-Antagonisten erfordern eine Rezeptorbesetzung von 80–90%, um Verhaltenseffekte auszulösen. Diese Zahl entspricht weitgehend den Ergebnissen aus PET-Studien an schizophrenen Patienten (Farde et al. 1988, 1989), was für die Relevanz der verwendeten Verhaltensmodelle spricht. Interessanterweise zeigen D_1-Antagonisten dagegen Verhaltenseffekte bereits bei einer Rezeptorbesetzung von nur 60%. Die Wirkung in Verhaltensmodellen korrelierte nicht mit der Affinität zu Muskarin-, Adrenalin- und $5\text{-}HT_2$-Rezeptoren, was die Bedeutung der

Dopaminrezeptorblockade als Mediator der antipsychotischen Wirkung unterstreicht.

Somit deuten heute, 10–15 Jahre nach der damals noch unklaren Funktion der D_1-Rezeptoren, mehrere Befunde darauf hin, daß es sich bei ihnen um Schlüsselrezeptoren für die Vermittlung der antipsychotischen Wirkung von Neuroleptika handelt.

Diskussion

Gerlach:

Die von Ihnen gemessene Rezeptorbesetzung für Clozapin liegt deutlich niedriger als die am Karolinska-Institut am Menschen ermittelten Werte. Wie läßt sich diese Diskrepanz erklären?

Andersen:

Zunächst einmal zeigen nichtselektive Liganden je nach Spezies oft ein ganz unterschiedliches Rezeptorprofil. Beispielsweise ist Fluperlapin an der Maus für den D_1-Rezeptor etwa 15mal stärker selektiv als für den D_2-Rezeptor, bei der Ratte besteht dagegen keine solche Selektivität. Genau das Gegenteil gilt für Clozapin. Am Striatum der Ratte ist es stark D_1-selektiv, im Nucleus accumbens ist dagegen keine Selektivität festzustellen. Die hier gezeigten Rezeptorbesetzungen sind Durchschnittswerte aus Nucleus accumbens und Corpus striatum der Ratte sowie Ganzhirn der Maus. Das erklärt diese Abweichungen zumindest teilweise.

Gerlach:

Warum sollten, wie Sie sagten, D_1-selektive Liganden eine antipsychotische Sofortwirkung haben?

Andersen:

Das Hauptargument für diese Vermutung ist, daß jede Substanz, die den D_2-Rezeptor beeinflußt, den Dopamin-Turnover erhöht. Bis zum Erreichen des Depolarisationsblocks kann die präsynaptische Zelle quasi nicht ermüden. Die postsynaptische Blockade muß diese erhöhte Dopaminkonzentration überwinden. Für die D_1-Blockade bestünde dagegen nur die übliche Dopaminkonzentration, weswegen ein sofortiger Effekt eintreten müßte.

Casey:

Dabei setzen Sie den Depolarisationsblock als Modell der antipsychotischen Wirksamkeit voraus?

Andersen:

Ja. Meiner Ansicht nach ist er das beste Modell, das wir z. Z. haben.

Gerlach:

Es gibt allerdings auch Einwände gegen dieses Modell.

Casey:

Wenn die Dopamin- bzw. Katecholaminspeicher leer sind, würde ich einen sofortigen antipsychotischen Effekt erwarten.

Andersen:

Wir führen eine Vorbehandlung mit Reserpin durch.

Farde:

Reserpin wirkt nach unserer Erfahrung nicht sonderlich schnell antipsychotisch. Man kann statt dessen Tetrabenazin verwenden, obwohl es komplizierter ist und man mit etwas niedrigeren Dosen beginnen muß. Mit Ihrer Methode sehen Sie eine Mischung aus antagonistischem Effekt und präsynaptischer Transmitterverarmung.

Andersen:

Heißt das, der Depolarisationsblock steht nicht im Zusammenhang mit dem klinisch zu beobachtenden verzögerten Wirkungseintritt?

Farde:

Möglicherweise – jedenfalls bin ich weder davon überzeugt, daß es so ist, noch daß herkömmliche D_2-Antagonisten einen sofortigen antipsychotischen Effekt zeigen, wenn man nur die initiale Dopaminfreisetzung verhindert.

Ereshefsky:

Im D_1-System existieren absteigende funktionelle Verknüpfungen zwischen frontalem Kortex, exzitatorischem Aminosäuresystem und Nucleus accumbens bzw. Corpus striatum. Bei einer D_1-Blockade muß man die daraus folgenden Effekte berücksichtigen. Ich frage mich, wie das Modell des Depolarisationsblocks in funktionelle Studien hineinpaßt, die beispielsweise tonische und Baseline-Freisetzung von Dopamin und Glutamat untersuchen.

Andersen:

Offen gestanden, ich weiß es auch nicht. Wir haben sowohl im Tiermodell als auch bei In-vivo-Bindungsstudien für die ID50 als Funktion der Zeit ähnliche Kurven erhalten. Bei Clozapin ist die ID50 nach 20–30 min auf einem niedrigen

Dopaminrezeptoren und Schizophrenie: Bedeutung der D_1- und D_5-Rezeptoren   61

Plateau angelangt, während man Flupentixol 1 h vor der Messung geben kann und dann für ca. 5 h ein praktisch konstantes Plateau hat. Diese Versuche haben wir vor Berechnung der Rezeptorbesetzung mit allen Substanzen durchgeführt.

Brodie:

Die Frage ist, wie sich der Soforteffekt bei dieser Versuchsanordnung im Vergleich zur Adaptation an die Blockade verhält. Man erhält zwar ein pharmakologisches Sofortprofil, wahrscheinlich spielen aber auch kompensatorische Mechanismen eine große Rolle. Diese könnten je nach Substanz erheblich schwanken, was aber in dem von Ihnen verwendeten Modell nicht zu erkennen wäre.

Andersen:

Der Einwand ist sicher absolut berechtigt. In der Tat sind wir diesem Punkt lange Zeit nachgegangen, haben ihn dann aber wieder verlassen, weil es uns nicht gelang, gut reproduzierbare Änderungen der Zahl oder Affinität der D_1-Rezeptoren zu bewirken. Die D_2-Rezeptoren scheinen dagegen nach einer Blockade immer zuzunehmen. Es geschieht also offenbar etwas, aber wir wissen z. Z. einfach noch nicht genug über die zugrundeliegenden Mechanismen.

Casey:

Halten Sie es für möglich, daß der kompensatorische Mechanismus der eigentliche antipsychotische Mechanismus ist, daß man also durch Wegnahme dieser Kompensation letztlich an antipsychotischer Wirksamkeit einbüßt?

Andersen:

Ein interessanter Gedanke. Korrelieren denn die Fähigkeiten zur Induktion solcher Kompensationen miteinander, wenn die D_2-Rezeptoren zunehmen? Wir wissen ja im Grunde nicht einmal, ob das überhaupt ein brauchbares Indiz dafür ist.

Casey:

Die Korrelation ist im allgemeinen sehr deutlich, nur bei Clozapin nicht. Die kompensatorische Reaktion verläuft fast parallel zur Reaktion auf die initiale Blockade, solange man nur durchschnittliche klinische Dosen und Bindungsraten betrachtet. Diese Größen korrelieren anscheinend mit der kompensatorischen Antwort. Aber Clozapin paßt da nicht hinein.

Zusammenfassende Diskussion zum Teil „Neue Dopamin-Rezeptoren"

Tamminga:

Herr Niznik, wie sicher können Sie ausschließen, daß die im Hirn schizophrener Patienten nachzuweisenden Änderungen der D_4-Rezeptoren nicht durch Neuroleptika hervorgerufen werden? Der Vergleich mit der Alzheimer-Krankheit reicht sicher nicht aus, denn Alzheimer-Patienten erhalten Neuroleptika nur sehr kurzfristig und in sehr geringer Dosierung.

Im Zusammenhang damit eine zweite Frage: Könnte die Dissoziation zwischen D_1- und D_2-Rezeptoren bei Schizophrenen nicht ebenfalls ein Sekundäreffekt der chronischen Neuroleptikatherapie sein?

Niznik:

An der Untersuchung der D_4-Rezeptoren bei Schizophrenen war ich nicht selbst beteiligt. Bisher ist keineswegs bewiesen, daß die Zahl der D_4-Rezeptoren bei Schizophrenie wirklich zunimmt. Die von Seeman et al. veröffentlichten Daten zeigen lediglich unterschiedliche Bindungsraten für Racloprid und die markierte Yamanuchi-Substanz. Nach unseren Befunden interagiert Racloprid nicht mit geklonten D_4-Rezeptoren und zeigt nur eine sehr geringe Affinität für diesen Rezeptortyp, wogegen die Yamanuchi-Substanz alle D_2-ähnlichen Rezeptoren mit gleicher Affinität zu erkennen scheint.

Aufgrund dieser Differenz hat man angenommen, daß die im Vergleich zur Yamanuchi-Substanz geringere Dichte von Racloprid im schizophrenen Gehirn auf eine D_4-Induktion zurückzuführen ist. Ob die neuroleptikainduziert ist oder eine andere Ursache hat, ist noch offen. Die meisten dieser Schizophrenen hatten Neuroleptika erhalten, einige nicht. Zwischen den Patienten bestand aber kein besonderer Unterschied im Effekt auf die D_4-Rezeptoren.

Diese Untersuchung ist daher die erste, in der alle untersuchten schizophrenen Gehirne eine erhöhte Dichte eines D_2-ähnlichen Rezeptors zeigen. Dieser Befund unterscheidet sich von allen Untersuchungen, in denen tritiummarkiertes Spiperon verwendet wurde, und die z. T. eine normale D_2-Dichte und z. T. biphasische Daten ergaben.

Bei der Yamanuchi-Substanz scheint das anders zu sein, und Racloprid erkennt diese zusätzlichen Bindungsstellen der Yamanuchi-Substanz anscheinend nicht. Ob dies ein reines D_4-bezogenes Phänomen ist, läßt sich noch nicht sagen. Ich glaube, der einzige Weg zur Lösung dieser Frage führt über einen sehr, sehr selektiven Liganden oder einen subtypspezifischen Antikörper, um auf molekularer Ebene feststellen zu können, was wo exprimiert wird.

Ein größeres Problem bei der Untersuchung der Yamanuchi-Substanz ist, daß Benzamide fast die Hälfte der von Spiperon erkannten D_2-ähnlichen Rezeptoren erkennen. Ich glaube, das ist eine Frage der Liganden, Benzamide versus klassische Neuroleptika. Wir verfügen jetzt über Antikörper gegen D_1- und D_2-Rezep-

Dopaminrezeptoren und Schizophrenie: Bedeutung der D_1- und D_5-Rezeptoren

toren und versuchen mit ihrer Hilfe herauszufinden, wo tatsächlich eine Erhöhung eintritt.

Zur zweiten Frage: Wir sind nicht sicher, ob die Dissoziation zwischen D_1- und D_2-Rezeptoren ein neuroleptikainduzierter Effekt ist. Wir haben einige vorläufige tierexperimentelle Daten, wonach zumindest bei Ratten die D_4-mRNA durch Haloperidolbehandlung nicht wesentlich zunimmt, die D_2-mRNA allerdings auch nicht. Wir wissen derzeit einfach nicht, ob die gesteigerten Bindungsmuster wirklich auf einer erhöhten Dichte von exprimiertem Rezeptorprotein beruhen. Bevor die Daten der Antikörperstudien vorliegen, läßt sich dazu nichts Konkretes sagen.

Gerlach:

Früher vertrat man die Ansicht, daß Clozapin eine besondere Affinität zum D_4-Rezeptor besitzt. Ich bin nicht sicher, ob diese Annahme wirklich zutrifft. Wie ist die Meinung zu diesem Punkt heute?

Niznik:

Clozapin zeigt zu D_4-Rezeptoren zweifellos eine höhere Affinität. Das gilt auch im Hinblick auf die These, daß der neuroleptische Effekt mit einer D_2-Rezeptorblockade korreliert. Unter den verfügbaren Neuroleptika ist Clozapin in dieser Hinsicht eine Ausnahme. Diese Ausnahmestellung ist jedoch sozusagen untergraben worden durch die Annahme, daß der Effekt über D_4-Rezeptoren vermittelt wird. Im Gegensatz dazu erkennt Haloperidol alle Rezeptoren. Unter der Annahme, daß D_4-mRNA nur in einer sehr kleinen Untermenge von Neuronen vorkommt, ist zu vermuten, daß darin ein Grund für das atypische Verhalten von Clozapin liegt. Wahrscheinlich ist auch die Lokalisation des D_4-Rezeptors hierfür von Bedeutung. Könnte man bei einem Tier sämtliche D_4-Rezeptoren durch D_2-Rezeptoren ersetzen, so hätte Clozapin bei diesem Tier vermutlich die gleiche Wirkung wie andere Neuroleptika auch.

Andersen:

Möglicherweise ist nicht die absolute Quantität der D_4-Affinität entscheidend, sondern das Verhältnis der Selektivitäten. Wenn Clozapin für den D_4-Rezeptor wirklich 2- bis 4mal selektiver ist als für den D_2-Rezeptor, reicht dann diese Differenz für eine klinische Nutzung?

Niznik:

Die Differenz ist zunächst einmal groß genug, um eine solche Korrelation überhaupt feststellen zu können. Bei Schizophrenen ist sie zudem deutlich höher, sie beträgt dort etwa Faktor 10. Die schwache Korrelation der antipsychotischen Wirkung von Clozapin zur Bindung an D_2-Rezeptoren läßt sich mit Identifizierung der D_4-Rezeptoren erklären. Wir brauchen meiner Meinung nach die D_2-Hypothese nicht dahingehend zu ändern, daß sie auch D_4-Rezeptoren einschließt, weil nämlich die meisten anderen Neuroleptika, wenn sie mit D_4 interagieren, davor wahrscheinlich schon mit D_2 reagiert haben.

Ich nehme daher an, daß die Korrelation zwischen antipsychotischem Effekt und Dopaminrezeptorbindung bei den meisten Antipsychotika nach wie vor über das D_2-Rezeptorsystem zustande kommt. Lediglich einige atypische Substanzen mit möglicherweise mehreren Wirkungsmechanismen, etwa durch Interaktion mit D_3- oder D_4-Rezeptoren, könnten auch über diese Systeme zum antipsychotischen Effekt beitragen. Nach wie vor halte ich aber das D_2-Rezeptorensystem in dieser Hinsicht für das wichtigste. Betrachtet man nur die Selektivität, dann habe ich keine überzeugende Erklärung für die Wirksamkeit von Clozapin. Ich glaube, am ehesten ist es die Kombination aller Rezeptoreneffekte dieser Substanz, die für die atypische Wirkung entscheidend ist. Ich bin nicht sicher, ob ein reiner D_4-selektiver Ligand die gleichen Effekte zeigen würde wie Clozapin.

Casey:

Um noch einmal auf das Verhältnis der D_1- und D_2-Rezeptorbesetzung für den antipsychotischen Effekt zurückzukommen: Warum überwiegt bei Flupentixol bei der Up-Regulation offenbar das D_2-System? Ist Flupentixol vielleicht stärker D_2- als D_1-antagonistisch wirksam, so daß sein Einfluß auf die Up-Regulation des D_1-Systems zu gering ist? Flupentixol verhält sich ja in dieser Hinsicht wie ein D_2-Rezeptorantagonist.

Clozapin wiederum paßt nicht in diese Hypothese, denn es sieht so aus, als könne es die D_2-Up-Regulation verhindern oder kontrollieren. Vielleicht ist es dafür aber auch einfach nicht wirksam genug. Gibt es Hinweise darauf, daß das Verhältnis von D_1- zu D_2-Rezeptorbindung kritisch ist? Gibt es Untersuchungen, in denen versucht wurde, die Up-Regulation durch unterschiedliche Kombinationen bzw. Verhältnisse von D_1- und D_2-Rezeptorbindung zu beeinflussen?

Andersen:

Wir haben einiges in dieser Richtung untersucht, konnten jedoch niemals eine Up-Regulation des D_1-Rezeptors nachweisen, auch nicht nach zweiwöchiger Dauerinfusion des D_1-Antagonisten. Es gibt zwar entsprechende Berichte von anderen Gruppen, die konnten wir allerdings nicht reproduzieren. Das D_1-System unterliegt anscheinend einer völlig anderen Regulation als das D_2-System, für das wir immer eine Up-Regulation sehen.

Casey:

Man sollte Flupentixol in unterschiedlichen Verhältnissen mit einem D_1-Antagonisten mischen, um herauszufinden, ob sich die D_2-Up-Regulation verhindern läßt. Sind Ihnen solche Untersuchungen bekannt?

Andersen:

Nein.

Dopaminrezeptoren und Schizophrenie: Bedeutung der D_1- und D_5-Rezeptoren 65

Farde:

In Untersuchungen der D_1-Up-Regulation wurde meist die Schering-Substanz 23390 in hoher Dosierung verwendet. Wir wissen aber, daß diese Substanz beim Tier ebenso wie beim Menschen sehr rasch metabolisiert wird. Könnte es sein, daß sie keine ausreichend hohe und lange Rezeptorbesetzung besitzt, um eine Up-Regulation bewirken zu können?

Andersen:

Wir haben die Rezeptorbesetzung nach 2wöchiger Dauerinfusion von SCH-23390 mit 55–70% bestimmt. Diese Messungen wurden 3mal durchgeführt. Zwischen den beiden ersten Messungen bestand kein Unterschied, lediglich beim dritten Mal zeigte sich ein geringfügiger Anstieg. Insgesamt haben wir also keinen wesentlichen Unterschied finden können. Wir bezweifeln allerdings die Relevanz dieser Befunde, da die Substanz im Tiermodell wirksam ist und die Rezeptorbesetzung bei 60% liegt.

Farde:

Der D_{1b}-Rezeptor besitzt eine hohe Affinität für endogenes Dopamin. Das könnte aber bedeuten, daß bei gleicher zerebraler Dopaminkonzentration die physiologische Besetzung des D_{1b}-Rezeptors viel höher ist als die des D_{1a}-Rezeptors. Sollte das tatsächlich der Fall sein, dann könnten aber umgekehrt Antagonisten mit D_{1b}-vermittelten Effekten schon in niedrigeren Konzentrationen, also früher interferieren als mit D_{1a}-vermittelten Effekten. Gibt es irgendwelche Anhaltspunkte für diese Vermutung?

Andersen:

Die Antwort ist wahrscheinlich nein. Ich hoffe, der D_5-selektive Antikörper, den Dr. Niznik mit seiner Gruppe entwickelt, kann uns näheren Aufschluß darüber geben, wo genau der D_5-Rezeptor in cholinergen Nerven lokalisiert ist, die in den Kortex projizieren.

Niznik:

Leider bin ich nicht so sicher, ob es tatsächlich eine funktionelle Differenz zwischen zerebralen D_1- und D_5-Rezeptoren gibt. Der hochaffine Zustand von D_1- und D_5-Rezeptoren für Dopamin in 2 stabilen Zellinien unterscheidet sich praktisch nicht, und auch im niedrigaffinen Zustand gibt es nur sehr geringe Unterschiede. Das ist das Problem. Wenn beide das gleiche bewirken, warum gibt es sie dann? Irgendetwas stimmt also nicht, wir übersehen offenbar etwas. Wir wissen, daß die Rezeptoren inhärent differenzieren können, aber wir haben noch keine Idee, warum sie diese Differenzierungsfähigkeit nach ihrer stabilen Expression verlieren. Die Antikörper stehen jedenfalls zur Verfügung.

Ich glaube, es gibt einige Hinweise darauf, daß das D_5-System für das visuelle Gedächtnis und die kortikalen Funktionen von Bedeutung sein könnte. Aber darüber hinaus bin ich nicht sicher, ob es in vivo wirklich einen Unterschied gibt. Haben Sie in Ihren PET-Studien irgendwelche Hirnregionen gefunden, in denen gebundene Schering-Substanz leichter durch endogene Agonisten verdrängt werden kann? Gibt es irgendwelche Hinweise darauf, daß bestimmte Hirnregionen in PET-Experimenten durch SCH-23390 unterschiedlich gelabelt werden?

Farde:

Diesen Punkt haben wir nicht untersucht. Natürlich haben wir unterschiedliche Hirnregionen analysiert. Dabei konnten wir zwar eine unterschiedliche Rezeptordichte feststellen, die Affinität scheint jedoch in allen Hirnregionen sehr ähnlich zu sein.

Gerlach:

Welche Chancen sehen Sie für die Gentherapie der Schizophrenie? Wie beurteilen Sie die Möglichkeit, statt den Umweg über die Rezeptoren zu nehmen, direkt auf die entsprechenden Gene einzuwirken?

Andersen:

Ich glaube nicht, daß eine Gentherapie der Schizophrenie in absehbarer Zeit möglich sein wird.

Niznik:

Ich neige dazu, dem zuzustimmen. Es gibt einfach zu viele Kombinationen. Wir kennen 5 Gene für Dopamin, 20 verschiedene G-α-Untereinheiten, 20 verschiedene β- und γ-Untereinheiten, 7 verschiedene Zyklaseproteine. Welche dieser unterschiedlichen molekularen Formen mit den spezifischen Dopaminrezeptoren in einem bestimmten Neuron genau interagieren, wird uns voraussichtlich ziemlich lange beschäftigen.

Sokoloff:

Um auf die Up- und Down-Regulation der Rezeptoren zurückzukommen: Ich glaube, es ist nicht nur eine Frage der intrinsischen Eigenschaften der Rezeptoren, sondern berührt vor allem ihre Funktion in der Zelle. Betrachten wir bespielsweise Neuronen, die durch Dopamin gehemmt werden, wie etwa neurotensinerge oder enkephalinerge Neuronen. Solche Neuronen werden wahrscheinlich D_2-Rezeptoren tragen, denn wenn man sie blockiert, nimmt die Transkription von Neurotensin- und Enkephalingenen zu. Durch eine Blockade im Rahmen einer chronischen Behandlung werden solche Zellen als Reaktion auf die Blockade aktiviert, was die zu beobachtende D_2-Up-Regulation erklärt.

Dagegen werden Zellen, die D_1-Rezeptoren tragen, durch Dopamin vermutlich aktiviert, und zwar durch die Wirkung indirekter Agonisten, wie z. B. erhöhten Konzentrationen von Neurotensin. Diese Aktivierung läßt sich durch D_1-selektive Substanzen blockieren. Das gleiche Phänomen ist auch bei D_3-Rezeptoren zu beobachten, die das Neuron blockieren. Bei einer Blockade von D_1- oder D_3-Rezeptoren besteht also kein Grund für eine Aktivierung der Zelle oder der Transkription des Rezeptors. Das könnte die fehlende Up-Regulation der D_1- und D_3-Rezeptoren erklären.

Ereshefsky:

Bei einigen Zellen besteht eine funktionelle Interaktion zwischen D_1- und D_2-Rezeptoren, die beide auf dem gleichen Neuron lokalisiert sind. Bei anderen wiederum sind D_1- und D_2-Rezeptoren unabhängig voneinander, d.h., wenn Sie mit diesen Zellinien arbeiten, können Sie beide Rezeptorentypen zusammen oder auch einzeln exprimieren. Wie aber fügt sich das in Hypothesen zur Ursache der Schizophrenie ein?

Niznik:

Wir versuchen, beide Genprodukte in einer Zelle zu koexprimieren. Unsere gesamte Arbeitshypothese basiert auf der Tatsache, daß im Hirn Zellen vorhanden sein müssen, die beide Gene exprimieren können, andernfalls funktioniert diese Kopplung nicht. Ich glaube, es gibt inzwischen genügend Anhaltspunkte dafür – wenn auch der letzte Beweis noch aussteht – daß es eine kleine Population von Neuronen gibt, maximal 20–30% vielleicht, die in der Tat entweder D_2- und D_5- oder D_2- und D_1-Rezeptoren im Hirn koexprimieren. Nachdem wir D_1- und D_2-Antikörper hatten, haben wir entsprechende Versuche durchgeführt. Es sieht so aus, als könne ein und dieselbe Zelle beide Proteine exprimieren, aber die Befunde sind für eine Veröffentlichung noch nicht genügend abgesichert.

Hinsichtlich der Frage, warum diese Interaktion bei Schizophrenie nicht mehr besteht, ist eine von mehreren möglichen Alternativen, daß einige dieser Zellen absterben oder in ihrer Entwicklung nicht richtig angelegt wurden. D_1- und D_2-Rezeptoren können auf der gleichen Zelle koexistieren. In den künstlichen Expressionssystemen, die wir verwenden, sterben die Zellen nicht, auch wenn D_2-lang und D_1 nicht koexistieren können. Bei den Neuronen, die unabhängig reguliert werden, spielen transsynaptische Vorgänge eine Rolle. Ich glaube, der im Hinblick auf die Schizophrenie entscheidende Mechanismus ist unizellulär, spielt sich auf der gleichen Zelle ab. Um welche Rezeptorentypen es sich dabei handelt, steht noch nicht fest. Theoretisch könnten sie alle miteinander interagieren.

Literatur

Andersen PH (1988) Comparison of the pharmacological characteristics of [^{3}H]raclopride and [^{3}H]-SCH-23390 binding to dopamine receptors in vivo in mouse brain. Eur J Pharmacol 146:113–120

Andersen PH, Braestrup C (1986) Evidence for different states of the dopamine D_1 receptor: clozapine and fluperlapine may preferentially label an adenylate cyclase coupled state of the D_1 receptor. J Neurochem 47:1822

Andersen PH, Grønvald FC (1986) Specific binding of [³H]-SCH-23390 to dopamine D_1 receptors in vivo. Life Sci 38:1507–1515 (Published erratum appears in Life Sci 19:1117)

Andersen PH, Grønvald FC, Aas Jansen J (1985) A comparison between dopamine stimulated adenylate cyclase and [³H]-SCH-23390 binding in rat striatum. Life Sci 37:191

Andersen PH, Nielsen EB, Grønvald FC, Braestrup C (1986) Some atypical neuroleptics inhibit [³H]-SCH-23390 binding in vivo. Eur J Pharmacol 120:143–144

Andersen PH, Gingrich JA, Bates MD, Dearry A, Falardeau P, Senogles SE, Caron MG (1990) Dopamine receptor subtypes: beyond the D_1/D_2 classification. TIPS 11:231

Andersen PH, Grønvald FC, Hohlweg R, Hansen LB, Guddal E, Braestrup C, Nielsen EB (1992) NNC-112, NNC-687 and NNC-756, new selective and highly potent dopamine D_1 receptor antagonists. Eur J Pharmacol 21:45–52

Apud JA, Masotto C, Ongini E, Racagni G (1985) Interaction of SCH-23390, a D_1 selective antagonist with the anterior pituitary D2 receptors and prolactin secretin in the rat. Eur J Pharmacol 112:187–193

Bouvier C, Salon JA, Johnson RA, Civelli O (1993) Dopaminergic activity measured in D_1- and D_2-transfected fibroblasts by silicon-microphysiometry. J Recept Res 13:559–571

Boyson SJ, McGonigle DLP, Molinoff PB (1986) Quantitative autoradiographic localization of the D_1 and D_2 subtypes of dopamime receptors in rat brain. J Neurosci 6:3177–3188

Carlsson A (1978) Does dopamine have a role in schizophrenia? Biol Psychiatry 13:3–21

Christensen AV, Arnt J, Hyttel J, Larsen JJ, Svendsen O (1984) Pharmacological effect of a specific dopamine D_1 antagonist SCH-23390 in comparison with neuroleptics. Life Sci 34:1529–1540

Civelli O, Bunzow JR, Grandy DK (1993) Molecular diversity of the dopamine receptors. Annu Rev Pharmacol Toxicol 32:281–307

Creese I, Burt DR, Snyder SH (1976) Dopamine receptor binding predicts clinical and pharmacological potencies of antischizophrenic drugs. Science 192:481–483

Dawson TM, Gehlert DR, McCabe RT, Barnett A, Wamsley JK (1986) D-1 dopamine receptors in the rat brain: a quantitative autoradiographic analysis. J Neurosci 6:2352–2365

Dearry A, Gingrich JA, Falardeau P, Fremeau RT, Bates MD, Caron MG (1990) Molecular cloning and expression of the gene for a human D_1 dopamine receptor. Nature 347:72

Delay J, Deniker P, Harl J-M (1952) Traitement des etats d'excitation et d'agitation par une méthode médicamenteuse dérivée de l'hiberno-thérapie. Ann Med Psychol (Paris) 110:267–273

Farde L, Wiesel F-A, Hall H, Halldin C, Sedvall G (1988) Central D_2-dopamine receptor occupancy in schizophenic patients treated with antipsychotic drugs. Arch Gen Psychiatry 145:71

Farde L, Wiesel F-A, Nordström A-L, Sedvall G (1989) D_1- and D_2-dopamine receptor occupancy during treatment with conventional and atypcial neuroleptics. Psychopharmacology 99:28

Fremeau RJ jr, Duncan GE, Fornaretto M-G et al. (1991) Localization of D_1 dopamine receptor mRNA in brain support: a role in cognitive, affective and neuroendocrine aspects of dopaminergic transmission. Proc Natl Acad Sci USA 88:3772–3776

Grandy DK, Zhang Y, Bouvier C et al. (1991) Multiple human D_5 dopamine receptor genes: a functional receptor and two pseudo genes. Proc Natl Acad Sci USA 88:9175

Hyttel J (1978) Effects of neuroleptics on [³H]-Haloperidol binding and [³H]-flupenticol binding and on adenylate cyclase in vitro. Life Sci 23:551–556

Hyttel J (1983) SCH-23390 – The first selective D_1 antagonist. Eur J Pharmacol 91:153–154

Iorio LC, Barnett A, Leits FH, Houser VP, Korduba CA (1983) SCH-23390, a potential benzazepine antipsychotic with unique interactions on dopaminergic systems. J Pharmacol Exp Ther 226:462–268

Kebabian JW, Calne DB (1979) Multiple receptors for dopamine. Nature 277:93

Mahan LC, Burch RM, Monsma FJ, Sibley DR (1990) Expression of strital D_1 dopamine receptors coupled to inositol phosphate production and calcium mobilization in Xenopus oocytes. Proc Natl Acad Sci USA 87:2196

Meador-Woodruff JH, Mansour A, Grandy DK, Damask SP, Civelli O, Watson SJ jr (1992) Distribution of D_5 dopamine receptor mRNA in rat brain. Neurosci Lett 145:209–212

Meltzer HY (1988) New insights into schizophrenia through atypcial antipsychotic drugs. Neurophsychopharmacology 1:193–196

Morelli M, Di Chiara G (1985) Catalepsy induced by SCH-23390 in rats. Eur J Pharmacol 117:179

Nielsen EB, Andersen PH (1992) Dopamine receptor occupancy in vivo: behavioral correlates using NNC-112, NNC-687 and NNC-756, new selective dopamine D_1 receptor antagonists. Eur J Pharmacol 219:35–44

Nielsen EB, Jepsen SA (1985) Antagonism of the amphetamine cue by both classical and atypical antipsychotic drugs. Eur J Pharmacol 111:167

O'Dowd BF (1993) Structures of dopamine receptors. J Neurochem 60:804–816

Pedersen UB, Norby B, Jensen AA et al. (1995) Characteristics of stably expressed human D_1a and D_1b receptors: atypical behavior of the D_1b receptor. Eur J Pharmacol (in press)

Seeman P, Lee T, Chan-Wong M, Wong K (1976) Antipsychotic drug doses and neuroleptic/dopamine receptors. Nature 261:717–719

Sunahara, RK, Niznik HB, Weiner DM et al. (1990a) Human dopamine D_1 receptor encoded by an intronless gene on chromosome 5. Nature 347:80

Sunahara RK, Guan H-C, O'Dowd BF et al. (1990b) Cloning of a gene for a human dopamine D_5 receptor with higher affinity for dopamine than D_1. Nature 350:614

Tiberi M, Jarvie KR, Silvia C et al. (1991) Cloning, molecular characterization and chromosomal assignment of a gene encoding a second D_1 dopamine receptor subtype: differential expression pattern in rat brain compared with the D_1a receptor. Proc Natl Acad Sci USA 88:7491

Undie AS, Friedman E (1990) Stimulation of a D_1 receptor enhances inositol phosphates formation in rat brain. J Pharmacol Exp Ther 253:987

Weiner DM, Levey AI, Sunahara RK, Niznik HB, O'Dowd BF, Seeman P, Brann MR (1991) D_1 and D_2 dopamine receptor mRNA in rat brain. Proc Natl Acad Sci USA 88:1859

Weinshank RL, Adham N, Macchi M, Olsen MA, Branchek TA, Hartig PR (1991) Molecular cloning and characterization of a high affinity dopamine receptor ($D_1\beta$) and its pseudogene. J Biol Chem 266:22427

Zhou Q-Y, Grandy DK, Thambi L et al. (1990) Cloning and expression of human and rat D_1 dopamine receptors. Nature 347:76

PET-Studien zur Dopaminrezeptorbindung bei neuroleptisch behandelten Patienten

L. Farde

Einleitung

Die antipsychotische Wirkung von Neuroleptika ist gut belegt. Die weithin anerkannte Hypothese zur Wirkungsweise von Antipsychotika besagt, daß der Effekt der Neuroleptika in Beziehung steht zu ihrer Fähigkeit, den Neurotransmitter Dopamin zu antagonisieren (Carlsson u. Lindqvist 1963; van Rossum 1966). Die Entwicklung von Radioligandenbindungstechniken und die Verfügbarkeit ^{3}H-markierter Neuroleptika ermöglichte die Untersuchung der Bindungsstellen für Neuroleptika in Hirnhomogenaten und Hirnschnitten. Erhärtet wurde die Dopaminhypothese durch den Nachweis einer linearen Korrelation zwischen der an Tierhirnen in vitro ermittelten Affinität einer Substanz für den D_2-Subtyp des Dopaminrezeptors und ihrer klinischen antipsychotischen Wirksamkeit beim Menschen (Creese et al. 1976; Seeman et al. 1976).

Die Entwicklung der Positronenemissionstomographie (PET) gestattete es, die Rezeptorbindung am lebenden menschlichen Gehirn mittels radioaktiv markierter Liganden zu untersuchen (Wagner et al. 1983; Sedvall et al. 1986). Eines der ersten Ziele des Einsatzes der PET bestand darin, die Dopaminhypothese der Wirkung von Antipsychotika zu untersuchen. Zu diesem Zweck mußten geeignete Radioliganden entwickelt werden. Zwar werden jedes Jahr Tausende von Substanzen synthetisiert, die an Rezeptoren binden können, doch sind nur sehr wenige davon als Radioliganden für PET-Studien geeignet (Sedvall et al. 1986). Ein Radioligand sollte

– eine hohe Selektivität und Affinität für die interessierende Rezeptorpopulation,
– eine relativ niedrige unspezifische Bindung, und
– die Fähigkeit, die Blut-Hirn-Schranke rasch zu überschreiten, aufweisen.

Zur Erforschung der Dopaminrezeptorsubtypen mittels PET wurden verschiedene derartige Liganden entwickelt. Ein nicht markiertes Antipsychotikum läßt sich durch die Bestimmung seiner Interferenz mit der Rezeptorbindung eines wohldefinierten Radioliganden untersuchen. Auf diese Weise läßt sich die Dopaminrezeptorbesetzung für jedes beliebige Neuroleptikum bei Patienten in vivo messen.

PET-Technik

PET-Kamerasysteme bestehen aus in mehreren Ringen angeordneten Detektoren. Nach der intravenösen Injektion eines Radioliganden, der mit einem positronenemittierenden Isotop markiert ist, mißt das System die Aufnahme der Radioaktivität durch das Gewebe als Funktion der Zeit. Aus den Daten rekonstruierte Bilder zeigen die Verteilung der Radioaktivität in horizontalen Hirnschnitten. Die z. Z. auf dem Markt befindlichen PET-Systeme haben eine Schichtdickenauflösung von etwa 4 mm (volle halbmaximale Spannweite).

Die am häufigsten verwendeten Isotope zur Untersuchung der Rezeptorbindung sind ^{11}C(Halbwertszeit 20 min), ^{18}F(Halbwertszeit 110 min) und ^{76}Br(Halbwertszeit 16,2 h). Eine PET-Untersuchung mit ^{11}C-markierten Liganden dauert gewöhnlich bis zu 90 min, während sich Experimente mit ^{18}F und ^{76}Br über einige Stunden erstrecken können. Um Lageveränderungen des Kopfes während einer PET-Untersuchung auszuschließen, wird ein Fixateur verwendet. Einige PET-Arbeitsgruppen führen vor dem PET-Experiment zunächst eine CT-Untersuchung mit diesem Fixateur durch, um die Hirnposition zu standardisieren und zu optimieren.

Radioliganden zur Untersuchung von Dopaminrezeptoren

Der erste zur Darstellung der Rezeptorbindung im menschlichen Gehirn verwendete Radioligand war [^{11}C]-N-Methylspiperon (Wagner et al. 1983). Neben einer hohen Affinität für D_2-Rezeptoren besitzt dieser Ligand auch eine hohe Affinität zu 5-HT$_2$-Rezeptoren. Auch nicht methyliertes Spiperon und einige seiner Derivate wurden für PET-Studien mit ^{11}C, ^{18}F oder ^{76}Br markiert. Die aus PET-Experimenten erhaltenen Kurven der regionalen Radioaktivität müssen in quantitativen Modellen interpretiert werden. Für [^{11}C]-N-Methylspiperon und verwandte Liganden hat eine Kinetikanalyse unter Verwendung eines Dreikompartimentmodells wertvolle Informationen geliefert (Wong et al. 1986a).

Raclopid ist ein selektiver D_2-Rezeptorantagonist mit einer vernachlässigbaren Affinität für andere zentrale Rezeptoren (Köhler et al. 1985). ^{11}C-markiertes Raclopid wurde zur Entwicklung eines Sättigungsverfahrens zur quantitativen Bestimmung der D_2-Rezeptordichte (B_{max}) und der Affinität (Kd) im Nucleus caudatus bzw. im Putamen des lebenden menschlichen Gehirns verwendet (Farde et al. 1986). Das Sättigungsverfahren basiert darauf, daß während der Dauer eines PET-Experiments die Bindung von [^{11}C]-Raclopid an D_2-Rezeptoren ein Gleichgewicht erreicht.

Der erste selektive D_1-Rezeptorantagonist war SCH-23390 (Hyttel 1983). PET-Studien mit [^{11}C]-SCH-23390 ermöglichten die quantitative Darstellung von D_1-Rezeptoren im menschlichen Gehirn (Farde et al. 1987; Farde 1992). Für D_3-,

D_4- und D_5-Rezeptoren wurden bisher noch keine geeigneten selektiven Radioliganden entwickelt.

Dopaminrezeptorbesetzung

Die pharmakoninduzierte Rezeptorbesetzung ist definiert als der Anteil einer Rezeptorpopulation, an den ein Pharmakon zu einem gegebenen Zeitpunkt bindet. Das allgemeine Verfahren zur Berechnung der neuroleptikainduzierten Dopaminrezeptorbesetzung besteht in der Messung oder Schätzung der Radioaktivitätsaufnahme durch den Nucleus caudatus und das Putamen, wenn der Patient nicht mit Neuroleptika behandelt wird. Durch Vergleich mit der Aufnahme des Radioliganden während der neuroleptischen Behandlung läßt sich die Rezeptorbesetzung als prozentuale Verminderung der spezifischen Bindung berechnen (Farde et al. 1986, 1992a).

Klassische Neuroleptika

Verschiedene Arbeitsgruppen haben die Rezeptorbesetzung durch radioaktiv markierte Liganden im Nucleus caudatus und dem Putamen während der Behandlung mit klinisch gebräuchlichen Dosen von Antipsychotika bestimmt (Farde et al. 1986; Cambon et al. 1987; Farde et al. 1988; Smith et al. 1988). Unter Verwendung von [^{11}C]-Raclopid wurde die Besetzung der D_2-Rezeptoren bei schizophrenen Patienten während einer Behandlung mit herkömmlichen Dosen von 11 chemisch verschiedenen klassischen Neuroleptika ermittelt (Farde et al. 1988). Diese Substanzen repräsentierten alle wesentlichen chemischen Klassen heute verwendeter Antipsychotika. Bei allen Patienten fand sich im Vergleich zu den Werten von nicht neuroleptisch behandelten Schizophrenen eine ausgeprägte Verminderung der Radioaktivität in den Basalganglien. Tabelle 1 zeigt die Werte der D_2-Rezeptorbesetzung für eine größere Zahl neuroleptisch behandelter Patienten. Bei allen klassischen Neuroleptika lag die Rezeptorbesetzung zwischen 70 und 85%. Der Befund, daß klinisch übliche Dosen aller 11 chemisch verschiedenen Gruppen klassischer Antipsychotika eine ausgeprägte Besetzung der zentralen D_2-Rezeptoren bewirken, stützt am lebenden Patienten nachhaltig die Hypothese, daß der Wirkungsmechanismus klassischer Antipsychotika tatsächlich mit einer erheblichen Blockade von D_2-Rezeptoren in Beziehung steht.

Über eine hohe D_2-Besetzung unter Antipsychotikabehandlung wurde auch in verschiedenen anderen Studien berichtet. Beispielsweise untersuchte die PET-Arbeitsgruppe in Orsay die Besetzung der D_2-Rezeptoren bei 10 psychiatrischen Patienten, die mit 5 klassischen Neuroleptika behandelt worden waren (Cambon et al. 1987). Bei Patienten, die herkömmliche Antipsychotikadosen erhalten hatten, war eine über 60%ige Besetzung der D_2-Rezeptoren zu beobachten. Am PET-

Tabelle 1. D_1- und D_2-Rezeptorbesetzung bei neuroleptisch behandelten Patienten. Die Rezeptorbesetzung war definiert als die prozentuale Reduktion der spezifischen Bindung im Verhältnis zur erwarteten Bindung ohne neuroleptische Behandlung

Neuroleptikum	Dosierung [mg]	Rezeptorbesetzung [%] D_2	D_1	EPS
Phenothiazine				
Chlorpromazin	100 · 2	78		–
Thioridazin	150 · 2	74		–
Thioridazin	200 · 2	81	30	–
Triffluoperazin	5 · 2	75		–
Perphenazinenantat (7 Tage)	100	76		Parkinsonoid
Perphenazin	8 · 2		0	–
Butyrophenone				
Haloperidol	6 · 2	84		Akathisie
Haloperidol	3 · 2	89		Parkinsonoid
Haloperidol	3 · 2	84		Parkinsonoid
Haloperidol	2 · 2	75		Akathisie
Haloperidol	2 · 2	84		Akathisie Parkinsonoid
Haloperidol	3 · 2	86	3	Akathisie
Haloperidoldecanoat (28[a])	50	85		Parkinsonoid
Haloperidoldecanoat (28[a])	70	74	5	–
Melperon	125 · 2	71		–
Melperon	100 · 3	70		–
Thioxanthene				
Flupentixol	3 · 2	71	44	–
Flupentixol	3 · 2	70		–
Flupentixoldecanoat (7[a])	40	81	36	Parkinsonoid
Zyclopenthixoldecanoat (14[a])	200	81	16	Dystonie
Diphenylbutylpiperidine				
Pimozid	4 · 2	79		Akathisie
Substituierte Benzamide				
Remoxiprid	200 · 2	71		–
Sulpirid	400 · 2	78	0	–
Dibenzodiazepine				
Clozapin	300 · 2	63		–
Clozapin	150 · 2	40	38	–
Clozapin	250 · 2	38	42	–
Clozapin	250 · 2	46	36	–
Clozapin	250 · 2	55	52	–

[a] Tage zwischen PET-Untersuchung und letzter Depotinjektion.

Zentrum der Brookhaven National Laboratories untersuchte man Patienten mit chronischer Schizophrenie mittels [^{18}F]-N-Methylspiperon und PET während einer Behandlung mit verschiedenen Dosen von Haloperidol. Bei Gabe klinisch gebräuchlicher Dosen war eine hohe Besetzung der D_2-Rezeptoren festzustellen (Smith et al. 1988).

Für einige pharmakologische Wirkungen, wie z. B. den antipsychotischen Effekt, existieren keine allgemein anerkannten Tiermodelle. Aus diesem Grund lassen sich keine Tierversuche zur Untersuchung der quantitativen Beziehung zwischen Bindungsgrad und pharmakologischem Effekt entwerfen. Mit PET ergibt sich jedoch die Möglichkeit, bei ein und demselben Patienten die klinische antipsychotische Wirkung mit der Rezeptorbindung in Beziehung zu setzen. In einer Studie an 22 Patienten (Tabelle 1) ergab sich als interessanter Befund, daß bei Patienten mit einem akuten extrapyramidalmotorischen Syndrom (EPS) die D_2-Besetzung höher war als bei Patienten ohne Nebenwirkungen ($p < 0,001$) (Farde et al. 1992a). Dieser Befund deutet darauf hin, daß neuroleptikainduzierte EPS vom Ausmaß der Besetzung zentraler D_2-Rezeptoren in den Basalganglien abhängen.

In einer Doppelblindstudie wurde mittels [^{11}C]-Raclopid die Besetzung der zentralen D_2-Rezeptoren bei Patienten bestimmt, die mit Raclopid behandelt wurden (Nordström et al. 1993). Es ließ sich eine statistisch signifikante Beziehung zwischen der antipsychotischen Wirkung und dem Grad der D_2-Rezeptorbesetzung in den Basalganglien nachweisen. Darüber hinaus bestand ein signifikanter Zusammenhang zwischen EPS und D_2-Rezeptorbesetzung.

Vielleicht läßt sich eine „Schwellenbesetzung" für die antipsychotische Wirkung definieren, indem man den Anteil besetzter D_2-Rezeptoren zur antipsychotischen Wirkung in Beziehung setzt. Damit hätte man möglicherweise ein völlig neues Maß in der Hand, das in der Pharmakotherapie von Psychosen als Richtschnur zur Wahl der optimalen Dosierung dienen könnte.

Atypische Neuroleptika

Antipsychotika werden in klassische und atypische Neuroleptika eingeteilt (Stille u. Hippius 1971). Der Begriff „atypisch" bezieht sich auf Substanzen, die beim Tier keine Katalepsie hervorrufen und beim Menschen nur selten extrapyramidalmotorische Nebenwirkungen auslösen. Der Prototyp eines Neuroleptikums mit atypischem Profil ist Clozapin (Stille u. Hippius 1971). In einer neueren klinischen Studie erwies sich Clozapin als wirksam bei 30% der Patienten, die auf eine Behandlung mit klassischen Neuroleptika nicht angesprochen hatten (Kane et al. 1988). Tierversuche legen die Vermutung nahe, daß Clozapin schwach auf den D_2-Rezeptor wirkt, den D_1-Rezeptor hingegen in erheblichem Maße beeinflußt (Andersen 1988). Bei 5 Patienten fand sich nach Clozapin, dem Prototyp atypischer Antipsychotika, eine um 38–63% niedrigere D_2-Besetzung ($p < 0,01$) als bei Patienten, die mit klassischen Neuroleptika behandelt worden waren (Farde et al. 1992b). Dieses Ergebnis veranschaulicht, daß sich Clozapin auch hinsichtlich der

Besetzung zentraler D_2-Rezeptoren beim Patienten „atypisch" verhält. Unter Behandlung mit Clozapin ist die EPS-Frequenz gering, was dementsprechend Ausdruck einer relativ niedrigen D_2-Besetzung durch Clozapin in klinischen Dosen sein könnte.

$[^{11}C]$-SCH-23390 wurde in einer orientierenden Studie verwendet, um die Besetzung der D_1-Rezeptoren im Putamen während der Therapie mit Antipsychotika zu bestimmen (Farde et al. 1992b). Klassische Neuroleptika wie Haloperidol oder Sulpirid führten zu keiner merklichen D_1-Besetzung, das Thioxanthenderivat Flupentixol hingegen bewirkte eine Besetzung von 36–44%, bei 4 mit Clozapin behandelten Patienten betrug sie 38–52%. Somit könnte die D_1-Besetzung zur antipsychotischen Wirkung von Clozapin und Flupentixol beitragen.

Diskussion

Casey:

Haben Sie auch Daten zur D_1-Rezeptorbesetzung von Patienten, die unter längerfristiger Behandlung mit D_1-Antagonisten stehen, so daß man etwas darüber aussagen könnte, welcher Grad der D_1-Besetzung zu einem antipsychotischen Effekt führt?

Farde:

Nein, solche Daten haben wir noch nicht. Wir können daher noch nicht sagen, welche Dosis notwendig ist. Wir haben zwar Patienten mit der Schering-Substanz 39166 behandelt, bekamen aber keine Erlaubnis, die Rezeptorbesetzung während der Behandlung zu messen. Wir haben jedoch nicht markiertes SCH-39166 an gesunde Freiwillige verabreicht und danach die Rezeptorbesetzung bestimmt. Dabei zeigte sich, daß klinisch übliche Dosen in der Tat eine deutliche D_1-Rezeptorbesetzung bewirken. Leider können wir nicht sicher sagen, wie hoch genau die Besetzung ist, weil erstens SCH-39166 kein besonders guter Ligand ist, und zweitens das Zerebellum auch keine besonders geeignete Referenzregion für diesen Liganden ist. Wir können daher nur sagen, daß die Besetzung beträchtlich war, für genauere quantitative Aussagen bietet diese Studie keine sicheren Daten.

Schär:

Bestehen Unterschiede zwischen gesunden und schizophrenen Patienten oder zwischen erst kurz erkrankten und langfristig chronisch erkrankten Schizophrenen?

Farde:

Die Studien der Rezeptorbesetzung beschränkten sich auf Patienten unter 45 Jahren, um nicht degenerativ bedingte Volumenänderungen des Putamens berücksichtigen zu müssen. Lediglich einer der allerersten Patienten war 50 Jahre alt. Ein Einschlußkriterium war, daß der Patient ein Therapieresponder sein mußte. Wir haben also nicht versucht, akut und chronisch erkrankte Patienten zu differenzieren. Dafür war unsere Patientenzahl auch zu klein.

Andersen:

Bei In-vivo-Bindungsstudien ist keinerlei Hemmung der Bindung durch Amphetamin, Kokain oder Methylphenidat festzustellen, obwohl Dopamin einen gewissen Prozentsatz der Rezeptoren besetzen muß, um Verhaltensänderungen zu bewirken. Haben Sie am Menschen untersucht, ob Amphetamin die Bindung beeinflußt?

Farde:

Ja, Amphetamin reduziert die Bindung von Racloprid um 10–20%.

Sokoloff:

Mit der Entwicklung spezifischer Antikörper ist es jetzt möglich, den Rezeptor auf elektronenoptischem Level darzustellen und zu untersuchen. Anscheinend sind die Rezeptoren überwiegend extrasynaptisch lokalisiert. Selbst wenn Sie also die Dopaminkonzentration an der Synapse modifizieren, ändert sich dadurch nicht die Rezeptorbesetzung.

Casey:

Was ist die für einen antipsychotischen Effekt erforderliche niedrigste Rezeptorbesetzung? Haben Sie die Rezeptorbesetzung bei Patienten untersucht, die ein Rezidiv erleiden?

Farde:

Nein, nicht zum Zeitpunkt des Rezidivs. Wir haben 2 Patienten 4 Wochen lang mit subtherapeutischen Dosen von Sulpirid, 300 mg tgl, und mit Haloperidol, 4 mg tgl, behandelt. Die Rezeptorbesetzung lag bei diesen Patienten im Bereich von 60–70%, sie respondierten aber nicht. Daraufhin erhöhten wir die Dosis von Sulpirid um weitere 100 mg, die von Haloperidol um weitere 2 mg/Tag. Jetzt sprachen sie auf die Therapie an, und ihre Rezeptorbesetzung lag bei über 70%. Das waren jedoch lediglich Fallbeobachtungen, die unsere Hypothese stützen, es war keine Studie.

Brodie:

Wir haben bei schizophrenen Patienten die antipsychotische Medikation abgesetzt, woraufhin einige innerhalb einer Woche wieder psychotisch wurden. Die Rezeptorbesetzung dieser Patienten war praktisch Null. Die übrigen Patienten erlitten jedoch keinen Rückfall, obwohl ihre Rezeptorbesetzung ebenfalls Null war.

Farde:

Bei 3 der 4 Patienten, die aus der Studie herausgenommen wurden, haben wir die Rezeptorbesetzung über einen Zeitraum von bis zu 1 Jahr verfolgt. Bei den depotneuroleptisch behandelten Patienten sinkt die Besetzung nur sehr langsam. Bei einem Patienten, der nach 1 Jahr einen Rückfall erlitt, lag sie immer noch bei 30%. Das ist sicher auch für die Prüfung neuer Antipsychotika von Bedeutung, denn es zeigt, daß eine Auswaschzeit von 1 Monat nach einer depotneuroleptischen Behandlung wahrscheinlich nicht ausreicht.

Tamminga:

Wir haben eine intraindividuelle Vergleichsstudie zur Rezeptorbesetzung unter Haloperidol und Clozapin durchgeführt. Dabei konnten wir feststellen, daß der gleiche Patient auf eine 80%ige Rezeptorbesetzung mit Haloperidol bzw. eine 15%ige Besetzung mit Clozapin den gleichen antipsychotischen Effekt zeigt. In derselben Gruppe gab es einige Clozapin-Responder und einige Clozapin-Nonresponder, deren Rezeptorbesetzung jeweils bei etwa 15% lag. Das spricht gegen einen einfachen Zusammenhang zwischen dem antipsychotischen Ansprechen und der Rezeptorbesetzung. Dagegen war der Zusammenhang zwischen dem Auftreten von extrapyramidalmotorischen Nebenwirkungen und der Rezeptorbesetzung bei allen Patienten einheitlich.

Literatur

Andersen PH (1988) Comparison of the pharmacolocical characteristics of [^{3}H]raclopride and [^{3}H]SCH-23390 binding to dopamine receptors in vivo mouse brain. Eur J Pharmacol 146:113–120

Cambon H, Baron JC, Boulenger JP, Loch C, Zarifian E, Mazière B (1987) In vivo assay for neuroleptic receptor binding in the striatum. Br J Psychiatry 151:824–830

Carlsson A, Lindqvist M (1963) Effect of chlorpromazine or haloperidol on formation of 3-methoxytyramine and normetanephrine in mouse brain. Acta Pharmacol Toxicol 20:140–144

Creese L, Burt DR, Snyder SH (1976) Dopamine receptor binding predicts clinical and pharmacological potencies of antischizophrenic drugs. Science 192:481–483

Farde L (1992) Selective D_1- and D_2-dopamine receptor blockade both induces akathisia in humans – a PET study with [^{11}C]SCH-23390 and [^{11}C]raclopride. Psychopharmacology 107:23–29

Farde L, Hall H, Ehrin E, Sedvall G (1986) Quantitative analysis of D_2 dopamine receptor binding in the living human brain by PET. Science 231:258–261

Farde L, Halldin C, Stone-Elander S, Sedvall G (1987) PET analysis of human dopamine receptor subtypes using ^{11}C-SCH-23390 and ^{11}C-raclopride. Psychopharmacology 92:278–284

Farde L, Wiesel F-A, Halldin C, Sedvall G (1988) Central D_2-dopamine receptor occupancy in schizophrenic patients treated with antipsychotic drugs. Arch Gen Psychiatry 45:71–76

Farde L, Nordström A-L, Wiesel F-A, Pauli S, Halldin C, Sedvall G (1992 a, b) PET-analysis of central D_1- and D_2-dopamine receptor occupancy in patients treated with classical neuroleptics and clozapine – relation to extrapyramidal side effects. Arch Gen Psychiatry 49:538–544

Hyttel J (1983) SCH 13390 – the first selective dopamine D_1 antagonist. Eur J Pharmacol 91:153–154

Kane J, Honicfeld G, Singer J, Meltzer H (1988) Clozapine for the treatment-resistant schizophrenic. Arch Gen Psychiatry 45:789–796

Köhler C, Hall H, Ögren SO, Gawell L (1985) Specific in vitro and in vivo binding of ^{3}H-raclopride, a potent substituted drug with high affinity for dopamine D_2 receptors in the rat brain. Biochem Pharmacol 34:2251–2259

Nordström A, Farde L, Wiesel F, Forslund K, Pauli S, Halldin C (1993) Central D_2-dopamine receptor occupancy in relation to antipsychotic drug-effects: double blind study of schizophrenic patients. Biol Psychiatry 33:227–235

Rossum JM van (1966) The significance of dopamine receptor blockade for the mechanism of action of neuroleptic drugs. Arch Int Pharmacodyn 160:492–494

Sedvall G, Farde L, Persson A, Wiesel F-A (1986) Imaging of neurotransmitter receptors in the living human brain. Arch Gen Psychiatr 43:995–1005

Seeman P, Lee T, Chau-Wong, M, Wong K (1976) Antipsychotic drug doses and neuroleptic dopamine receptors. Nature 261:717–719

Smith M, Wolf A, Brodie J, Amett C, Barouche F, Shiue C, Fowler J, Russel J, MacGregor R, Wolkin A (1988) Serial [18 F] N-methylspiperone PET-studies to measure chances in antipsychotic drug, D_2 receptor occupancy in schizophrenic patients. Biol Psychiatry 23:653–663

Stille G, Hippius H (1971) Kritische Stellungnahme zum Begriff der Neuroleptika – anhand von pharmakologischen und klinischen Befunden mit Clozapin. Pharmacopsychiatry 4:188–191

Wagner HNJ, Burns HD, Dannals RF, Wonc et al. (1983) Imaging dopamine receptors in the human brain by positron tomography. Science 221:1264–1266

Wonc, D, Gjedde A, Wagner H Jr (1986a) Quantification of neuroreceptors in the living human brain I. Irreversible binding of ligands. J Cereb Blood Flow Metab 6:137–146

Dopaminerge Übertragung bei Gesunden und Schizophrenen

J. L. Martinot, M. L. Paillère-Martinot, J. F. Allilaire, C. Loc'h,
M. H. Dao-Castellana, M. Basquin und Y. Lecrubier

Einleitung: Dopaminerge Theorien

Die ursprüngliche dopaminerge Hypothese der Schizophrenie stützt sich vor allem auf

- die Fähigkeit der Dopaminagonisten, psychotische Symptome zu produzieren (jedoch können auch andere Substanzen wie z. B. LSD oder Steroide zu psychotischen Episoden führen, obwohl sie nicht spezifisch und direkt mit dem dopaminergen System interagieren) und
- die antipsychotische Wirksamkeit der Neuroleptika. Diese wiederum beruht auf der gemeinsamen Eigenschaft der Neuroleptika, Dopaminrezeptoren zu blockieren (Carlsson u. Lindqvist 1963) sowie auf dem Nachweis einer in vitro Korrelation zwischen der Affinität der Neuroleptika für D_2-Rezeptoren und ihrer „antipsychotischen Potenz" (Creese 1976).

Demzufolge könnte eine Überstimulation der Dopaminrezeptoren ein Teil der Ätiologie der Erkrankung sein.

Diese Hypothese wurde später neu formuliert und entsprechend angepaßt. So deuten einige Studien darauf hin, daß Negativsymptome (Defektzustände) auch mit einer Beeinträchtigung der dopaminergen Transmission zusammenhängen. So können Negativsymptome evtl. durch Dopaminagonisten wie L-DOPA gebessert werden (Gerlach 1975); eine Negativsymptomatik kann durch Neuroleptika teilweise verbessert werden (Goldberg 1985; Meltzer 1986; Kane 1989); die Konzentration der Dopaminmetaboliten im Plasma ist bei Patienten mit Minussymptomatik niedriger (Davidson 1988). Neuere Modelle zeigen eine Beziehung auf zwischen der Schizophrenie und einer Beeinträchtigung multipler kortikaler und subkortikaler Teile des dopaminergen Systems (Deutch 1992). Diese Modelle berücksichtigen die unterschiedlichen Typen der Dopaminrezeptoren (Sokoloff 1991) sowie die Interaktion von Dopamin mit anderen Neuromodulatoren (Tassin 1992).

Die dopaminerge Hypothese wurde im Liquor und Plasma, postmortem und in vivo mit zentralen bildgebenden Verfahren überprüft.

Studien in Körperflüssigkeiten

Studien zu Dopamin und seinen Kataboliten im Plasma oder der zerebrospinalen Flüssigkeit (CSF) waren nicht überzeugend. So wurde keine nennenswerte Erhöhung der HVA in der zerebrospinalen Flüssigkeit bei Schizophreniepatienten im Vergleich zur Kontrollgruppe festgestellt (Pickar 1990). Es scheint, daß die Plasma-HVA bei akuten psychotischen Episoden erhöht ist und in Abhängigkeit von der Effektivität der neuroleptischen Behandlung abfällt (Pickar 1984). Dennoch bleibt, neben methodischen Problemen (Diät, Alter, etc.), der Anteil der während einer psychotischen Episode aus dem Hirn freigesetzten Plasma-HVA eine ungelöste Frage.

Post-mortem-Studien der zerebralen Dopaminrezeptoren

Seit über 10 Jahren beschreiben eine Reihe von Forschern eine erhöhte zentrale D_2-Rezeptordichte bei schizophrenen Patienten post mortem (Review bei Seeman 1987). Dabei ist bekannt, daß eine neuroleptische Behandlung die Dichte dieser Rezeptoren im Tierexperiment erhöht. Obwohl diese Befunde von den meisten Untersuchern repliziert werden konnten, wurden sie von anderen Forschern, wie z. B. von Kornhuber (1989) oder Howard (1993) nicht bestätigt.

Laruelle (1993) fand keine Zunahme von D_1-Rezeptoren im frontalen Kortex bei Schizophreniepatienten. Zwischenzeitlich wurden die Dopaminrezeptorsubtypen D_3 und D_4 beschrieben. Bei einer post-mortem-Untersuchung bei schizophrenen Patienten fand sich eine 6fache Erhöhung der D_4-Rezeptordichte (Seemann 1993). Diese Ergebnisse bedürfen der Replikation und des Nachweises ihrer Unabhängigkeit von pharmakologischen, ernährungsbedingten oder umweltbedingten Faktoren.

In-vivo-Studien der D_2- und D_1-Rezeptoren mit bildgebenden Verfahren

Die ursprünglich von Wong et al. (1986) mittels PET-Messung festgestellte 2–3fache Erhöhung der striatalen D_2-Rezeptoren konnte weder von Farde et al. (1990) noch von unserer Gruppe (Martinot 1990, 1991) bestätigt werden. Wir benutzten in diesem Fall 2 verschiedene Radioliganden zur Bestimmung der D_2-Rezeptoren in 2 Patientengruppen. In den Kontrollkollektiven stellten wir jedoch eine Abnahme der D_2-Bindung mit zunehmendem Alter fest, die wir in der Patientengruppe nicht finden konnten. Wie bereits Konig et al. (1991) fand auch Pilowski et al. (1993) keine allgemeine Erhöhung der D_2-Rezeptoren bei Schizophreniepatienten, wobei die Untersuchungen mit der SPECT-Methode und 123I-

Jodobenzamid durchgeführt wurden. Wie wir, konnte auch Pilowski et al. (1993) keine Korrelation zwischen der D_2-Bindung und dem Alter in der Patientengruppe feststellen, während diese im Kontrollkollektiv vorhanden war. Und schließlich fanden Karlsson et al. (1993) mittels PET-Messung keine großen Veränderungen der D_1-Rezeptorbindung im Neokortex bei bisher unbehandelten Patienten.

Heterogenität der Schizophrenie

Eine der Hauptschwierigkeiten in der Erforschung von dopaminergen Variablen bei schizophrenen Patienten im Vergleich zu Kontrollgruppen ist die Heterogenität der Patienten mit schizophrenen Symptomen. Schon E. Bleuler (1911) sprach bei dieser Erkrankung von einer „Gruppe der Schizophrenien". In diesem Zusammenhang sollten einige provokative Aussagen von Brockington (1993) erwähnt werden. Demnach ist die Schizophrenie ein, aus verschiedenen Gründen bedingtes, schwaches diagnostisches Konzept.

1. In Abhängigkeit von den Definitionskriterien bzw. dem verwendeten diagnostischen System schwankt die Anzahl der Patienten, bei denen die Diagnose Schizophrenie gestellt wird. Sie variiert bei einem definierten Patientengut zwischen 85 auf 19 („Netherne series", Brockington 1993).
   Die Studie von Stoll et al. (1993) zeigte, daß über einen Zeitraum von 13 Jahren die Diagnosestellung Schizophrenie um 2/3 abnahm, während gleichzeitig eine Verschiebung hin zu affektiven Störungen festzustellen war.
2. Schizophrenie ist eine Diagnose, der ein einzelnes Definitionsprinzip fehlt. Sie ist vielmehr eine Mischung aus mindestens 3 Faktoren: Defekt, Persönlichkeitsspaltung und Wahn.
   - Kraepelin zog in Erwägung, daß die Dementia praecox sich in Richtung Defektstatus bewege.
   - Ebenso wurden Anzeichen einer „psychischen Spaltung" als Kardinalsymptome eingeführt: Halluzination, Gedankenabreißen, Denkzerfahrenheit (bei Schneider gehörten die Symptome ersten Ranges in diesen Bereich).
   - Das „Wahnsystem", dessen Form, Inhalt und Mechanismus nicht spezifisch ist, gehört ebenfalls zu der Hauptgruppe der Symptome.
   - Die „Krankheitsexistenz" hat noch keine externe Validierung erfahren. Nach Brockington ist es „unlogisch, Patienten, welche so heterogen, nicht allein in ihrer Symptomatik, sondern auch in ihrem Verlauf und Ausgang sind, einem einzigen Prozeß unterzuordnen." Mit anderen Worten, die Idee, daß „Schizophrenie" eine einheitliche Erkrankung ist „fördert die Illusion von spektakulären Entdeckungen einer primären Ursache". Damit wird die mühsame Suche nach der Pathogenese der Symptome und den klinischen Effekten unterschätzt.

Eine klinisch-therapeutische Studie bei Negativsymptomatik mit Hilfe der Positronemissionstomographie

Unter Berücksichtigung der Bedeutung von Studien bei einem Patientengut, welches hinsichtlich der Symptomatologie und Dauer der Erkrankung homogen ist, führten wir eine Studie bei Patienten mit Minussymptomatik durch, die folgende Ziele hatte:

- Erfassung der Negativsymptome in einem frühen Stadium vor Behandlung mit Neuroleptika und chronischer Institutionalisierung,
- Suche nach einer Beziehung zwischen dem klinischen Ausmaß der Erkrankung und der striatalen D_2-Rezeptordichte, die mit der Positronemissionstomographie bestimmt werden sollte und
- Erfassung der Wirkung eines potenten Neuroleptikums auf den klinischen Krankheitsverlauf.

Zu diesem Zweck wählten wir für die PET-Studie Patienten aus, die an einer kontrollierten klinischen Studie zur Minussymptomatik teilnahmen, in der die Niedrigdosierung eines potenten Neuroleptikums (Amisulprid) im Vergleich zu Plazebo untersucht wurde. Die Ergebnisse dieser Studie werden im folgenden kurz skizziert.

In diese Studie wurden Patienten eingeschlossen, die einen hohen Score auf mindestens 2 von 5 Subskalen der SANS aufwiesen. Eine Depression mußte ausgeschlossen sein und positive Symptome durften nicht dominant sein. Diagnoseeinschlußkriterien waren nach DSMIII Schizophrenie, schizophreniforme Störungen und schizotypische Persönlichkeitsstörungen. Eine Dauerbehandlung mit Neuroleptika war ausgeschlossen (z. B. nicht neuroleptisch vorbehandelt oder Neuroleptika frei seit mindestens 6 Monaten oder Gesamtneuroleptikaexposition unter 1 Monat). Die Patienten wurden aus jeweils 2 Abteilungen für Jugend- und Erwachsenenpsychiatrie rekrutiert und konnten sowohl stationär als auch ambulant sein. Nach einer Vorphase von 8 Tagen wurden die Symptome mit folgenden Skalen beurteilt: SANS, SAPS, MADRS und DRRS (Depression Retardation Rating Scale).

Wir schlossen 27 Patienten mit einem durchschnittlichen Alter von 20 Jahren ein. Die mittlere Dauer der negativen Symptome betrug 1,5 Jahre, die mittlere Krankheitsdauer 3 Jahre. 21 Patienten waren schizophren, 19 hatten schizophrene Störungen, 3 gehörten zum undifferenzierten Typus und 6 wiesen schizotypale Persönlichkeitsstörungen auf.

Die Bestimmung der Minussymptomatik ergab einen mittleren Score von 78 auf der SANS mit hohen Ratingscores in den Subskalen Anhedonie, Avolition und affektive Verflachung. Die psychomotorische Retardierung wurde mit 19 Punkten ebenfalls relativ hoch geratet. Positivsymptome, Depression und Angst waren mit niedrigen Scores geratet.

Für die PET-Untersuchung wählten wir aus dem soeben beschriebenen Patientengut 10 stationäre, ausschließlich junge schizophrene Patienten (DMSIII-R

Dopaminerge Übertragung bei Gesunden und Schizophrenen 83

Kriterien), die von einem einzigen Arzt in nur einem Zentrum beurteilt wurden, um heterogene Beurteilungen zu vermeiden. Diese Patienten wurden mit 10 Kontrollpersonen unterschiedlichen Alters verglichen. Die zentrale D_2-Rezeptordichte wurde mit Hilfe der Striatum/Zerebellum-Verhältnis-Methode mit 76Br-Bromolisurid als Liganden für die D_2-Rezeptoren bestimmt. Von diesen 10, mit der Positronenmissionstomographie untersuchten Patienten (6 Männer, 4 Frauen), gehörten 8 Patienten zum desorganisierten und 2 zum undifferenzierten Typus. Das mittlere Alter betrug 20 ± 2 Jahre. Der mittlere SANS-Score betrug 87 Punkte, der mittlere Score auf der SAPS-Skala war 19. Diese sehr homogene Patientengruppe wies keine allgemeine Erhöhung des zentralen D_2-Rezeptorindexes auf.

Um den Zusammenhang zwischen dem klinischen Ausmaß genauer zu untersuchen, verwendeten wir die Ergebnisse einer Faktorenanalyse zur Minussymptomatik bei 104 Patienten mit Negativsymptomatik (Aubin 1991). Die Symptome wurden in 3 Faktoren eingeteilt:

- Der erste wurde als „psychomotorischer Expressivitätsfaktor" (psychomotoric expressiveness factor) bezeichnet und umfaßte die Items Sprachverarmung, verlängerte Antwortlatenz, globale Einschätzung der Alogie sowie alle Items der Subskala für affektive Verflachung mit Ausnahme des Items „inadäquater Affekt". Dieser Faktor hängt eng mit dem von Liddle (1987) beschriebenen, „psychomotorischen Verarmungssyndrom", welches abgestumpften Affekt, Sprachverarmung und herabgesetzte spontane Bewegung einschließt, zusammen.

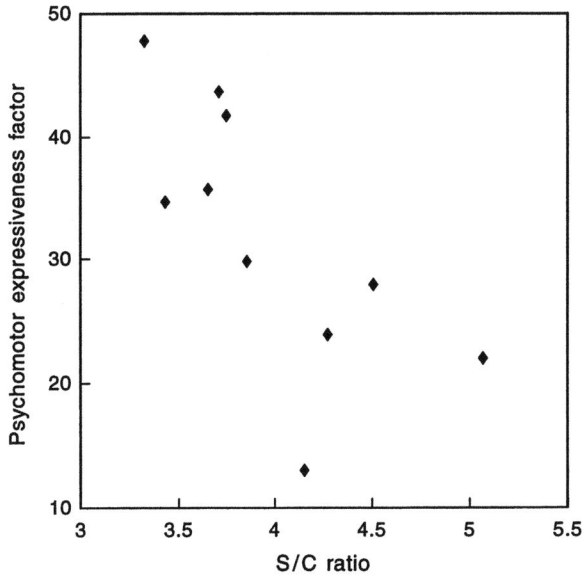

Abb. 1. Korrelation zwischen den Werten des psychomotorischen Expressivitätsfaktors und dem radioaktiven striatalen D_2-Rezeptorkonzentrationsindex (S/C) 76Br-BLI

r = 0.080, n = 10, p < 0.01
Spearmean rank correlation

Bei den mit der PET untersuchten Patienten suchten wir nach einem Zusammenhang zwischen dem SANS-Gesamtscore und dem D_2-Rezeptorindex. Wir fanden eine signifikant ($p < 0,1$) negative Korrelation mit einer Spearmann Rang Korrelation von 0,79. Auch der psychomotorische Expressivitätsfaktor war signifikant ($p < 0,1$) negativ korreliert mit einer Spearmann Rang Korrelation von 0,80 (Abb. 1). Die Retardierungsscores korrelierten in gleicher Weise signifikant mit dem D_2-Index ($r = 0,70$). Zudem stellte sich heraus, daß der von Liddle definierte und bei unseren Patienten angewendete Faktor für psychomotorische Verarmung gleichermaßen korreliert war ($p < 0,02$, $r = 0,73$).

– Die beiden anderen Faktoren der Analyse, ein Desorganisationsfaktor und ein Anhedonie-Avolitions-Faktor, waren mit dem D_2-Rezeptorindex nicht korreliert. Natürlich muß bei diesen Ergebnissen die geringe Fallzahl berücksichtigt werden. Diese kleine Fallzahl wird jedoch durch die klinische Homogenität des untersuchten Patientengutes ausgeglichen.

Die striatalen D_2-Rezeptoren sind nur ein Teil der Hirnstrukturen, die das Ausmaß der psychomotorischen Expressivität beeinflussen. Daher muß diese beobachtete Varianz des D_2-Rezeptorindex vor dem Hintergrund der Aktivität von anderen zerebralen Strukturen, welche ebenfalls einen klinischen Einfluß haben, betrachtet werden. Tatsächlich können unsere Ergebnisse mit Ergebnissen des PET-Teams des Hammersmith Hospital in London verglichen werden.

Hier wurde bei schizophrenen Patienten mit deutlicher psychomotorischer Verarmung eine Erniedrigung im dorsolateralen präfrontalen kortikalen Blutfluß festgestellt (Liddle 1992). Somit zeigten 2 unabhängige Forscherteams mittels PET-Messung, daß eine Verbindung zwischen den klinischen Ausprägungen einer Schizophrenie und dem striatalen D_2-Rezeptorindex sowie der Aktivität des dorsolateralen präfrontalen Kortex besteht.

Kurz zusammengefaßt zeigen die Ergebnisse der therapeutischen Doppelblindstudie im größeren Kollektiv, daß Amisulprid in niedrigen Dosen als Dopaminagonist agiert (Carnoy 1987; Puech 1978). Die Patienten erhielten Amisulprid oder Plazebo in einem doppelblinden Studiendesign. Die Endpunktanalyse wurde mit den Patienten, die nach 3 Wochen Behandlung mit Amisulprid oder Plazebo in der Studie verblieben waren, durchgeführt.

Im Zwischengruppenvergleich fanden sich keine signifikanten Unterschiede im SANS-Gesamtscore (lediglich ein Trend bei $p = 0,10$ bei niedrigeren Scores für die negativen Symptome in der Amisulpridgruppe). Beim Retardierungsscore hingegen zeigte sich ein siginifikant besserer Effekt von Amisulprid gegenüber Plazebo ($p = 0,02$). Der psychomotorische Expressivitätsfaktor zeigte eine trendmäßige Verbesserung in der Amisulpridgruppe. Während der mittlere Score für diesen Faktor sich unter Plazebo verschlechterte (– 5%), zeigte sich unter Amisulprid eine leichte Verbesserung (+19%). Dieser Unterschied war jedoch nicht signifikant ($p = 0,10$).

Beim Vergleich der Ergebnisse innerhalb der Gruppen (Abb. 2) zeigte sich ein signifikanter Abfall des SANS-Gesamtscores unter Amisulprid (– 33%), während unter Plazebo keine Verbesserung zu sehen war. Darüberhinaus zeigt sich, daß bei

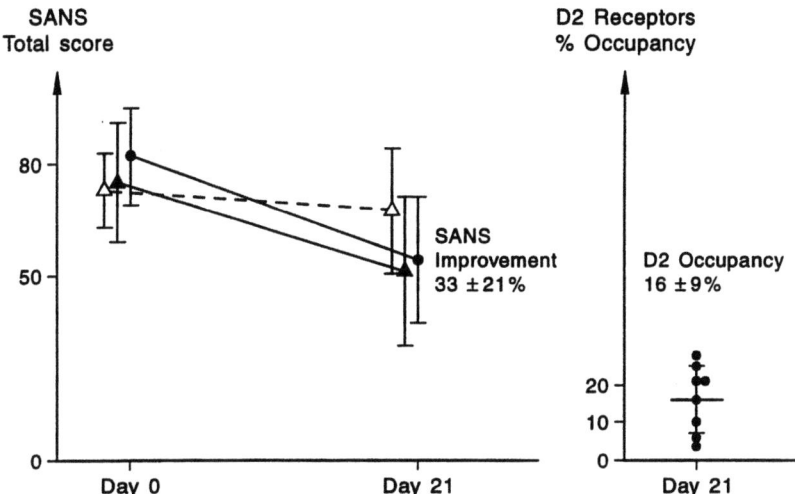

Abb. 2. Niedrigdosisgruppe: Patienten mit Minussymptomatik. Wirksamkeit auf Negativsymptome. -●-, Patienten (n = 7) der PET-Studie, die in der Doppelblindstudie mit Amisulprid behandelt wurden; -▲-, Amisulpridpatienten (n = 10) aus der Doppelblindstudie Amisulprid vs. Plazebo; -△-, Plazebopatienten (n = 10) aus der Doppelblindstudie Amisulprid vs. Plazebo

7 Patienten der Amisulpridgruppe, die hinsichtlich der striatalen D_2-Rezeptoren mit der Positronemissionstomographie untersucht wurden, diese Verbesserung bei einer niedrigen D_2-Rezeptorbesetzung erreicht wurde. Das zeigt, daß es schwierig ist, einen positiven Effekt allein durch eine Wirkung auf der Ebene der striatalen D_2-Rezeptoren erklären zu wollen.

Schlußfolgernd können diese Ergebnisse als direkte Anhaltspunkte für die Beteiligung der striatalen dopaminergen Strukturen in der Modulation der Kardinalsymptome der Schizophrenie, wie Affekt und Sprachverarmung, betrachtet werden. Die Ergebnisse unterstützen auch die Hypothese der Heterogenität der negativen Symptome.

Somit ist der klinische Ansatz, die Zielsymptome bei schizophrenen Erkrankungen in biologischen und therapeutischen Studien präzise zu beschreiben, eine Forschungsstrategie, die geeignet sein könnte, um zukünftig neue Substanzen mit einer spezifischeren Wirksamkeit auf dopaminerge Rezeptorsubtypen zu entwickeln.

Diskussion

Gaebel:

Hinsichtlich des Problems der Heterogenität stimme ich Ihnen völlig zu. Das Konzept der Negativsymptomatik ist aber selbst in sich auch nicht homogen. Auch wenn Sie diese Skala verwendet haben, erscheint mir daher die Bedeutung der damit erzielten Ergebnisse immer noch fraglich, da Sie ambulante und stationäre Patienten zusammengeworfen haben. Es ist aber bekannt, daß negative Symptome im akuten und chronischen Stadium der Erkrankung eine unterschiedliche Bedeutung haben. Ich frage mich daher, ob die von Ihnen untersuchte Patientengruppe hinsichtlich der negativen Symptome wirklich homogen war.

Martinot:

Wir sind der Meinung, sie war es, weil wir ausschließlich junge Patienten ausgewählt hatten. Es gab kein Anzeichen für Chronizität oder Institutionalisierung, und die Patienten waren noch nie neuroleptisch behandelt worden. Diese negativen Symptome bestanden seit Beginn der Erkrankung.

Farde:

Das scheint mir ein wichtiger methodologischer Punkt für zukünftige Untersuchungen zu sein. Ist Ihnen aus der Literatur eine Studie bekannt, in der eine hinsichtlich der negativen Symptome homogene Patientengruppe untersucht wurde, Herr Gaebel?

Gaebel:

Momentan nicht. Mir geht es aber auch weniger um die Kritik an dieser speziellen Studie. Ich möchte lediglich darauf hinweisen, daß auch bei der Auswahl von Patienten mit negativen Symptomen wichtige Fragen zu beachten sind. Und in diesem Fall sollte man die Frage stellen, ob die Patienten gerade einen akuten Rückfall durchmachen, denn dann würden die Negativsymptome etwas anderes bedeuten als Negativsymptome während der Remission.

Ereshefsky:

Gibt es PET-Studien mit partiellen Dopaminagonisten wie Amisulprid, und wie lassen sich solche Daten interpretieren, wenn man bedenkt, daß man lediglich die Bindungsaffinität zum Rezeptor betrachtet und nicht die Relation zur klinischen Wirksamkeit?

Brodie:

Vor einigen Jahren haben wir eine Arbeit veröffentlicht, die zeigte, daß im Gesamtkollektiv kein Zusammenhang zwischen Rezeptorbindung und Wirksamkeit besteht, weil Responder und Nonresponder die gleiche Rezeptorblockade aufweisen. Diese Ergebnisse wurden inzwischen von anderer Seite repliziert. Das klinische Ergebnis hat also mit der Rezeptorblockade per se anscheinend nichts zu tun.

Gerlach:

Konnten Sie für Amisulprid einen therapeutischen Effekt feststellen?

Martinot:

Das Problem ist, daß unsere Patientenzahl ziemlich klein war. Wir sahen eine zwar geringe, aber doch signifikante Wirkung innerhalb der Gruppen im Zeitverlauf, beim Vergleich der Scores der Patienten vor und nach Behandlung. Dabei zeigte sich unter Verum eine signifikante Reduktion der negativen Symptome um 33%, unter Plazebo dagegen nur eine nicht signifikante Abnahme um 8%. Beim direkten Vergleich der Amisulprid- mit der Plazebogruppe ergibt sich jedoch, vermutlich aufgrund der niedrigen Patientenzahl, nur ein p-Wert von 0,10.

Gerlach:

Die Frage ist, ob man eine solche Behandlung empfehlen kann. Eine ganze Reihe von Studien der letzten Jahre haben für partielle Agonisten aus der Klasse der substituierten Benzamide wie auch für direkte Dopaminagonisten keinen oder nur einen unzureichenden Effekt nachweisen können.

Martinot:

Mir kam es darauf an zu zeigen, daß in den Studien, die keine Wirkung auf negative Symptome feststellten, Patienten mit verschiedenartigen negative Symptomen untersucht wurden. Aufgrund dieser Heterogenität sind die Schlußfolgerungen dieser Studien problematisch. In unserer Untersuchung war dagegen bei Patienten mit einer ganz speziellen Symptomatik durchaus eine Wirkung zu beobachten.

Literatur

Aubin F, Lecrubier Y, Boyer P (1991) Principal component analysis od the SANS. Biol Psychiatry 29:393
Bleuler E (1911) Dementia praecox oder Gruppe der Schizophrenien. In: Aschaffenburg G (Hrsg) Handbuch der Psychiatrie. Franz Deuticke, Leipzig
Brockington I (1993) Schizophrenia: yesterday's concept. In: Pichot P, Rein W (eds) The clinical approach in Psychiatry (Collection: Les empêcheurs de penser en rond). Synthélabo, Le Plessis-Robinson, pp 383–392
Carlsson A, Lindqvist M (1963) Effect of chlorpromazine or haloperidol on formation of 3.methoxy.tyramine and normetanephrine in mouse brain. Acta Pharmacol Toxicol 20:140–144
Carnoy P, Ravard S, Herv D, Tassin JP, Soubri P (1987) Apomorphine-induced operant deficits: a neuroleptic – sensitive but drug- and dose-dependent animal model of behavior. Psychiatr Psychobiol II/4:266–273
Creese I, Burt DR, Snyder SH (1976) Dopamine receptor binding predicts clinical and pharmacological potencies of antischizophrenic drugs. Science 192:481–483
Davidson M, Davis KL (1988) A comparison of plasma homovanillic acid concentrations in schizophrenics and normal controls. Arch Gen Psychiatry 45:561–563
Deutch AY (1992) The regulation of subcortical dopamine systems by the prefrontal cortex: interaction of central dopamine systems and the pathogenesis of schizophrenia. J Neur Transm Suppl 36:61–89

Farde L, Wiesel FA, Stone Elander S et al. (1990) D_2 dopamine receptors in neuroleptic-naive schizophrenic patients. Arch Gen Psychiatry 47:213 –219

Gerlach J, Luhdorf K (1975) The effect of L-Dopa on young patients with simple schizophrenia treated with neuroleptic drugs. Psychopharmacology 44:105–110

Goldberg SC (1985) Negative and deficit symtoms in schizophrenia do respond to neuroleptics. Schiz Bull 11:453–456

Howard R, Cluckie A, Levy R (1993) Striatal D_2 receptor binding in late paraphrenia. Lancet 342:562

Kane JM, Mayerhoff D (1989) Do negative symptoms respond to pharmacological treatment? Br J Psychiatry 155 (suppl 7):115–118

Karlsson P, Farde L, Nordstrom AL, Sedvall G (1993) D_1-dopamine receptor binding in drug naive schizophrenic patients measured by PET. J Cereb Blood Flow Metab 13, suppl 1:556

Konig P, Benzer MK, Fritzsche H (1991) SPECT technique for visualization of cerebral dopamine D_2 receptors. Am J Psychiatry 148:1607–1608

Kornhuber J, Riederer P, Reynolds GP et al. (1989) J Neur Transm 75:1–10

Laruelle M, Casanova M, Weinberger DR, Kleinmann J (1990) Postmortem study of the dopaminergic D_1 receptors in the dorsolateral prefrontal cortex of schizophrenics and controls. Schiz Res 3:30

Liddle PF, Friston KJ, Frith CD, Hirsch SR, Jones T, Frackowiac RSJ (1992) Patterns of cerebral blood flow in schizophrenia. Br J Psychiatry 160:179–186

Liddle PF (1987) The symptoms of chronic schizophrenia. Are-examination of the Positive-Negative dichotomy. Br J Psychiatry 151:145–151

Martinot JL, Paillère-Martinot ML, Loc'h C et al. (1991) The D_2 striatal receptor estimated density in schizophrenia. A study with PET and 76Br-Bromolisuride. Br J Psychiatry 158:346–350

Martinot JL, Paillère-Martinot ML, Loc'h C et al. (to be published) Central D_2 receptors and negative symptoms of schizophrenia. Br J Psychiatry

Martinot JL, Peron-Magnan P, Huret JD et al. (1990) Striatal D_2 dopaminergic receptors assessed by positron emission tomography and 76Br-bromospiperone in untreated schizophrenics. Am J Psychiatry 147:44–50

Meltzer HY, Sommers AA, Luchins DJ (1986) The effect of neuroleptics and other psychotropic drugs on negative symptoms in schizophrenia. J Clin Psychopharmacol 6:329–338

Pickar D, Breier A, Hsiao JK, Doran AR, Wolkoitz OM, Pato CN, Potter WZ (1990) Cerebrospinal fluid and plasma monoamine metabolites and their relation to psychosis. Arch Gen Psychiatry 47:641–648

Pickar D, Labarca R, Linnoila M, Roy A, Hommer D, Everett D, Paul SM (1984) Neuroleptic-induced decrease in plasma homovanilic acid in schizophrenic patients. Science 225:954–957

Pilowsky LS, Costa DC, EII PJ, Verhoeff NPLG, Murray RM, Kerwin RW (1993) D_2 receptor abnormalities in schizophrenia: a 123I IBZM single photon emission tomography study of drug naive schizophrenic patients. J Cereb Blood Flow Metab (Suppl 1) 13:512

Puech AJ, Simon P, Boissier JR (1978) Benzamides and classical neuroleptics. Comparison of their actions using 6-apomorphine-induced effects. Eur J Pharmacol 50:291–300

Seeman P (1987) Dopamine receptors and the dopamine hypothesis of schizophrenia. Synapse 1:133–152

Seeman P, Guan HC, Van Tol HM (1993) Dopamine D_4 receptors elevated in schizophrenia. Nature 365:441–445

Sokoloff P, Giros B, Martes MP, Bouthenet ML, Schwartz JC (1991) Molecular cloning and characterization of a novel dopamine receptor (D_3) as a target for neuroleptics. Nature 347:146–151

Stoll AL, Tohen M, Baldessarini RJ et al. (1993) Shifts in diagnostic frequencies of schizophrenia and major affective disorders at six psychiatric hospitals, 1972–1988. Am J Psychiatry 150:1668–1673

Tassin JP (1992) NE/DA interactions in prefrontal cortex and their possible roles as neuromodulators in schizophrenia. J Neur Transm Suppl 36:135–162

Wong DF, Wagner HN, Tune LE et al. (1986) Positron emission tomography reveals elevated D_2 dopamine receptors in drug-naive shizophrenics. Science 234:1558–1563

In-vivo-Untersuchung striataler Dopamin-(D_2-) Rezeptoren mit PET und [^{18}F]-Methylspiperon bei Patienten mit chronisch rezidivierenden Schizophrenien unter Langzeitbehandlung mit Flupentixol

Korrelation von antipsychotischem Effekt, psychopathologischem Befund und zentraler D_2-Rezeptorenbelegung

H. Ebel, J. Zimmermann, D. Hellwig, O. Sabri, H. Schappert, W. Reiche, F. Kachel, M. Brockmann, A. Pirard, H. Zimmer, A. Moise, E. M. Steinmeyer, G. Budde, G. Stöcklin, U. Büll und H. Sass

Einleitung

Bis vor einem Jahrzehnt war es nicht möglich, in vivo Messungen von Rezeptorensystemen am Menschen durchzuführen. Die Entwicklung der Positronenemmissionstomographie (PET) hat in den letzten Jahren in diesem Zusammenhang erhebliche Fortschritte gebracht (Wagner et al. 1983). Mit dieser Technik ist es nun möglich, regionale Konzentrationen eines markierten Pharmakons am Wirkort (Rezeptor) im Gehirn quantitativ zu bestimmen (Huang et al. 1984; Mintun et al. 1984; Farde et al. 1986; Wong et al. 1986). Für die Bestimmung der postsynaptischen D_2-Rezeptorendichte haben sich markierte Neuroleptika als Antagonisten mit hoher Affinität zum Rezeptor, z. B. [^{18}F]-N-Methylspiperon ([^{18}F]-MSP), bewährt (Arnett et al. 1985). Unter den Butyrophenon-Neuroleptika besitzt [^{18}F]-MSP nicht nur eine besonders hohe Anreicherung im Zielgebiet, dem Striatum, sondern auch die höchste Spezifität (Stöcklin 1991). Bei gut untersuchten Liganden (wie z. B. [^{18}F]-MSP) ist es im übrigen erlaubt, Näherungswerte zu berechnen. Solche semiquantitativen Werte können aus Verhältnissen der Aktivitätsbelegung in rezeptorreichen und rezeptorfreien „Regions of Interest" (ROI) berechnet werden. In der vorgestellten Studie wird der Quotient der „Countdensity" Striatum: Cerebellum als Maß für die Rezeptorenbelegung verwendet. Diese PET-Rezeptorligandenuntersuchungen erbringen also semiquantitative Maße für die D_2-Rezeptordichte bzw. -belegung. So ist es auch möglich, Rezeptorbelegungen während der Behandlung mit Neuroleptika, insbesondere in intraindividuell wechselnden psychopathologischen Zustandsbildern, zu untersuchen.

Obwohl PET-Untersuchungen keine konsistente und generelle Veränderung der D_2-Rezeptorenverhältnisse im Gehirn schizophrener Patienten belegen konnten (Sedvall 1992), zeigten In vivo-Untersuchungen bei Patienten mit schizophrenen Psychosen interessante Befunde zwischen dem Effekt klinisch-medikamentöser antipsychotischer Therapie und der D_2-Rezeptorbelegung (Wolkin et al. 1989;

Martinot et al. 1990; Coppens et al. 1991). In der klinischen Untersuchung aller konventionell gebrauchten antipsychotischen Substanzen mit Racloprid als markiertem Liganden war eine signifikante Anzahl der D_2-Rezeptoren in den Basalganglien belegt, so daß diese nicht als Bindungsstellen für den Liganden zur Verfügung standen (Farde et al. 1989; Sedvall et al. 1990). Diese Effekte waren für antipsychotische Medikamente spezifisch, da sie bei anderen psychoaktiven Substanzen wie dem Antidepressivum Nortriptylin oder dem 5-HT_2-Antagonisten Ritanserin nicht nachweisbar waren (Farde et al. 1988). Zum ersten Mal war es daher mit Hilfe des PET möglich, in vivo die Auswirkungen einer klinisch-medikamentösen antipsychotischen Medikation auf die Rezeptorendichte am Patienten zu untersuchen. Neben diesen Beziehungen ist aber auch zu bedenken, daß Unterschiede in der D_2-Rezeptorenbelegung vom psychopathologischen Status der untersuchten Patienten abhängen könnten. So fand die Gruppe um Martinot (1990), die bei ihrer Studie den Liganden [^{76}Br]-Bromospiperon bei neuroleptisch behandelten schizophrenen Patienten verwendete, daß chronische bzw. subchronische Patienten während einer akuten Exazerbation eine signifikant höhere Rezeptordichte aufwiesen. Diese Ergebnisse stimmen überein mit Daten aus einer finnischen Studie mit [^{11}C]-Racloprid (Hietala 1991), und könnten daher als wichtige Hinweise angesehen werden, daß die Rezeptorfunktion vom psychopathologischen Zustand des Patienten abhängig ist.

Da bisher noch nicht untersucht wurde, ob sich die D_2-Rezeptorenbelegung im Striatum in Abhängigkeit von der Ausprägung der schizophrenen Erkrankung (Remission vs. akute Exazerbation) verändert, soll diese Frage bei schizophrenen Patienten mit Hilfe der PET-Methode unter Verwendung eines markierten Liganden ([^{18}F]-MSP) untersucht werden. Es geht also um die zentrale Frage, ob sich bei intraindividueller Mehrfachuntersuchung von Patienten in unterschiedlichen psychopathologischen Zustandsbildern die D_2-Rezeptorbelegung im Striatum verändert.

Studiendesign

Für die erste PET-Messung (Untersuchungszeitpunkt A) werden n = 25 Patienten rekrutiert.

Diese Patienten müssen die DSM-III-R-Kriterien für eine schizophrene oder eine schizophreniforme Psychose (subchronisch oder in Remission) erfüllen, wobei der psychopathologische Befund seit mindestens 8 Wochen stabil gewesen sein muß. Das heißt, es darf keine produktiv-psychotische Symptomatik oder eine andere gewichtige Verschiebung des psychischen Befundes während dieses Intervalls aufgetreten sein.

Außerdem müssen die Patienten mit dem Neuroleptikum Flupentixol (Fluanxol-Depot 2%) in klinisch notwendiger Dosierung seit wenigstens 8 Wochen behandelt worden sein.

Vor Eintritt in die Studie werden die Patienten über die klinische Prüfung aufgeklärt. Die Aufklärung beinhaltet Informationen über Wesen, Art, Ziel und Bedeutung der Studie, die durchzuführenden Behandlungen und Untersuchungen sowie darüber, daß der Patient jederzeit aus der Studie ausscheiden kann.

Der Teilnahme an der Studie muß der Patient schriftlich zustimmen können.

Vor der ersten PET-Untersuchung unter Verwendung des Liganden [^{18}F]-MSP erfolgt eine differenzierte Erfassung des klinisch-psychopathologischen Befundes. Neben der Erhebung einer ausführlichen, nichtstrukturierten psychiatrischen Anamnese werden die Patienten außerdem mit verschiedenen psychometrischen Verfahren untersucht.

Vor der ersten PET-Untersuchung erfolgt außerdem

– eine MRT-Untersuchung zur topographischen Korrelation der PET-Daten,
– eine Messung der Flupentixol-Plasma-Konzentration sowie
– eine Dokumentation unerwünschter Arzneimittelwirkungen.

Vom Untersuchungszeitpunkt A aus wird der weitere Krankheitsverlauf der Patienten prospektiv verfolgt, indem das psychopathologische Zustandsbild in definierten Zeitabständen durch klinisch-psychopathologische Erhebungen dokumentiert wird. Im Falle einer innerhalb eines Jahres eingetretenen psychotischen (paranoid-halluzinatorischen) Dekompensation werden die Patienten erneut untersucht, um festzustellen, ob sie die DSM-III-R-Kriterien für die akute Exazerbation einer schizophrenen oder schizophreniformen Psychose (d. h. prominente psychotische Symptome) erfüllen.

Unter dieser Voraussetzung erfolgt dann die 2. PET-Messung (Untersuchungszeitpunkt B), wobei während des gesamten Verlaufes seit der ersten PET-Messung Dosis und Applikationsintervall der Fluanxoldepottherapie nicht verändert sein dürfen. Die Patienten, die während der 1jährigen Verlaufsbeobachtung kein psychotisches Rezidiv entwickelt haben, werden ebenfalls einer 2. PET-Messung zugeführt. Begleitet wird diese Untersuchung von einer Bestimmung der Flupentixol-Plasma-Konzentration sowie einer Erfassung unerwünschter Arzneimittelwirkungen.

Die Gesamtzahl der angestrebten „vollständigen" Patienten, d. h. Teilnahme an der Messung A: Remission und an der Messung B: akute psychotische Exazerbation, soll 10 betragen. Diesen Ergebnissen werden die Daten der übrigen ca. 10–15 schizophrenen Patienten ohne psychotische Exazerbation, die aber ebenfalls 2 PET-Messungen erhalten wollen, als Kontrollen gegenübergestellt.

Methode

Rekrutiert werden für die Studie ambulante Patienten der Klinik für Psychiatrie der RWTH Aachen, die die folgenden psychiatrischen Einschlußkriterien erfüllen:

- männliches Geschlecht,
- Alter 18–60 Jahre,
- DSM-III-R-Diagnose einer Schizophrenie oder schizophreniformen Störung (Verlaufsform: subchronisch oder in Remission),
- stabiles Zustandsbild der Erkrankung wenigstens seit 8–12 Wochen,
- Langzeitmonotherapie mit Flupentixol 2%ig in klinisch notwendiger Dosierung (definierter Dosisbereich zwischen 10 und 40 mg/14tägig) und
- keine begleitende Behandlung mit Benzodiazepinen oder anderen psychoaktiven Substanzen.

Die Verabreichung von Biperiden ist bis 1 Woche vor der PET-Untersuchung möglich.

Folgende psychiatrische Ausschlußkriterien werden verlangt:

- akute schizophrene Episode,
- chronische Schizophrenie,
- organische psychische Störung,
- Schädelhirnverletzung,
- affektive Störung,
- schizoaffektive Störung,
- psychische Störung durch psychotrope Substanzen sowie
- paranoide, schizoide, schizotype und Borderline-Persönlichkeitsstörungen.

Eine vorangegangene (d. h. < 12 Wochen) Behandlung mit trizyklischen Substanzen, Benzodiazepinen, Lithium, MAO-Hemmern oder anderen psychoaktiven Medikamenten ist ebenfalls ein Ausschlußkriterium.

Somatische Ausschlußkriterien sind:

- klinisch relevante kardiovaskuläre und neurologische Krankheiten,
- pathologische Blut- und/oder Urinbefunde sowie
- hämatologische oder endokrinologische Störungen.

Die klinisch psychopathologische Untersuchung erfolgt durch vom PET-Team unabhängige psychiatrische Fachärzte. In einer differenzierten Exploration wird die gesamte Krankheitsvorgeschichte einschließlich der Medikamentenanamnese erhoben. Außerdem werden die wesentlichen Daten aller verfügbaren Krankenblätter dokumentiert. Die Diagnose wird auf der Basis des SCID (Strukturiertes klinisches Interview für das DSM-III-R) gestellt. Die aktuelle Psychopathologie wird außerdem beurteilt mit Hilfe des AMDP-Systems (Arbeitsgemeinschaft für Methodik und Dokumentation in der Psychiatrie), der PANSS (Positive and Negative Syndrome Scale), der GAF (Global Assessment Functioning), der PDS (Paranoid-Depressivitäts-Skala), der CGI (Clinical Global Impressions) und der EWL 60-S (Eigenschaftswörterliste). Die Ethikkommission der RWTH Aachen hat ihr Einverständnis mit der Durchführung der Studie erklärt.

PET-Technik

Alle Messungen wurden mit einem CTI-Siemens-ECAT 953/15-Scanner durchgeführt. Das axiale Gesichtsfeld überdeckte 5,4 cm mit 15 Schichten einer Dicke von 3,375 mm. Die Meßdaten wurden korrigiert auf zufällige Koinzidenzen, Detektoreffektivität und radioaktiven Zerfall. Zur Schwächungskorrektur wurden Transmissionsmessungen mit einer Ge/Ga-Ringquelle durchgeführt. Ein Kopfhalterungssystem, das aus einer individuell angepaßten, thermoplastischen Maske bestand, diente zur Immobilisation während der Untersuchung und zur Repositionierung im Falle einer Unterbrechung des Meßprotokolls.

Wegen der bekannten Schwierigkeiten in der apparativen Untersuchung Schizophrener wurde ein für die Patienten tolerables Meßprotokoll gewählt. Während der 1. Stunde nach Injektion erfolgte eine dynamische Messung. Danach wurde der Patient entlassen und, falls möglich, in der 4. Stunde nach Injektion erneut die Aktivität gemessen. Da für die Quantifizierung die Aktivitäten in Striatum und Kleinhirn gemessen werden mußten, erforderte das begrenzte axiale Gesichtsfeld eine spezielle Technik für dynamische Messungen. Die Datenakquisition erfolgte in 2 alternierenden Positionen der Patientenliege, so daß diskontinuierlich gemessen wurde. Tabelle 1 zeigt den vorgesehenen zeitlichen Ablauf des Protokolls. Abb. 1 verdeutlicht, zu welchen Zeiten die Aktivitäten in den beiden Bettpositionen gemessen wurden. Die Verzögerungen nach jedem Meßintervall ist durch die notwendigen Initialisierungen des Scanners für die nächste Messung bedingt. Die Untersuchung der Patienten erfolgte nach intravenöser Injektion von 275 ± 80 MBq [^{18}F]-MSlP. [^{18}F]-MSP wurde nach der Methode von Hamacher et al. (1991) mit einer spezifischen Aktivität von 215 T Bq/mmol hergestellt.

Zur Quantifizierung der Anreicherung im Striatum und Cerebellum wurden in den Bildern Regionen definiert. Abbildung 2 zeigt eine solche Regionalisierung. Das Striatum wurde als Nucleus caudatus und Putamen in den Bildern aus der Spätphase der Verteilung des Tracers definiert. Diese Strukturen wurden in mehreren Schichten identifiziert und volumengewichtete Mittelwerte berechnet. Die Definition der Region für das Cerebellum erfolgte in Bildern der frühen Verteilungphase.

Abbildung 3 zeigt eine typische Auftragung des Verhältnisses zwischen Striatum- und Cerebellumaktivität. Die Literatur beschreibt einen zeitlich linearen Anstieg des Striatum-Cerebellum-Quotienten für stark irreversible D_2-Liganden aus

Tabelle 1. Meßprotokoll für die PET-Untersuchung

Frame	Start [min p.i.]	Dauer [min]
1	2	3
2	10	5
3	22	7
4	38	12
5	180	30

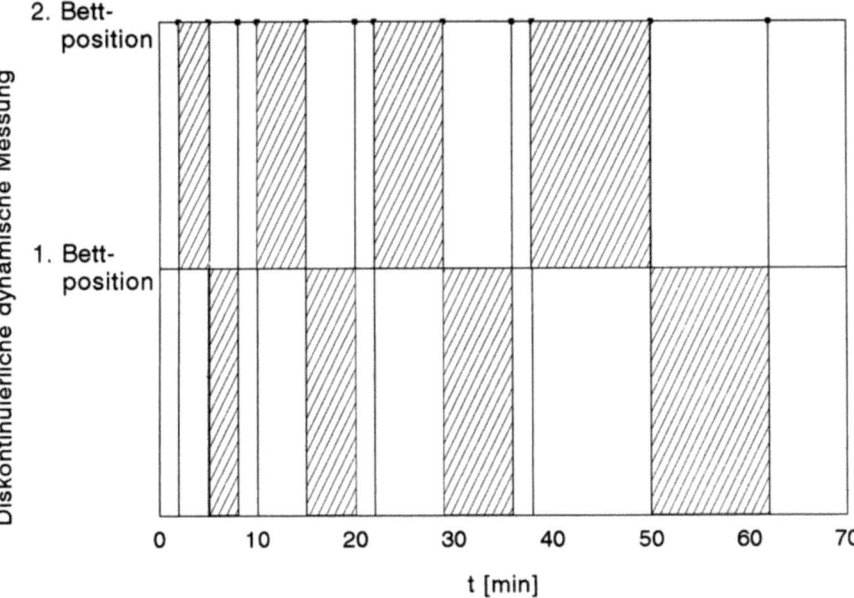

Abb. 1. Meßintervalle für die Untersuchung in 2 alternierenden Bettpositionen

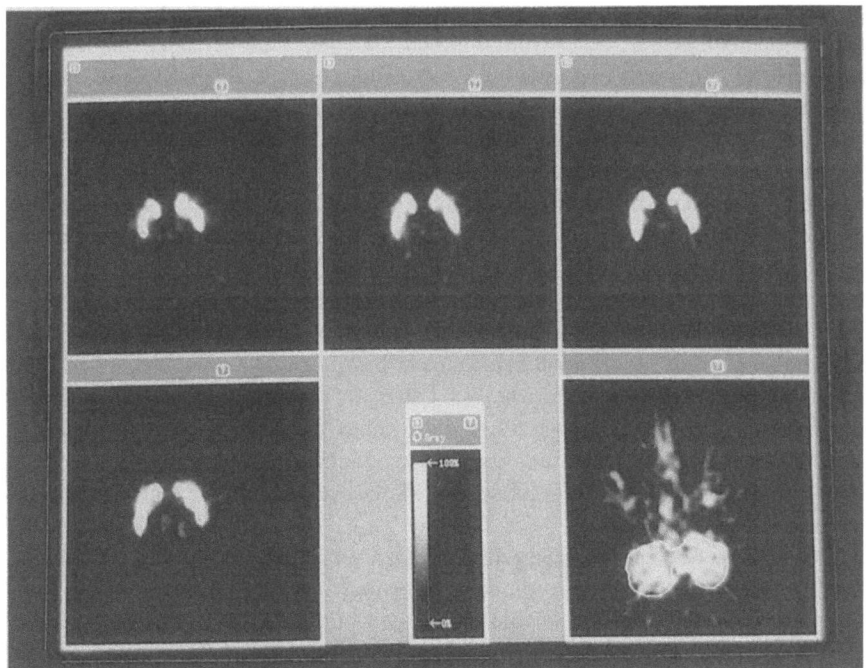

Abb. 2. Regionen für Striatum und Cerebellum

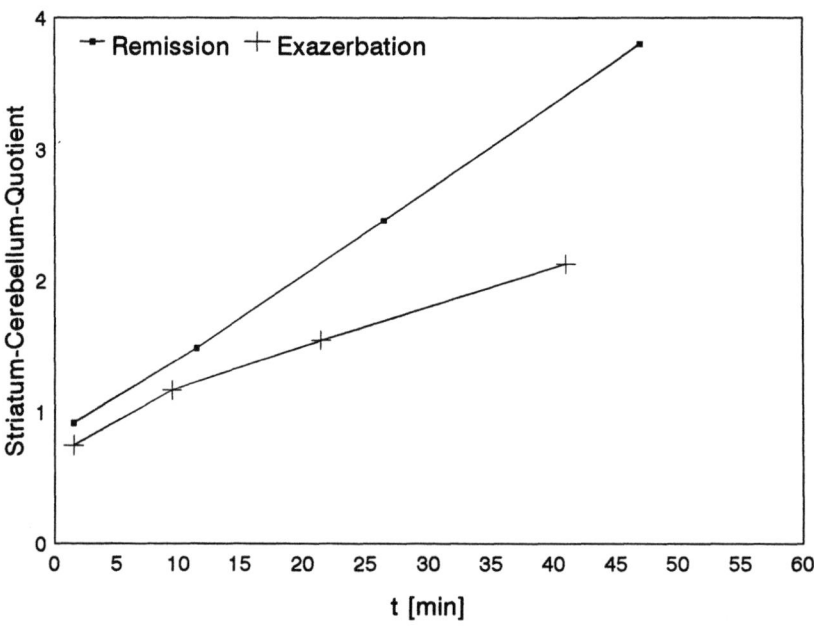

Abb. 3. Zeitabhängigkeit des Striatum-Kleinhirn-Quotienten

der Gruppe der Alkylspiperone (Wolkin et al. 1989, Wienhard 1991). Während der Untersuchungen an den psychiatrischen Patienten kam es zu kleinen Abweichungen der zeitlichen Meßintervalle von dem vorgesehenen Protokoll. Ebenso war eine Messung während der 4. Stunde nach Injektion nicht bei allen Patienten durchführbar. Daher wurde eine lineare Regression für die zeitliche Entwicklung des Striatum-Cerebellum-Quotienten berechnet. Die Quotienten zwischen der 5. und 60. min nach Injektion lassen sich sehr gut an eine Gerade anpassen (Korrelationskoeffizient $r = 0{,}97\,..\,0{,}99$). Der Striatum-Cerebellum-Quotient für die 4. Stunde nach Injektion konnte nicht bei allen Patienten hinreichend gut aus dem zeitlichen Verhalten in der 1. Stunde vorhergesagt werden. Der gemessene Wert nach 40–50 min nach Injektion war jedoch in guter Übereinstimmung mit den über die lineare Regression berechneten Werten zu dem entsprechenden Zeitpunkt. Dieses Verhalten wurde bei 13 Patienten überprüft, wobei ein mittlerer Fehler von 1% auftrat. Daher erfolgte der weitere Vergleich der Untersuchungen anhand des Striatum-Cerebellum-Quotienten, der für den Zeitpunkt 45 min nach Injektion mittels linearer Regression der Meßwerte aus der 1. Stunde berechnet wurde (45-min-Quotient).

Die relative Rezeptorbelegung der Patienten wurde im Vergleich zur Belegung bei 2 nicht medizierten schizophrenen Patienten berechnet. Diese beiden Kontrollpatienten zeigten einen 45-min-Quotienten von 4,16. Die prozentuale Belegung berechnet sich als 100% weniger des Verhältnisses von Patientenquotienten (PQ) minus 1 zu dem Kontrollquotienten (KQ) minus 1. Die Quotienten werden jeweils um 1 reduziert, da die unspezifische Bindung des Tracers zu berücksichtigen ist.

$$\text{Belegung} = (1 - \frac{PQ-1}{KQ-1}) \cdot 100\%$$

Ergebnisse

Bislang wurden 8 Patienten, die die Einschlußkriterien erfüllten, untersucht. Die demographischen und klinischen Daten zeigt Tabelle 2. Alle Patienten waren jung bei einem Durchschnittsalter von 26,9 Jahren. Der psychopathologische Status der Patienten vor der 1. PET-Untersuchung war vergleichbar. 6 Patienten ließen sich

Tabelle 2. Klinische und psychopathologische Daten der mit Flupentixol behandelten schizophrenen Patienten während Untersuchung A und B

Patienten-Nr. Alter (Jahre)	Klinischer Typ nach DSM-III-R	Krankheitsdauer (Jahre)	PANSS-Profil					
			Positiv-Syndrom		Negativ-Syndrom		Allgemeine Psychopathologie	
			A	B	A	B	A	B
1/29	Paranoid in Remission	5	7	7	9	8	18	17
2/30	Desorganisiert subchronisch	7	12	12	11	11	28	27
3/23	Paranoid in Remission	2	7	7	7	7	20	16
4/33	Paranoid in Remission	12	7	22	10	14	16	41
5/24	Paranoid in Remission	7	7	21	14	10	21	40
6/21	Undifferenziert subchronisch	7	13	–	19	–	36	–
7/25	Paranoid in Remission	3	7	–	7	–	25	–
8/30	Paranoid subchronisch	2	7	–	20	–	21	–
			$\bar{x} \pm SD$					
$\bar{x} \pm SD$ 26,9 ± 4,2		$\bar{x}$ 5,6	8,3 ± 2,6	13,8 ± 7,3	12,1 ± 5,1	10 ± 2,7	23,1 ± 6,4	28,2 ± 12

als paranoider und 2 Patienten als desorganisierter bzw. undifferenzierter Typ einer Schizophrenie diagnostizieren. Der Verlaufstyp war bei 5 Patienten als in Remission und bei 3 Patienten als subchronisch zu beschreiben. Die Dauer der psychotischen Erkrankung wurde danach bestimmt, wieviel Zeit seit dem Auftreten erster prodromaler Symptome bis zum Zeitpunkt der ersten PET-Untersuchung verstrichen war. Danach hatten die Patienten eine Verlaufsdauer ihrer Erkrankung von wenigstens 2 Jahren, während denen sie mehrere psychotische Episoden erlitten hatten und mit neuroleptisch wirksamen Substanzen behandelt worden waren.

Die PANSS-Werte der 8 in die Studie eingeschlossenen Patienten zeigt Tabelle 2. Bei Untersuchung A betrug der mittlere Wert für das Positivsyndrom 8,3 (range 7–13) und für das Negativsyndrom 11,1 (range 7–20). Angesichts dessen, daß die Mittelwerte bei schizophrenen Patienten (basierend auf einem Untersuchungskollektiv von 240 behandelten stationären schizophrenen Patienten) für das Positivsyndrom 19,86 und für das Negativsyndrom 21,75 betrugen, waren die 8 Patienten zum Untersuchungszeitpunkt A nur mäßig krank. Die Werte des positiven und negativen Syndroms zum Untersuchungszeitpunkt B ergaben, daß 3 Patienten (Nr. 1–3) einen stabilen Krankheitsverlauf aufwiesen, während 2 Patienten (Nr. 4 und 5) mit einer akuten psychotischen Exazerbation auch deutlich erhöhte PANSS-Werte zeigten. Drei weitere Patienten (Nr. 6, 7 und 8), die erst kürzlich die erste PET-Untersuchung erhielten, befinden sich noch in der 1jährigen Verlaufsbeobachtung.

Ähnlich psychopathologische Ergebnisse wie mit der PANSS (s. Tabelle 3) fanden sich auch in der Paranoid-Depressivitätsskala, einem Selbstbeurteilungsverfahren zur Feststellung ängstlich-depressiver und mißtrauischer Verfassung. Ein Rohwert von 7 auf der paranoiden Skala liegt noch im Normalbereich. Der ge-

Tabelle 3. Klinische und psychopathologische Daten der mit Flupentixol behandelten schizophrenen Patienten während Untersuchung A und B

Patienten-Nr. Alter (Jahre)	PD-S-Profil				CGI		GAF	
	Score P		Score D					
	A	B	A	B	A	B	A	B
1/29	3	13	2	2	4	4	75	80
2/30	15	9	10	8	5	5	75	80
3/23	0	0	3	5	3	5	85	95
4/33	8	38	2	34	4	7	91	20
5/24	2	10	3	14	4	7	65	25
6/21	0	–	4	–	5	–	62	–
7/25	3	–	11	–	4	–	85	–
8/30	3	–	12	–	5	–	55	–
$\bar{x} \pm SD$ 26,9 ± 4,2	$\bar{x}$ 4,3 ± 5,0	± SD 12 ± 15,1	$\bar{x}$ 5,9 ± 4,3	± SD 12,6 ± 12,8			$\bar{x}$ 74 ± 12,6	± SD 60 ± 35

fundene Mittelwert von 4,3 (range 2–15) zeigte, daß sich die 8 Patienten bei Untersuchung A auch selbst als nur mäßig krank beurteilten. Der 2. PD-S-Score des Patienten Nr. 4 (des ersten Patienten mit einer akuten psychotischen Exazerbation) zeigte gegenüber dem 1. Wert einen deutlichen Anstieg, während der 2. Wert des Patienten Nr. 5 (des 2. Patienten mit einer akuten psychotischen Exazerbation) sich nur mäßig erhöhte. Ähnliche Resultate ließen sich feststellen mit der Clinical Global Impressions-Skala (7 Grade, 1–7, 1 = sehr gut gebessert, und 7 = sehr viel schlimmer), wie auch mit der Global Assessment of Functioning-Skala. Hohe Werte auf dieser kontinuierlich von 0–100 abgestuften Skala zeigen eine deutliche Verbesserung bezüglich der Lebensanpassung und der Unabhängigkeit. Insbesondere die Patienten Nr. 4 und 5 verschlechterten sich deutlich in den GAF-Werten.

Tabelle 4 zeigt die Werte für das Positivsyndrom des PANSS-Profils, die Flupentixoldosishöhe, den Quotienten Striatum:Cerebellum und die Rezeptorbelegung (%) der mit Flupentixol behandelten schizophrenen Patienten. Das Verhältnis der spezifischen (im Striatum) gegenüber der unspezifischen (Cerebellum) Radioaktivität lag zwischen 2,25 und 3,93 zum Untersuchungszeitpunkt A und zwischen 2,26 und 3,17 zum Untersuchungszeitpunkt B. Entsprechend betrug die berechnete Rezeptorbelegung von Fluanxol zwischen 6 und 60% zum Untersuchungszeitpunkt A und zwischen 30 und 59% zum Untersuchungszeitpunkt B. Die Werte der beiden Patienten (Nr. 1 und 2) mit stabiler und vergleichbarer Psychopathologie ergaben folgende Konstellation (Abb. 4): Zum Zeitpunkt der beiden PET-Untersuchungen nahm die Rezeptorbelegung des Patienten Nr. 1 ab, während die Rezeptorbelegung des Patienten Nr. 2 anstieg. Die Flupentixolaufnahme des Patienten Nr. 5 (des 2. Patienten mit einer akuten Exazerbation einer Psychose) stieg ebenfalls an. Unglücklicherweise konnte die 2. PET-Untersuchung für den

Tabelle 4. PANSS-Ergebnisse, Flupentixol-Dosis, Striatum-Cerebellum-Quotient und D_2-Rezeptorbelegung der mit Flupentixol behandelten schizophrenen Patienten

Patienten-Nr. Alter (Jahre)	PANSS-Profil Positiv-Syndrom A	B	Flupentixol-Dosis (mg/2 Wochen)	Quotient Striatum: Cerebellum A	B	Plupentixol-Belegung [%] A	B
Patienten ohne psychotische Exazerbation (1. + 2. PET)							
1/29	7	7	20	2,25	3,09	60	33
2/30	12	12	12	3,56	3,17	17	30
3/23	7	7	12	3,93	–	6	–
Patienten mit psychotischer Exazerbation (1. + 2. PET)							
4/33	7	22	14	3,50	–	19	–
5/24	7	21	12	3,67	2,26	14	59
Patienten mit Psychose in Remission (1. PET)							
6/21	13	–	40	3,66	–	14	–
7/25	7	–	30	2,84	–	41	–
8/30	7	–	40	3,11	–	32	–

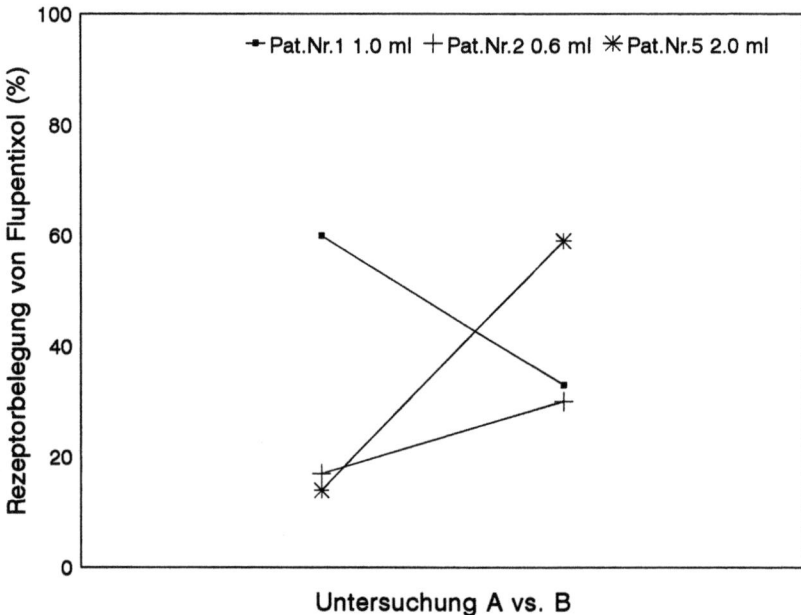

Abb. 4. Vergleich der D_2-Rezeptorbelegung zwischen Untersuchung A und B

Patienten Nr. 3 und Nr. 4 (der 1. Patient mit einer akuten psychotischen Exazerbation) wegen technischer Probleme nicht durchgeführt werden.

Abbildung 5 zeigt die Rezeptorbelegung von 2 unbehandelten Patienten (Kontrollen) und die Belegung der 8 Studienpatienten zum Untersuchungszeitpunkt A in Bezug auf die Flupentixoldosishöhe. Dabei fand sich keine Beziehung zwischen der Dosishöhe und den Rezeptorbelegungen.

Vorläufige Schlußfolgerungen

Aufgrund der bisherigen Ergebnisse läßt sich weder ein konsistentes Muster noch eine plausible Beziehung zwischen psychopathologischem Status und dem Striatum-Cerebellum-Quotienten erkennen. Darüberhinaus findet sich kein schlüssiger Hinweis für die Vermutung, daß sich die striatale D_2-Rezeptorbelegung von Flupentixol zustandsabhängig ändert. Der Patient, der auch während der akuten psychotischen Exazerbation untersucht wurde, zeigte eine größere Rezeptorbelegung durch Fluanxol, obwohl eigentlich das Gegenteil zu erwarten war. Die beiden Patienten mit stabilem psychopathologischem Befund entwickelten sich bei einem Vergleich der Untersuchung A und B unterschiedlich. Patient Nr. 1 bot eine steigende und Patient Nr. 2 eine sinkende Rezeptorbelegung durch Fluanxol. Bevor aus diesen Ergebnissen bestimmte Schlußfolgerungen gezogen werden können,

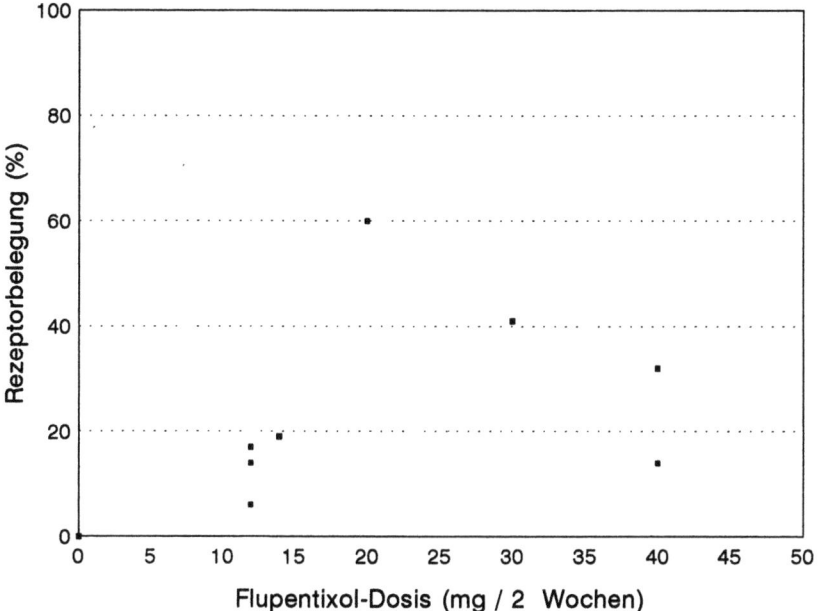

Abb. 5. Beziehung von D_2-Rezeptorbelegung und Flupentixoldosis bei Untersuchung A

sind weitere Untersuchungsdaten von Patienten mit beiden PET-Untersuchungen notwendig.

Diskussion

Farde:

Fluoromethylspiperon ist kein sehr guter Ligand für Messungen der Rezeptorbesetzung. Die Bestimmung nach 45 min unterschätzt die tatsächliche Bindung erheblich, weil in der Frühphase der Bindung von Fluoromethylspiperon die Anflutung, also K1, der geschwindigkeitsbestimmende Faktor ist. Selbst bei einer dramatischen Reduktion der Anzahl verfügbarer Rezeptoren ist daher die durch K1 definierte Passage der Blut-Hirn-Schranke der limitierende Schritt.

In der Frühphase wird sich daher die Rezeptorbesetzung durch ein Neuroleptikum nicht in einem dramatisch reduzierten Quotienten niederschlagen. Bei Fluoromethylspiperon betrifft das die ersten paar Stunden. Wenn man diesen Liganden zur Bestimmung der Rezeptorbindung verwendet, muß man den Verlauf der Radioaktivität etwa 24–30 h lang verfolgen, um den Gleichgewichtszustand zu erreichen. Erst dann ist K1 nicht mehr der geschwindigkeitsbestimmende Schritt für die Aufnahme durch die Basalganglien.

Gaebel:

Wie lang war die Beobachtungsphase insgesamt?

Ebel:

Die Beobachtungszeit erstreckte sich auf 1 Jahr und 3 Monate. In dieser Zeit traten bei 8 Patienten 2 Rückfälle auf.

Literatur

Arnett CD, Fowler JS, Wolf AP et al. (1985) ^{18}F-N-Methylspiperone: the radioligand of choice for PET studies of the dopamine receptor in human brain. Life Science 36:1359

Coppens, HJ, Sloof CJ, Paans AMJ, Wiegmann T, Vaalburg W, Korf J (1991) High decentral D_2-dopamine receptor occupancy as assessed with positron emission tomography in medicated but therapy-resistant schizophrenia patients. Biol Psychiatry 29:629–634

Farde L, Hall H, Ehrin E, Sedvall G (1986) Quantitative analysis of D_2-dopamine receptor binding in the living human brain by PET. Science 231:258–261

Farde L, Wiesel F-A, Halladin C, Sedvall G (1988) Central D_2-dopamine receptor occupancy in schizophrenic patients treated with antipsychotic drugs. Arch Gen Psychiatry 45:71–76

Farde L, Wiesel F-A, Nordström A-L, Sedvall G (1989) D_1- and D_2-dopamine receptor occupancy during treatment with conventional and atypical neuroleptics. Psychopharmacology 99:528–531

Hamacher K, Nebeling B, Coenen HH, Stöcklin G (1991) ^{18}F-N-Methylspiperone: Direct nucleophilic ^{18}F-fluorination of N-methyl-4-nitrospiperone for remote controlled routine production of n.c.a. ^{18}F-MSP.J Label Compds Radiopharm 30:353–354

Hietala J (1991) Striatal D_2 dopamine receptor characteristics in neuroleptic-naive schizophrenic patients studied with positron emission tomography. Paper presented at the International Society of Biological Psychiatry, Florence, Italy, June

Huang SC, Barrio JR, Phelps ME (1984) Neuroreceptor assay with positron emission tomography: Equilibrium versus dynamic approaches. J Cereb Blood Flow Metab 6:515–521

Martinot J-L, Peron-Magnan P, Huret J-D et al. (1990) Striatal D_2 dopaminergic receptors assessed with positron emission tomography and (^{76}Br) Bromospiperone in untreated schizophrenic patients. Am J Psychiatry 147:44–50

Martinot JL, Paillière-Martinot ML, Loc' HC et al. (1990) Central D_2 receptor blockade and antipsychotic effects of neuroleptics. Preliminary study with positron emission tomography. Psychiatry Psychobiol 5:231–240

Mintun MA, Raichle ME, Kilbourn MR, Wooten GF, Welch, MJ (1984) A quantitative model for the in vivo assessment of drug binding sites with positron emission tomography. Ann Neurol 15:217–227

Sedvall G (1990) PET imaging of dopamine receptors in human basal ganglia. Relevance to mental illness. Trends in Neuroscience 13:302–308

Sedvall G (1992) The current status of PET scanning with respect to schizophrenia. Neuropsychopharmacology 7:41–54

Stöcklin G (1991) Radioligands for PET studies of D_2-receptors: Butyrophenone and ergot derivates. In: Baron et al. (eds) Brain dopaminergic systems: Imaging with positron emission tomography. Kluwer Academic, Dordrecht London New York, pp 5–22

Wagner HN, Burns HD, Dannals RF et al. (1983) Imaging dopamine receptors in the human brain by positron tomography. Science 221:1264–1266

Wienhard K (1991) Modelisation: Application to the D_2 receptors. In: Baron et al. (eds) Brain Dopaminergic Systems: Imaging with Positron Emission Tomography, Kluwer Academic, Dordrecht London New York, pp 85–95

Wienhard K, Coenen HH, Pawlik G et al. (1990) PET studies of dopamine receptor distribution using [^{18}F] Fluoroethylspiperone: Findings in disorders related to the dopaminergic system. J Neuronal Transm 81:195–202

Wolkin A, Brodie JD, Barouche F, Rotrosen J, Wolf A, Smith M, Fowler JS (1989) Dopamine receptor occupancy and plasma haloperidol levels. Arch Gen Psychiatr 46:482–483

Wong DF, Gjedde A, Wagner HN, Dannals RF, Douglass KH, Links JM, Kuhar MJ (1986) Quantification of neuroreceptors in the living human brain: Inhibition studies of receptor density and affinity. J Cereb Blood Flow Metab 6:147–153

Bildliche Darstellung
von Neurotransmitterinteraktionen in vivo
mittels PET*

G. S. Smith, S. L. Dewey, J. D. Brodie, E. J. Bartlett, Ph. Simkowitz, R. Riedel,
H. Fujita, R. Cancro und A. P. Wolf

Einleitung

Als Konsequenz der Erkenntnis, daß Verhalten die gemeinsame Endstrecke einer komplexen Abfolge neurochemischer und neurophysiologischer Prozesse ist, konzentrierten sich frühe PET-Studien (PET = Positronenemissionstomographie) auf die Verwendung von Tracern des Glukosestoffwechsels und der Durchblutung, die jene Prozesse gleichsam als biochemisches Endergebnis widerspiegeln. In der Erforschung psychotischer Erkrankungen führte diese Schwerpunktsetzung zu Querschnittvergleichen zwischen psychiatrischen Populationen und Kontrollgruppen unter Stimulationsbedingungen einerseits (z. B. Gur et al. 1987) oder therapeutischer Intervention andererseits (z. B. Wolkin et al. 1985). Zwar ließen sich schizophrene Patienten anscheinend durch solche metabolischen Studien mit bildgebenden Verfahren in ihrer funktionellen Organisation von Gesunden unterscheiden (Volkow 1986; Buchsbaum 1982), doch lieferte erst die Entwicklung positronenmarkierter Rezeptorliganden das notwendige Instrumentarium für das Verständnis der Ursachen dieser funktionellen Unterschiede und der neurochemischen Phänomene unter der Therapie.

Die Analyse, wie sich nach einem pharmakologischen Stimulus die Bindung spezifischer Liganden verändert, ist nämlich der Grundgedanke einer Strategie, um festzustellen, ob eine bestimmte Substanz in einer bestimmten klinischen Situation pharmakologisch aktiv bzw. bei einem bestimmten Patienten therapeutisch wirksam ist. Seinen Ursprung hat dieses Konzept in der klassischen biochemischen Strategie zur Messung der Aktivität eines „unsichtbaren" Prozesses, z. B. einer enzymatischen Reaktion, indem man in vitro Enzyme so miteinander koppelt, daß ein meßbares Produkt entsteht, welches der betreffenden „unsichtbaren" Aktivität äquivalent ist. In vivo entspricht dies folgender Situation: Man bestimmt die pharmakologische Aktivität eines HMGCoA-Reduktasehemmers, der das Enzym blockiert, das für die Umwandlung von β-Hydroxy-β-methylglutaryl-CoA zu Mevalonsäure (2 essentiellen Zwischenprodukten der Steroidbiosynthese) verantwortlich ist, indem man die Veränderung des Cholesterinserumspiegels mißt. Wir nutzen diese biochemischen Prinzipien für eine neue Strategie, indem wir mittels PET und unter

---

* Teilweise unterstützt durch DOE/OHER, NIH: NS15638, NS15380, MH49936, MH47277, MH49165, RR0096 und die National Alliance for Research in Schizophrenia and Depression (NARSAD, „Established Investigator Award" für S. L. Dewey und „Young Investigator Award" für G. S. Smith und P. Simkowitz).

Zuhilfenahme verschiedener radioaktiv markierter Substanzen und spezifischer pharmakologischer Stimuli untersuchen, ob ein Neurotransmitter ein zweites funktionell gekoppeltes Neurotransmittersystem moduliert oder von diesem moduliert wird. Dieser experimentelle Ansatz mittels PET hatte seinen Ursprung in einer einfachen Überlegung: Mißt man nur die Zahl der Rezeptoren und den Grad ihrer Besetzung, so repräsentieren diese Parameter lediglich die statischen Eigenschaften eines Neurotransmittersystems und nicht etwa seine Aktivität. Sind unsere Überlegungen richtig, so lassen sich zustandsbedingte Aktivitätsänderungen eines Rezeptorsystems auch im Falle äußerst komplizierter, für uns nicht mehr faßbarer neuronaler Vorgänge ohne weiteres sichtbar machen, indem man die Veränderung der synaptischen Konzentration eines funktionell gekoppelten Neurotransmitters mißt. Daraus folgt,

- daß die therapeutische Wirksamkeit einer psychotropen Substanz eine Reaktionsauslösung am Zielrezeptor voraussetzt (eine notwendige, aber nicht hinreichende Bedingung) und
- daß die Elastizität dieses Prozesses wahrscheinlich eine Grundeigenschaft einer normalen Reaktion auf Umwelteinflüsse ist.

Bedeutung des experimentellen Ansatzes für die Behandlung der Schizophrenie

Nach weithin akzeptierter (wenngleich schlecht belegter) Vorstellung entwickelt sich die therapeutische Wirkung von Neuroleptika während der Schizophreniebehandlung über Tage, Wochen oder gar Monate hinweg (Miller 1987). Eine derartige Verzögerung der therapeutischen Wirkung läßt sich nicht durch eine verlangsamte Blockade der zentralen Dopaminrezeptoren erklären, denn diese erfolgt innerhalb von Stunden nach Verabreichung eines Neuroleptikums (Wong 1984; Farde 1990; Nordstrom 1992). Darüber hinaus kommt es bei Absetzen der Behandlung oft erst Wochen oder gar Monate nachdem die Neuroleptikaplasmaspiegel unter die Nachweisgrenze abgesunken sind, zu einem Rezidiv (Johnson 1983). Zwar bewirkt abruptes Absetzen der Medikation bei chronisch schizophrenen Patienten im Verlauf von mindestens 7 Tagen nach der letzten Dosis des Neuroleptikums eine allmähliche Zunahme der D_2-Rezeptorenverfügbarkeit (Smith 1988; Farde 1988), die direkt mit dem Plasmaspiegel von Haloperidol korreliert (Wolkin 1989a), doch zeigen Untersuchungen aus unserem eigenen (Wolkin 1986b) sowie aus anderen Laboratorien (Coppens 1991) auch, daß die Gabe therapeutisch üblicher Neuroleptikadosen bei Respondern und Nonrespondern zur gleichen Besetzung der striatalen Dopaminrezeptoren führt. Dieser Befund deutet darauf hin, daß mangelndes Ansprechen nicht auf einer unzureichenden Besetzung der Dopaminrezeptoren beruht und stützt zusätzlich die Auffassung, daß das Ansprechen auf die Therapie möglicherweise eine Beteiligung anderer neurochemischer Prozesse einbezieht. Schließlich zeigen unsere derzeitigen Untersuchungen an normalen

Probanden nach akuter Neuroleptikagabe (5 mg Haloperidol i. m.) metabolische Effekte in weiten Bereichen des Kortex, des Subkortex und des Striatums (Bartlett et al., im Druck). Zudem waren nach 2 h – einem Zeitpunkt, zu dem die Dopaminrezeptoren maximal blockiert sind – keine Veränderungen des globalen Stoffwechsels festzustellen, wohl aber 12 h nach der Gabe von Haloperidol, wenn Homovanillinsäure ansteigt und die Rezeptoren immer noch blockiert sind (Smith et al. 1988; Wong et al. 1986; Farde 1992). Diese Effekte decken sich mit tierexperimentellen Befunden (McCulloch 1982; Pizzolato 1984) und deuten darauf hin, daß an der Reaktion auf Neuroleptika eine dynamische Interaktion zwischen dem striatalen dopaminergen System und weiteren nicht-striatalen und nicht-dopaminergen Systemen beteiligt sein muß. Diese Beobachtungen stehen im Einklang mit der Theorie, daß im Zentralnervensystem zeitabhängige Adaptationsprozesse stattgefunden haben (Friedhoff 1986a; Pickar 1988; Freed 1988) und führen zur Hypothese (aufgestellt von Friedhoff 1986a), wonach Systeme, die ihre Funktion als Antwort auf eine Rezeptorblockade weniger gut zu ändern vermögen, auch ein schlechtes Ansprechen auf eine neuroleptische Medikation erwarten lassen. Diese Befunde sprechen in Verbindung mit unseren eigenen Ergebnissen dafür, daß an der funktionellen Reaktion auf eine Neuroleptikagabe eine dynamische Interaktion zwischen dem striatalen dopaminergen System und weiteren nicht-striatalen und nicht-dopaminergen Systemen beteiligt ist und unterstreichen die Bedeutung von Forschungskonzepten zur Messung der dynamischen Eigenschaften der zerebralen Reaktion (d. h. der Auswirkungen der Rezeptorbindung auf die Aktivität separater, aber funktionell gekoppelter Neurotransmittersysteme). Wir verfolgten deshalb nicht eine Strategie, die auf der isolierten Messung der statischen Eigenschaften striataler Dopaminrezeptoren beruht, sondern zogen es vor,

- die dynamischen Eigenschaften des Dopaminsystems zu bestimmen, indem wir untersuchten, inwieweit es die funktionell mit ihm gekoppelten Neurotransmitter zu modulieren vermag, und
- zu messen, wie es selbst von anderen Neurotransmittern moduliert wird.

Die Symptomatik und das Ansprechen auf die Behandlung kann auch mit anderen Faktoren zusammenhängen, z. B. mit der Integrität extrastriataler Dopaminsysteme oder anderer Neurotransmittersysteme, die funktionell mit Dopamin gekoppelt sind und von denen man zeigen konnte, daß sie bei Schizophrenie verändert sind bzw. auf Neuroleptika ansprechen. Neurotransmittersysteme, die zu untersuchen wegen ihrer neurophysiologischen Funktion und klinischen Bedeutung logisch erscheint, sind GABA, Serotonin und Acetylcholin. Wir begannen unsere Untersuchungen der Interaktionen von Neurotransmittern, nachdem wir sichergestellt hatten, daß die radioaktiven Tracer [^{11}C]-Benztropin und [^{18}F]-NMSP geeignete Liganden für den cholinergen Muskarinrezeptor bzw. den striatalen Dopaminrezeptor sind. Dazu gehörte der Beweis der spezifischen und selektiven Bindung an den betreffenden Rezeptor, die Ermittlung der Variabilität bei wiederholter Messung und der Nachweis der Sensitivität der Tracer gegenüber Änderungen der Konzentration derjenigen endogenen Neurotransmitter, mit denen sie konkurrieren (Dewey et al. 1990a, 1991; Volkow et al. 1993a, b). Diese anfänglichen Studien konzentrierten sich auf das neuroanatomisch und neurochemisch gut definierte extrapyramidalmotorische System, in den folgenden Untersuchungen wurden dagegen unter Verwendung von radioaktiven Tracern mit einer größeren neuroanatomischen Verteilung die Interaktionen im Kortex gemessen.

Untersuchungen von Neurotransmitterinteraktionen an nichthumanen Primaten und am Menschen

Wechselwirkungen zwischen Neurotransmittern wurden in neuroanatomischen, physiologischen und pharmakologischen Untersuchungen dokumentiert, auch klinische Phänomene lassen auf ihre Existenz schließen. Zwar sind sie für das Striatum genauer charakterisiert, doch gibt es Hinweise dafür, daß solche Interaktionen auch auf kortikaler und limbischer Ebene stattfinden. Die Ursprungszellkörper der kortikalen und limbischen dopaminergen, serotonergen und cholinergen Systeme befinden sich im Mittelhirn (Substantia nigra und ventrales Tegmentum für das Dopaminsystem und Raphekerne für das Serotoninsystem) sowie im basalen Vorderhirn (mediales Septum, vertikaler Schenkel des Diagonalbandkerns und Nucleus basalis Meynert für das cholinerge System) (Dahlstrom u. Fuxe 1964; Lindvall u. Bjorklund 1974; Steinbush 1981; Mesulam et al. 1983). GABAerge Neuronen des Striatums und Pallidums ziehen zu dopaminergen Neuronen der Substantia nigra und des ventralen Haubendachs (z. B. Smith u. Bolam 1990; Kubota et al. 1987). Mit neuroanatomischen Methoden (u. a. elektronenmikroskopisch) ließen sich Verbindungen zwischen den Ursprungszellkörpern dopaminerger, cholinerger und serotonerger Systeme nachweisen. Dies weist darauf hin, daß es auch auf der Ebene der Zellkörper zu Neurotransmitterinteraktionen kommen kann (z. B. Jones u. Cuello 1989; Zaborszky et al. 1989; Herve et al. 1987; Fibiger u. Miller 1977). Für das cholinerge und das serotonerge System wurden diffuse kortikale Projektionen beschrieben, während sich die dopaminergen Projektionen auf wenige Stellen beschränken (dorsolateraler und orbitaler präfrontaler Kortex, prämotorischer und motorischer Kortex, obere und untere Schläfenhirnwindungen). In Übereinstimmung mit diesen Projektionen wurden im gesamten zerebralen Kortex, im Mandelkern und im Hippocampus hohe bis mittlere Konzentrationen serotonerger und cholinerger Rezeptoren beschrieben (Hoyer et al. 1987; Cortes et al. 1984, 1987).

Die Subtypen m4 und m1 des Muskarinrezeptors finden sich im zerebralen Kortex, der Subtyp m2 im medialen Septumbereich, in den Diagonalbandkernen, im Bulbus olfactorius und den Brückenkernen (Buckley et al. 1989; Vilario et al. 1991). Im Dopaminsystem sind mittlere Konzentrationen von D_1-Rezeptoren diffus verteilt im zerebralen Kortex, im Mandelkern und im Hippocampus nachzuweisen; D_2-Rezeptoren wurden in wesentlich geringerer Dichte beschrieben (etwas höher im temporalen und frontalen Kortex) (Camps et al. 1989; Cortes et al. 1989). Die höchsten mRNA-Konzentrationen für D_1- und D_2-Rezeptoren befinden sich im Striatum, während D_3-mRNA in Regionen anzutreffen ist, die mit dem limbischen

Tabelle 1. Neurotransmitterinteraktionen

	GABA	ACh	DA	5-HT
GABA	–	⇑⇑	⇓⇓	⇓⇓
Acetylcholin (AcH)	⇑⇑	–	⇓⇓	⇓⇓
Dopamin (DA)	⇓⇓	⇓⇓	–	⇓⇓

System assoziiert sind (z. B. Nucleus accumbens, Tuberculum olfactorium, Hippocampus, Septumkerne und Mamillarkerne des Hypothalamus – alle diese Strukturen mit Ausnahme des Hippocampus lassen sich angesichts der begrenzten Auflösung der PET nicht darstellen). D_4- und D_5-mRNA ist in höherer Dichte im frontalen Kortex bzw. Hippocampus und in geringerem Umfang im Striatum zu finden (Van Tol et al. 1991; Bunzow et al. 1988; Sokoloff et al. 1990; Bouthenet et al. 1991; Fremeau et al. 1991; Meador-Woddruff et al. 1989). $GABA_A$-, Benzodiazepin- und $GABA_B$-Rezeptoren finden sich diffus über sämtliche kortikalen und limbischen Felder verteilt; relativ hohe Dichten liegen in der Substantia nigra, den Mandelkernen und im Kleinhirn vor (Bowery et al. 1987; Zezula et al. 1988). Ähnlichkeiten in der Organisation der kortikalen Schichtung dieser Rezeptoren lassen darauf schließen, daß diese Systeme auch auf der Ebene der terminalen Projektionsfelder interagieren (Luabeya et al. 1984). Tabelle 1 faßt die Wechselwirkungen zwischen den betreffenden Neurotransmittern zusammen.

Modulation der Dopaminaktivität durch Acetylcholin und GABA

Acetylcholin-Dopamin-Interaktion

Um den Effekt einer zentralen cholinergen Blockade auf die Verfügbarkeit striataler Dopaminrezeptoren zu bestimmen, erhielten 4 Paviane im Abstand von 1 Woche jeweils 2 Injektionen von [^{18}F]-NMSP (Dewey et al. 1990a). Beim 2. Mal wurde den Tieren 60 min vor Gabe des Isotops 0,2 mg/kg Benztropin i. v. injiziert. Die Rezeptorverfügbarkeit wurde im Striatum um 13% reduziert, im Kleinhirn (dem Referenzbereich für Änderungen der unspezifischen Bindung) blieb sie unverändert. Die metabolitenkorrigierte Plasma-Aufnahmefunktion und die Metabolisierungsrate von [^{18}F]-NMSP im Plasma blieben konstant. Derselbe Versuch wurde an gesunden Probanden durchgeführt (Dewey et al. 1988). Benztropin (2,0 mg i. v.) wurde 60 min vor der Injektion von [^{18}F]-NMSP verabreicht. Die Aufnahme von [^{18}F]-NMSP in das Striatum wurde um durchschnittlich 10% verringert, im Kleinhirn blieb sie unverändert. Die Analyse der Plasmametaboliten ergab, daß Benztropin den Stoffwechsel von [^{18}F]-NMSP nicht veränderte.

Eine der möglichen Interpretationen dieser Befunde geht von der Anatomie des nigro-striatalen Systems aus. Aufgrund der nigro-striatalen Verbindungen hat die cholinerge Blockade die synaptische Verfügbarkeit von Dopamin im Striatum verringert, indem sie die Erregung von GABA-Neuronen hemmte (Bunney u. Aghajanian 1976). Die Zunahme der dopaminergen Aktivität führte zu einer abnehmenden Verfügbarkeit striataler Dopaminrezeptoren. Der Befund, daß die Zunahme der Dopaminrezeptorbindung nach Applikation eines GABA-Agonisten (THIP) durch den Muskarinrezeptorantagonisten Atropin blockiert werden konnte, spricht zusätzlich für die Bedeutung der cholinergen Erregung von GABA-Neuronen. Atropin allein zeigte diesen Effekt nicht (Ferkany u. Enna 1980). Der im nächsten Abschnitt beschriebene Versuch mit Scopolamin/[^{11}C]-Raclopid diente zur Prüfung der alternativen Möglichkeit, daß die Gabe einer pharmakologisch wirksamen Dosis von Benztropin die Dopaminaktivität auf direktem Wege durch Hemmung der Wiederaufnahme von Dopamin steigerte.

Das [^{18}F]-NMSP/Benztropin-Experiment wurde wiederholt, wobei jedoch

- ein radioaktiver Tracer mit höherer Spezifität und geringerer Affinität für den D$_2$-Rezeptor ([^{11}C]-Raclopid) und
- ein Muskarinantagonist mit einem selektiveren Wirkungsmechanismus (Scopolamin) verwendet wurde.

Die PET-Studien fanden an gesunden männlichen Kontrollprobanden statt. Es wurden 2 [^{11}C]-Raclopid-Szintigramme registriert, eines vor und eines 30 min nach Verabreichung von Scopolamin (0,007 mg/kg i. v.). Die [^{11}C]-Raclopidbindung sank im Striatum, nicht jedoch im Cerebellum. Es kam zu einer signifikanten Verringerung des Striatum-Kleinhirn-Quotienten (19%), die höher war als die Test-Retest-Variabilität des Liganden (5%). Die metabolitenkorrigierte Plasma-

Tabelle 2. Studien zur Acetylcholin-Dopamin-Interaktion. Effekt einer Vorbehandlung mit Scopolamin (0,007 mg/kg i. v., 60 min) auf die Bindung von [^{11}C]-Raclopid. Analyse des Verteilungsvolumens

Studie	Verhältnis Striatum/Cerebellum	Änderung [%]
005	2,82 2,23	−21
011	3,66 3,07	−16
012	4,04 3,20	−21
013	3,77 3,34	−11
014	4,62 3,91	−15

Aufnahmefunktion und die Metabolisierungsrate des Tracers wurden durch die Wirkstoffgabe nicht beeinflußt. Diese Ergebnisse stehen im Einklang mit der Physiologie des nigro-striatalen Dopaminsystems und mit den Resultaten des [^{18}F]-NMSP/Benztropin-Versuchs. Die Befunde mit [^{11}C]-Racloprid/Scopolamin sind in Tabelle 2 dargestellt.

GABA-Dopamin-Interaktion

GABA ist der wichtigste hemmende Neurotransmitter im Gehirn, seine Konzentration ist 200- bis 1000mal höher als die von Dopamin, Acetylcholin und Serotonin (McGeer u. McGeer 1989). Die GABAerge Hemmung von Dopamin im Striatum ist gut belegt (z. B. Bunney u. Aghajanian 1976). Die dopaminergen Neuronen sowohl der Substantia nigra als auch des ventralen Haubendachs sprechen auf pharmakologisch induzierte Änderungen der GABA-Aktivität an (z. B. Wood 1982; Kalivas et al. 1990). Neben der neurophysiologischen Bedeutung von GABA für die Modulation der dopaminergen Aktivität ergeben sich auch Implikationen für die Pathophysiologie und die Behandlung der Schizophrenie. Zurückliegende Studien konnten im Hirngewebe und im Liquor schizophrener Patienten GABAerge Störungen nachweisen (z. B. Benes et al. 1992; Perry et al. 1979; Thaker et al. 1987). Eine neuroleptische Langzeitbehandlung führte bei Ratten zu einem verminderten GABA-Umsatz im Striatum (Mao et al. 1977; Gale u. Casu 1980). Schließlich geht die Potenzierung des GABA-Effekts mit einer klinischen Wirkung einher und stellt möglicherweise einen alternativen Weg zur Verringerung der Dopaminaktivität dar (entweder allein verabreicht oder kombiniert mit einer niedrigeren Neuroleptikadosis). Therapiestudien mit Benzodiazepinen, GABA-Transaminase-Hemmern (GABA-T-Hemmern) und GABA-Agonisten haben ermutigende Resultate bei minimalen Nebenwirkungen erbracht (s. Übersichtsarbeit von Wolkowitz u. Pickar 1991; ferner Tamminga et al. 1983; Stahl et al. 1985; Thaker et al. 1987). Diese grundlegenden neurologischwissenschaftlichen und klinischen Erörterungen gaben den Anstoß für die Erforschung der GABAergen Modulation von Dopamin beim Pavian (Dewey et al. 1992a, b). Zur Messung der GABA-Dopamin-Interaktion wurden 2 selektive Pharmaka ausgewählt, die die GABA-Aktivität über verschiedene Mechanismen verstärken.

Zum einen das Antikonvulsivum Gamma-Vinyl-GABA (GVG). GVG ist ein „Selbstmordhemmstoff" der GABA-Transaminase, jenes Enzyms, das den Abbau von GABA einleitet; dadurch erhöht es die synaptische GABA-Konzentration. Die Gabe von GVG (3 h vor der Messung 300 mg/kg i. v.) führte zu einem durchschnittlich 25%igen Anstieg des Quotienten aus striatalem und zerebellärem Verteilungsvolumen.

Zur Bestätigung dieser Befunde diente in getrennten Versuchen der häufig verschriebene Benzodiazepinagonist Lorazepam. Die Gabe von Lorazepam (30 min vor der Messung 0,75–1,5 mg i. v.) zeigte einen ähnlichen Einfluß auf die [^{11}C]-Raclopridbindung. Das Verhältnis von striatalem zu zerebellärem Verteilungsvolumen nahm im Durchschnitt um 22% zu. In beiden Fällen war die Zunah-

Tabelle 3. Studien zur GABA-Dopamin-Interaktion. Analyse des Verteilungsvolumens

Studie	Vorbehandlung	Verhältnis Striatum/Cerebellum	Änderung [%]
166A	GVG (300 mg/kg, i.v.)	2,84	
166B		3,90	37
170A	GVG (300 mg/kg, i.v.)	3,01	
170B		3,62	20
165A	GVG (300 mg/kg, i.v.)	2,70	
165B		3,24	20
171A	Lorazepam (0,75 mg/kg, i.v.)	3,15	
171B		3,39	8
172A	Lorazepam (1,00 mg/kg, i.v.)	2,76	
172B		3,59	30
177A	Lorazepam (1,25 mg/kg, i.v.)	3,20	
177B		3,90	22

me signifikant höher als die Test-Retest-Variabilität dieses Radiotracers, und die metabolitenkorrigierte Plasma-Aufnahmefunktion und die Metabolisierungsrate des Tracers wurden durch die Verabreichung des Wirkstoffs nicht beeinflußt. Diese Untersuchung war der erste mittels PET geführte Beweis einer Zunahme der Radiotracerbindung nach medikamentöser Provokation. Die Ergebnisse sind in Tabelle 3 dargestellt.

Wichtig ist es zu beachten, daß wegen des ubiquitären Vorkommens von GABA im ZNS Eingriffe in das GABA-System zu einer Vielzahl von Effekten (in den funktionell mit GABA gekoppelten Systemen) führen würden. Beispielsweise haben Läsionsversuche an Ratten gezeigt, daß die striatalen GABA-Rezeptoren sowohl mit dopaminergen als auch mit serotonergen Neuronen verbunden sind (Gale u. Casu 1981). Eine pharmakologische Verstärkung der GABA-Aktivität könnte deshalb sowohl Dopamin als auch Serotonin hemmen. Die Suppression von Serotonin würde zu einer Enthemmung von Dopamin führen und möglicherweise dem direkten Hemmeffekt auf Dopamin entgegenwirken. Wenngleich die GABAerge Verstärkung zahlreiche verschiedene Effekte hervorrufen könnte – das eben genannte Beispiel ist lediglich einer davon –, haben die Ergebnisse mit [^{11}C]-Raclopride und GVG am Pavian doch gezeigt, daß es als Nettoeffekt zu einer Reduktion der synaptischen Verfügbarkeit von Dopamin kommt. Um die Interpretation der Ergebnisse zu erleichtern, wurden mehrere Tracer für verschiedene Neurotransmitterrezeptoren zusammen mit GVG eingesetzt (siehe [^{11}C]-Benztropin-Versuch, beschrieben im nächsten Abschnitt). Dabei wurden die gleichen Versuchsbedingungen verwendet (z. B. zeitlicher Ablauf der Untersuchung und Dosierung), um die Auswirkungen einer GABA-Verstärkung auf andere funktionell gekoppelte Neurotransmittersysteme noch genauer zu charakterisieren.

Modulation der Acetylcholinaktivität durch Dopamin, Serotonin und GABA

Dopamin-Acetylcholin-Interaktion

Auch das cholinerge System ist mit der Pathophysiologie der Schizophrenie und dem Wirkungsmechanismus der Neuroleptika in Verbindung gebracht worden. Noch ist ungeklärt, ob die cholinergen Defizite durch den Krankheitsprozeß selbst zustande kommen oder ob sie die Folge einer Langzeitbehandlung mit Neuroleptika und Anticholinergika sind. Tandon u. Greden (1989) stellten die Hypothese auf, daß es im natürlichen Verlauf der Erkrankung als Anpassungsreaktion auf die zu vermutende dopaminerge Hyperaktivität zu einer cholinergen Überaktivität kommt, die für die „Negativsymptomatik" der Schizophrenie verantwortlich ist. An Autopsiegewebe wurden pathologische Veränderungen im Bereich der striatalen und limbischen cholinergen Bahnen beschrieben (McGeer u. McGeer 1977). Den möglichen Auswirkungen der medikamentösen Therapie ist insofern Rechnung zu tragen, als die chronische Verabreichung von Neuroleptika bei Ratten die Cholinacetyltransferaseaktivität im Striatum und im Hippocampus senkte und morphologische Veränderungen der cholinergen Zellkörper des Striatums und des basalen Vorderhirns hervorrief, was auf einen degenerativen Prozeß schließen läßt (Mahadik et al. 1988).

In ähnlicher Weise ließ sich zeigen, daß die akute Gabe eines Anticholinergikums bei gesunden Probanden zu kognitiven Defiziten (insbesondere von Aufmerksamkeit und Gedächtnis; Drachman u. Leavitt 1979; Flicker et al. 1990) und zu einem Hypofrontalmuster der regionalen Hirndurchblutung führt (Honer et al. 1988), das dem Bild bei schizophrenen Patienten ähnelt (z. B. Saykin et al. 1991; Goldberg et al. 1989). Den kognitiven und metabolischen Defiziten bei Schizophrenie könnte daher eine cholinerge Unterfunktion – bedingt durch die Krankheit oder die Therapie – zugrunde liegen.

Schließlich lassen sich mit bestimmten atypischen Neuroleptika, die cholinerge Rezeptoren blockieren (wie etwa Clozapin), motivationale und affektive Aspekte der Symptomatik erfolgreich behandeln (Fleischhacker et al. 1987). Um den Einfluß einer zentralen dopaminergen Blockade auf die Verfügbarkeit von Muskarinrezeptoren zu bestimmen, wurde die Bindung von [^{11}C]-Benztropin vor und 1,5 h nach Gabe von NMSP (2,8 mg/kg i. v.) beim Pavian gemessen (Dewey et al. 1990a). Die Rezeptorverfügbarkeit verringerte sich in Striatum (22%), Kortex (18%), Thalamus (18%) und Kleinhirn (9%). Die Metabolisierungsrate von ^{11}C-Benztropin im Plasma und die metabolitenkorrigierte Plasma-Aufnahmefunktion blieben unverändert. Die Ergebnisse sind in Tabelle 4 dargestellt.

Aufgrund der neuroanatomischen Beziehungen ist zu vermuten, daß die Blockade der Dopaminrezeptoren möglicherweise über die Enthemmung cholinerger Interneuronen zu einer vermehrten Freisetzung von Acetylcholin führte (Bloom et al. 1965; Connor et al. 1970). Aus der vermehrten Acetylcholinfreisetzung resultierte eine geringere Verfügbarkeit cholinerger Rezeptoren. Weniger wahrschein-

Tabelle 4. Effekt einer Vorbehandlung mit N-Methylspiperon (2,8 µg/kg i. v., 90 min) auf die Bindung von [^{11}C]-Benztropin

Versuchstier	Striatum	Cortex	Thalamus	Cerebellum
Oral	0,161	0,159	0,150	0,120
	0,140	0,134	0,140	0,115
Änderung [%]	−13,0	−15,7	−6,7	−4,2
Peace	0,222	0,180	0,198	0,153
	0,173	0,155	0,165	0,143
Änderung [%]	−21,7	−14,0	−17,0	−7,0
Leah	0,026	0,022	0,023	0,020
	0,020	0,018	0,018	0,018
Änderung [%]	−23,1	−18,2	−21,7	−10,0
Elly	0,128	0,107	0,108	0,085
	0,091	0,079	0,081	0,074
Änderung [%]	−28,8	−25,5	−25,1	−12,9

lich ist die Möglichkeit, daß die Bindung durch Konkurrenz des vermehrt anfallenden Dopamins mit [^{11}C]-Benztropin um die Dopaminwiederaufnahmestellen reduziert wurde, da die Gabe von Nomifensin, Kokain und GBR 12909 die Bindung von [^{11}C]-Benztropin nicht beeinflußte. Daraufhin wurde ein weiteres Experiment (mit dem Serotoninantagonisten Altanserin) durchgeführt, um zu untersuchen, welche Rolle die Bindung von NMSP an den Serotonin$_2$-(5-HT$_2$-)Rezeptor spielt. Auch dies würde die Freisetzung von Acetylcholin erhöhen und die Rezeptorverfügbarkeit vermindern.

GABA-Acetylcholin-Interaktion

In jüngsten Untersuchungen wurde der Einfluß von GVG auf die Bindung von [^{11}C]-Benztropin geprüft (Dewey et al. 1992b). GABA reduzierte die Dopaminaktivität, wobei vermutlich die Freisetzung beeinflußt wurde. Entsprechend den mit NMSP/[^{11}C]-Benztropin erzielten Ergebnissen war zu vermuten, daß das cholinerge Neuron enthemmt wurde und dadurch mehr Acetylcholin freisetzte. Die Bindung wurde erwartungsgemäß verringert. In diesem Fall waren jedoch, teilweise bedingt durch die allseits hohe Dichte cholinerger Rezeptoren, regionale Unterschiede zu beobachten. Die ausgeprägtesten Wirkungen fanden sich im Striatum (Reduktion um 30–78%) und im frontalen Kortex (15–27%). Die Effekte im Thalamus und im Kleinhirn waren deutlich geringer (5–10%), sie überschritten nicht die Test-Retest-Variabilität des Liganden. Der im Vergleich zu anderen Regionen stärkere Effekt im Striatum und die fehlende Wirkung im Thalamus stimmen mit neurophysiologischen Befunden überein (Scatton u. Bartholini

Tabelle 5. Studien zur GABA-Acetylcholin-Interaktion. Effekt einer Vorbehandlung mit GVG (300 mg/kg i. v., 180 min) auf die Bindung von [^{11}C]-Benztropin. Analyse des Verteilungsvolumens

Studie	Verhältnis Striatum/Cerebellum	Änderung [%]	Verhältnis Striatum/Cerebellum	Änderung [%]
BE186A	5,17	–80	1,58	–31
BE186B	1,02		1,09	
BE187A	3,81	–30	1,45	–23
BE187B	2,67		1,12	
BE202A	1,70	–24	1,41	–24
BE202B	1,30		1,07	

1980; Cosi u. Wood 1988). Die metabolitenkorrigierte Plasma-Aufnahmefunktion und die Metabolisierungsrate des Tracers wurden durch die Gabe des Medikaments nicht beeinflußt. Die Ergebnisse sind in Tabelle 5 dargestellt.

In Verbindung mit den Ergebnissen für [^{11}C]-Raclopid belegen diese Resultate, daß eine Substanz, die in erster Linie auf das GABA-System einwirkt, zur gleichen Zeit unterschiedliche Wirkungen auf 2 funktionell gekoppelte Neurotransmitter besitzt und daß diese Effekte mit der bekannten Physiologie dieser Systeme vereinbar sind.

Serotonin-Acetylcholin-Interaktion

In den geschilderten Versuchen wurde der Serotonin$_2$-(5-HT$_2$-)Rezeptor als pharmakologischer Angriffspunkt gewählt,

– weil seine Dichte relativ hoch ist und er sowohl im zerebralen Kortex als auch im Striatum neurophysiologisch von Bedeutung ist, und
– weil gerade dieser Rezeptorsubtyp bei der Schizophrenie und für den Wirkungsmechanismus atypischer Neuroleptika eine Rolle spielt (Peroutka 1989; Palacios 1990; Pazos et al. 1987; Arora u. Meltzer 1991; Meltzer 1991; Deutsch et al. 1991).

Auf eine serotonerge Funktionsstörung lassen Untersuchungen von Metaboliten im Plasma und Liquor sowie Rezeptorbindungsstudien an Thrombozyten und an postmortal entnommenem Hirngewebe schließen (s. Übersichtsarbeiten von Stahl u. Wets 1987; Mita et al. 1986; Arora u. Meltzer 1991). Hinweise darauf ergeben sich auch aus der therapeutischen Wirkung atypischer Neuroleptika (z. B. Ritanserin), deren Affinität zum 5-HT$_2$-Rezeptor höher ist als die traditioneller Neuroleptika, die lediglich eine gewisse Affinität zu kortikalen 5-HT$_2$-Rezeptoren aufweisen (Deutsch et al. 1991; Meltzer 1991; Peroutka u. Snyder 1980; Leysen et al. 1978).

Tabelle 6. Studien zur Serotonin-Acetylcholin-Interaktion. Effekt einer Vorbehandlung mit Altanserin (2,0 mg/kg i. v., 60 min) auf die Bindung von [^{11}C]-Benztropin. Analyse des Verteilungsvolumens

Studie	Verhältnis Striatum/Cerebellum	Änderung [%]
BE212A	2,78	−37
BE212B	1,74	
BE225A	3,14	−32
BE225B	2,14	
BE218A	2,82	−21
BE218B	2,23	

In einer Serie von 3 PET-Studien wurden die Auswirkungen einer Blockade serotonerger 5-HT$_2$-Rezeptoren auf die Bindung von [^{11}C]-Benztropin untersucht (Dewey et al. 1993). Die Gabe von Altanserin führte zu einer regionsspezifischen Abnahme der [^{11}C]-Benztropinbindung, die der bekannten Anatomie dieser beiden Systeme entsprach. Im Gegensatz zu den Versuchen mit GVG war eine verminderte Bindung von markiertem Benztropin nur im Striatum festzustellen; sie belief sich auf durchschnittlich 29%. Diese Abnahme war signifikant größer als die Test-Retest-Variabilität des radioaktiven Tracers. Wiederum beeinflußte das Pharmakon weder die metabolitenkorrigierte Plasma-Aufnahmefunktion noch die Metabolisierungsrate des Tracers. Die Ergebnisse sind in Tabelle 6 zusammengefaßt.

Unter Berücksichtigung der [^{11}C]-Benztropin/NMSP-Ergebnisse sind die im Kortex gemessenen Effekte sehr wahrscheinlich auf die Bindung an Dopamin- und nicht an Serotoninrezeptoren zurückzuführen. Darüber hinaus sind diese Versuche ein weiterer Beleg für den sinnvollen Einsatz dieser Methode zur Erforschung von Wechselwirkungen zwischen Neurotransmittern. Die regionalen Unterschiede der Verteilungsvolumina von [^{11}C]-Benztropin zwischen diesen Versuchen und denen mit GVG zeigen klar, daß die PET zur Identifizierung spezifischer regionaler Effekte auf die Bindung radioaktiver Tracer nach Einwirkung pharmakologischer Stimuli verwendet werden kann, sofern geeignete Liganden benutzt werden.

Ergänzende Ansätze zur Untersuchung der gemeinsamen Endstrecke

Wenn diese relativ anspruchsvollen methodischen Ansätze zur Messung biochemischer Abläufe im lebenden Gehirn eine breite klinische Anwendung im Hinblick auf Medikamentenauswahl und -dosierung erfahren sollen, wäre es von Nutzen, die hier dargestellten Ergebnisse mit anderen Parametern des Behandlungserfolgs zu korrelieren. So wie der klinisch faßbare Zustand eine gemeinsame Endstrecke darstellt, sind meßbare Änderungen des regionalen Energiestoffwechsels oder auch der Durchblutung gleichfalls physiologische Endstrecken, die Ausdruck – wenn auch nicht immer sensitive Indikatoren – regionaler Änderungen der neurochemischen Aktivität sind.

Eine andere Strategie zur Bestimmung der pharmakologischen Aktivität besteht daher darin, die Änderung des regionalen zerebralen Glukosestoffwechsels (rCMRglu) nach entsprechender Provokation zu messen. Sollte sich dieses Verfahren als ausreichend empfindlich erweisen, würden wir erwarten, daß normale Kontrollpersonen auf die Blockade eines maßgeblichen Neurotransmittersystems mit einer flexiblen Antwort reagieren. Die Ergebnisse eines Provokationsversuchs mit Haloperidol am Menschen sind mit dieser These vereinbar (Bartlett et al., im Druck). Weiterhin würden wir vermuten, daß bei nicht medikamentös behandelten schizophrenen Patienten die Nonresponder auch bei Provokation keine Veränderung zeigen, während bei den potentiellen Respondern Veränderungen der rCMRglu auftreten, die denen bei Gesunden entsprechen. Bei den 9 bis heute untersuchten schizophrenen Patienten haben sich unsere Voraussagen bestätigt.

Zusammenfassung und Zukunftsperspektiven

Die in diesem Kapitel geschilderten Versuche beschreiben den Einsatz der PET in vivo zur Messung dynamischer neurochemischer Reaktionen auf spezifische pharmakologische Interventionen; dabei wird an funktionell gekoppelten Neurotransmittersystemen aus nachgeordneten Veränderungen der Rezeptorbesetzung auf die übergeordnete Neurotransmitteraktivität rückgeschlossen. Die ermittelten Resultate stehen in bemerkenswertem Einklang mit neurowissenschaftlichen Grundlagenversuchen, in denen diese Wechselwirkungen anhand neurochemischer und neurophysiologischer Methoden erstmals beschrieben wurden. Mit in geeigneter Weise markierten Substanzen lassen sich nicht nur die unmittelbaren Folgen der Medikamentenwirkung sichtbar machen, wie die Änderung der Komplexität eines funktionell mit dem Zielneuron gekoppelten Neurotransmitters zeigt, sondern es läßt sich auch die Kopplung eines Ausgangssystems mit einem anderen über mindestens 2 Synapsen hinweg verfolgen, wie der bahnende Effekt von GABA auf die cholinerge Bindung und die terminale funktionelle Kopplung verdeutlichen, die in Messungen der regionalen Glukoseutilisation zum Ausdruck kommt. Diese einzigartige Einsatzmöglichkeit der PET stellt eine direkte, nichtinvasive und quantitative Methode zur Messung der Neurotransmitteraktivität im lebenden Gehirn dar.

Die in einer Vielzahl von Systemen erhobenen Daten erhärten die Vorstellung, daß nach einer pharmakologischen Intervention eine relativ rasche Reaktion auf der Ebene des synaptischen Systems und eine verhältnismäßig träge Antwort auf der Ebene des Energiestoffwechsels folgt. Diese zeitliche Adaptation läßt sich auch beim Menschen klinisch nachweisen; dies belegen Daten, die bei gesunden Probanden eine verzögerte FDG-Antwort nach Haloperidolprovokation dokumentieren (Bartlett et al., im Druck).

Der bedeutsamste Befund jedoch ist der dynamische Aspekt der Interaktionen. Alle erwarteten Effekte der initialen Reaktion auf eine bestimmte pharmakologische Störung wurden auch tatsächlich beobachtet. So führte eine Reihe von Substanzen, die die synaptische Dopaminkonzentration erhöhen, zu einer verminderten Bindung von markiertem Raclopid. Zwei verschiedene Substanzen mit bahnender Wirkung auf die GABAerge Übertragung bewirkten die erwartete Abnahme der synaptischen Dopaminkonzentration und eine Zunahme der Raclopridbindung. Besonders bemerkenswert ist, daß GVG, ein „Selbstmord"-Enzyminhibitor, die erwarteten Veränderungen am cholinergen Rezeptor im gleichen Zeitrahmen hervorrief, in dem auch die Veränderungen an den striatalen D_2-Rezeptoren abliefen.

Einer der am deutlichsten ins Auge springenden Aspekte des quantitativen Datenmaterials der Ligandenstudien ist die hohe interindividuelle Variabilität der Effekte. Dies mag auf den ersten Blick störend wirken, doch ist zu bedenken, daß sich das Gehirn aus biochemischer Sicht als ein nahezu geschlossenes Vielkomponentensystem auffassen läßt, das sich in einem Pseudogleichgewichtszustand befindet. In Anbetracht der ständig wechselnden Bedingungen der äußeren und inneren Umgebung erscheint es logisch, daß die Aufrechterhaltung einer konstanten Leistung, sei sie nun biochemisch oder verhaltensbezogen, eine hohe Variationsbreite der Aktivität oder Konzentration jeder einzelnen Komponente voraussetzt. Unter diesem Blickwinkel dürfte neurochemische Flexibilität die Voraussetzung für eine normale Anpassungsfähigkeit sein. Ein Mangel an solcher Flexibilität ist dann vermutlich Vorbote eines sich entwickelnden oder persistierenden psychopathologischen Zustandes. Daraus folgt, daß die Hauptaufgabe psychotroper Pharmaka einfach darin besteht, angesichts wechselnder Belastungen die biologische Fähigkeit zu flexiblen Reaktionen wiederherzustellen. Die geschilderten Untersuchungen verdeutlichen, wie unser experimenteller Ansatz genutzt werden kann, Probleme der Pathophysiologie und Pharmakotherapie bestimmter neuropsychiatrischer Erkrankungen anzugehen, die nach klassischer Auffassung auf Defizite eines einzigen Neurotransmittersystems zurückzuführen sind.

Obwohl eine Krankheit mit Ausfallserscheinungen eines einzigen Neurotransmitters beginnen kann, kommt es bei der Progression einer Erkrankung wie der Kraepelin-Schizophrenie doch unzweifelhaft zu einer Ausweitung auf andere Neurotransmitter, die mit dem ursprünglichen Locus funktionell verknüpft sind. Diese funktionelle Kopplung läßt vermuten, daß Behandlungsstrategien, die auf eine Aktivitätsbeeinflussung anderer, mit Dopamin verknüpfter Systeme zielen, wie etwa des serotonergen, cholinergen und GABAergen Systems, wirksam sein könnten, wenn sich ein Flexibilitätsverlust der Dopaminzielrezeptoren nachweisen läßt. Die funktionelle Kopplung steht zweifellos auch im Einklang mit der Erfahrung, daß die Therapie depressiver Syndrome an einer Fülle unterschiedlicher Systeme ansetzen kann.

Zur Zeit laufen Versuche, die für den Wirkungsmechanismus atypischer Neuroleptika relevanten Interaktionen (z. B. Serotonin-Dopamin) zu messen und diese experimentellen Strategien zur Erforschung der Effekte einer neuroleptischen Dauerbehandlung zu nutzen (Dewey et al. 1992, 1993). Auch Humanstudien an gesunden Probanden zur Messung der GABA-Dopamin-, Serotonin-Dopamin- und Dopamin-Acetylcholin-Interaktionen sind im Gange. Sobald die Versuchsbedingungen an Kontrollpersonen ausgearbeitet sind, werden solche Studien auch an schizophrenen Patienten durchgeführt werden, getrennt nach Therapierespondern und Nonrespondern. Außerdem werden derzeit Probandenversuche mit dem klinisch leichter verfügbaren und kostengünstigen bildgebenden Verfahren der Ein-Photonen-Emissions-Computertomographie (SPECT; single photon emission computed tomography) unternommen, um damit ähnliche Forschungsstrategien zu entwickeln. Die Arbeiten von Kung et al. haben zur Entwicklung radioaktiver Tracer für die Rezeptoren und Wiederaufnahmestellen von Dopamin und Serotonin geführt. Darüber hinaus hat man an nichthumanen Primaten für die SPECT-D_2-Dopaminliganden [^{123}J]-IBZM und [^{123}J]-IBF die Sensitivität für Änderungen des endogenen Dopamins nachgewiesen (Innis et al. 1992; Laruelle et al. 1993). Die Ergebnisse dieser Autoren regen dazu an, für Untersuchungen von Neurotransmitterinteraktionen das SPECT-Verfahren einzusetzen – mithin eine Anwendung mehr im klinischen und nicht länger nur im Forschungsbereich. Wir mögen vielleicht übertrieben optimistisch sein, aber wir hegen die Hoffnung, daß dies dazu führen wird, diese Technologie als klinisches Instrument zur Erarbeitung individueller, auf den einzelnen Patienten zugeschnittener Behandlungsstrategien einzusetzen, die eine optimale Balance zwischen therapeutisch erwünschten Wirkungen und Nebenwirkungen gestatten.

Diskussion

Tamminga:

Ein Kommentar zu Ihrer Erklärung der Bindungsdaten von tritiummarkiertem Racloprid. Ich habe selbst jahrelang versucht, solche Erklärungen für Verknüpfungen in den Basalganglien zu finden. Die Sache ist recht kompliziert. Bei der Ratte reduziert endogenes GABA die Feuerrate dopaminerger Neuronen, exogen zugeführtes GABA oder GABA-Agonisten ändern die Feuerrate dagegen nicht. Wenn sich also die Feuerrate geändert hat, dann muß das nicht heißen, daß sich die synaptische Dopaminfreisetzung geändert hat.

Brodie:

Das ist richtig. Wir schauen sozusagen durch chemische Augen mit all ihren Vorteilen und Einschränkungen. In Wirklichkeit sind die Zusammenhänge natürlich weitaus komplexer als ich sie hier dargestellt habe. Trotzdem scheint mir bei Verwendung von [^{11}C]-Raclopentrid die einzige vernünftige Erklärung für die Zunahme der Bindung zu sein, daß sich in der Tat die synaptische Dopaminkonzentration im Striatum geändert hat.

Farde:

Läßt sich auf der Basis dieser experimentellen Daten etwas über die Rezeptorbesetzung unter physiologischen Bedingungen aussagen? Und eine zweite Frage: Ließe sich dieses System beispielsweise auch dazu verwenden, die Ansprechbarkeit von schizophrenen Patienten quantitativ zu messen und so die Erkrankung näher zu charakterisieren?

Brodie:

Diese Daten erlauben keine vernünftigen Spekulationen hinsichtlich der normalen physiologischen Rezeptorbesetzung. Meiner Ansicht nach ist die Besetzung in Abwesenheit größerer externer Stressoren vermutlich ziemlich einheitlich. Ich glaube, die Veränderungen liegen innerhalb der physiologischen Reserve, die entweder pharmakologisch im Rahmen einer pathophysiologischen Situation oder als Reaktion auf einen externen Umweltreiz ausgeschöpft werden kann.

Zur zweiten Frage: Eine Quantifizierung sollte im Prinzip möglich sein, die praktische Umsetzung ist jedoch sehr kompliziert. Bisher haben wir noch keinen praktikablen und einigermaßen kostengünstigen Ansatz dafür gefunden. Ich glaube, daß man den Elastizitätsmangel bei Schizophrenen relativ gut messen kann. Unsere bisherigen Daten lassen jedoch vermuten, daß sich bei der Provokation echter Nonresponder keine wesentlichen Änderungen zeigen.

Gaebel:

Bekanntlich ist das klinische Ansprechen auf eine Testdosis der beste Prädiktor für den Erfolg einer neuroleptischen Therapie. Diese Erfahrung deckt sich mit Ihren PET-Daten. Wie aber fügt sich die Hypothese zur Latenz der neuroleptischen Wirkung in dieses Bild?

Brodie:

Die Latenz wäre ein notwendiger, aber nicht hinreichender Responseprädiktor. Der entscheidende Punkt ist, daß eine Response nicht möglich ist, wenn man keine Änderung der Bindung findet. Sieht man dagegen eine Änderung, so läßt sich daraus nicht zwingend auf ein therapeutisches Ansprechen schließen. Es besagt lediglich, daß die Bindung eine pharmakologische Konsequenz hat. Umgekehrt gilt, daß eine Substanz niemals wirksam sein kann, wenn sie keine pharmakologischen Konsequenzen hat. Die Bindung allein genügt nicht für das Auslösen eines Effektes. Die nächste Frage ist also: Welches auf die Bindung folgende Ereignis korreliert mit der Wirksamkeit? Diese Überlegung läßt sich in gleicher Weise auf alle psychotropen Substanzen anwenden.

Farde:

Wir haben jahrelang nach Pharmaka außerhalb der Neuroleptika gesucht, die ebenfalls antipsychotisch wirken. Wir haben alle möglichen Klassen von Substanzen untersucht: serotonerge, cholinerge und GABAerge. Sie haben demonstriert, daß diese Systeme interagieren und klare Ja/Nein-Reaktionen zeigen. Aber dennoch – wenn beispielsweise die Art des Systems oder die Plastizität der entscheidende Faktor wäre, hätte man dann nicht erwarten sollen, daß Serotoninagonisten oder Cholinergika oder eine Reihe anderer Substanzen gute Antipsychotika sind?

Brodie:

Sie haben vollkommen recht. Der Verlust der Elastizität des Systems, seine Unfähigkeit, sich wechselnden Einflüssen flexibel anzupassen, kennzeichnet den pathophysiologischen Zustand. Es ist schwer zu verstehen, warum ein Patient auf eine Substanz A anspricht, auf eine Substanz B dagegen nicht, oder warum bei einigen Patienten mehr als eine Substanz wirksam ist, bei anderen dagegen überhaupt keine. Diese Situation läßt sich vielleicht bildhaft mit einem Haus vergleichen, in dem ein bestimmter Raum normalerweise auf verschiedenen Wegen zu erreichen ist. Unter gewissen – pathophysiologischen – Bedingungen jedoch sind einige Zugänge zu diesem Raum blockiert. Wenn also keine adäquaten Kollateralen vorhanden sind, ist das Ziel nicht zu erreichen. Diese Sichtweise ist zumindest konsistent mit der Möglichkeit, daß die Wirksamkeit eines Pharmakons von mehreren Faktoren abhängt, auf die es selbst keinen Einfluß hat.

Literatur

Arora R, Meltzer H (1991) Serotonin (5HT2) receptor binding in the frontal cortex of schizophrenic patients. J Neural Transmission 85:19–29

Bartiett EJ, Brodie JD, Simkowitz P, Dewey S, Rusinek H, Wolf AP, Fowler JS, Volkow ND, Smith G, Wolkin A, Cancro R (1994) Effects of haloperidol challenge on regional cerebral glucose utilization in normal human subjects. Am J Psychiatry (in press)

Benes F, Vincent S, Alsterberg G, Bird E, SanGiovanni J (1992) Increased GABAa receptor binding in superficial layers of cingulate cortex in schizophrenics. J Neurosci 12:924–929

Bouthenet, Souil E, Martres M, Sokoloff P, Giros B, Schwartz J-C (1991) Localization of dopamine D_3 receptor RNA in the rat brain using in situ hybridization histochemistry. Brain Res 564:203–219

Bloom F, Costa E, Salmoiraghi G (1965) Anaesthesia and the responsiveness of individual neurons of the caudate nucleus of the cat to acetylcholine, norepinephrine and dopamine administered by microelectrodes. J Pharmacol Exp Ther 50:244–252

Bonner T (1989) The molecular basis of muscarinic receptor diversity. Trends in Pharmacologic Science 12:148–151

Bonner T, Young A, Brann M, Buckley N (1988) Cloning and expression of the human and rat m 5 muscarinic acetylcholine receptor gene. Neuron 1:403–410

Bowery N, Hudson A, Price G (1987) GABAa and GABAb receptor site distribution in the rat central nervous system. Neuroscience 20:365–383

Buchsbaum MS, Ingvar DH, Kessler et al. (1982) Cerebral glucography with positron tomography. Arch Gen Psychiatry 41:1159–1168

Buckley N, Bonner T, Brann M (1989) Localization of a family of muscarinic receptor mRNAs in rat brain. J Neurosci 8:4646–4662

Bunzow J, Van Tol H, Grandy J et al. (1988) Cloning and expression of a rat D_2 dopamine receptor cDNA. Nature:783–787

Bunney B, Agahajanian G (1976) Dopaminergic influence in the basal ganglia: evidence for nigro-striatal feedback regulation. In: Yahr M (ed) The basal ganglia. Raven Press, New York, pp 249–267

Camps M, Cortes R, Gueye B, Probst A, Palacios J (1989) Dopamine receptors in human brain: autoradiographic distribution of D_2 sites. Neuroscience 28:275–290

Connor C (1970) Caudate nucleus neurons: correlation of the effects of substantia nigra stimulation with iontophoretic dopamine. J Physiol 208:691

Coppens H, Slooff C, Paans A, Wiegman T, Vaalberg W, Korf J (1991) High central D_2-dopamine receptor occupancy as assessed with positron emission tomography in medicated but therapy resistent schizophrenic patients. Biol Psychiatry 29:629–634

Cortes R, Probst A, Palacios J (1984) Quantitative light microscopic autoradiographic localization of cholinergic muscarinic receptors in human brain: brainstem. Neuroscience 12:1003–1026

Cortes R, Gueye B, Pazos A, Probst A, Palacios J (1989) Dopamine receptors in human brain: autoradiographic distribution of D_1 sites. Neuroscience 28:263–273

Cortes R, Probst A, Palacios J (1987) Quantitative light microscopic autoradiographic localization of cholinergic muscarinic receptors in human brain: forebrain. Neuroscience 20:65–107

Cosi C, Wood P (1988) Lack of GABAergic modulation of acetylcholine turnover in the rat thalamus. Neuroscience Letts 87:293–296

Dahlstroni A, Fuxe D (1984) evidence for the existence of monoamine containing neurons in the central nervous system. Acta Physiol Scand 232:155

Deutsch A, Moghaddam B, Innis R et al. (1991) Mechanisms of action of atypical antipsychotic drugs. Schizophr Res 4:121–156

Dewey SL, Wolf A, Fowler J (1988) The effects of central cholinergic blockade on ^{18}F-N-methyispiroperidol binding in the human brain. XVI C.I.N.P. Congress 96:162

Dewey SL, Brodie J, Fowler et al. (1990a) Positron emission Tomography (PET) studies of the dopaminergic/cholinergic interactions in the baboon brain. Synapse 6:321–327

Dewey SL, Macgregor R, Brodie et al. (1990b) Mapping muscarinic receptors in the human and baboon brain using N-^{11}C-methyl-benztropine. Synapse 5:213–233

Dewey SL, Volkow N, Logan J, MacGregor, Fowler J, Schleyer D, Bendriem B (1990c) Age related decreases in muscarinic cholinergic receptor binding in the human brain measured with positron emission tomography (PET). J Neurosci Res 27:569–575

Dewey SL, Logan J, Wolf A et al. (1991) Amphetamine induced decreases in ^{18}F-N-methylspiroperidol binding in the baboon brain using positron emission tomography (PET). Synapse 7:324–327

Dewey S, Brodie J, Smith G et al. (1992a) GABAergic modulation of endogenous dopamine and acetylcholine release measured in vivo with positron emission tomography. J Nucl Med 33/5:847

Dewey S, Smith G, Logan J et al. (1992b) GABAergic inhibition of endogenous dopamine release measured in vivo with ^{11}C-raclopride and positron emission tomography. J Neurosci 12:3773–3780

Dewey SL, Smith GS, Logan J, Brodie JD, Fowler JS, Wolf AP (1993a) Striatal binding of the PET ligand ^{11}C-raclopride is altered by drugs that modify synaptic dopamine levels. Synapse 13:350–356

Dewey SL, Smith GS, Logan J, Brodie JD (1993b) Modulation of central cholinergic activity by GABA and serotonin: PET studies with ^{11}C-benztropine in primates. Neuropsychopharmacology 8:371–376

Dewey SL, Smith G, Logan J (1993c) Effects of central cholinergic blockade on striatal dopamine release measured with positron emission tomography (PET) in normal human subjects. Proc Natl Acad Sci (USA) (in press)

Farde L, Wiesel F-A, Halldin C et al. (1988) Central D_2 receptor occupancy in schizophrenic patients treated with antipsychotic drugs. Arch Gen Psychiatry 45:71–76

Farde L, Wiesel F-A, Stone-Elander S et al. (1990) D_2 dopamine receptors in neuroleptic naive schizophrenic patients. Arch Gen Psychiatry 47:213–219

Ferkany J, Enna S (1980) Interaction between GABA agonists and the cholinergic muscarinic system in rat corpus striatum. Life Sci 27:143–149

Fibiger H, Miller J (1977) An anatomical and electrophysiologic investigation of the serotonergic projection from the dorsal raphe nucleus to the substantia nigra in the rat. Neuroscience 2:975–987

Flicker C, Ferris S, Serby M (1990) Scopolamine effects on memory, language, visuospatial praxis and psychomotor speed. Psychopharmacology 100:243

Fleischacker W, Barnas C, Stuppack C, Unterweger C, Hinterhuber H (1987) Zotepine in the treatment of negative symptoms in chronic schizophrenia. Pharmacopsychiatry 20:58–60

Freed WJ (1988) The therapeutic latency of neuroleptic drugs and nonspecific postjunctional supersensitivity. Schizophr Bull 14:269–777

Fremeau R, Duncan G, Fornaretto M et al. (1991) Localization of D_1 receptor mRNA in brain supports a role in cognitive, affective and neuroendocrine aspects of dopaminergic transmission. Proc Natl Acad Sci (USA) 88:3772–3776

Friedhoff AJ (1986) A dopamine dependent restitutive system for the maintenance of mental normalcy. Ann N Y Acad Sci 463:47–52

Gale K, Casu M (1980) Dynamic utilization of GABA in substantia nigra: regulation by dopamine and GABA in the striatum and its clinical and behavioral implications. Mol Cell Biochem 39:369–405

Goldberger T, Weinberger D, Pliskin N (1989) Schizophr Res 2:251–257

Gur R, Resnick S, Gur R, Alavi A, Caroff S, Kushner M, Reivich M (1987) Regional brain function in schizophrenia. Arch Gen Psychiatry 44:119–125

Honer W, Prohovnik I, Smith G, Lucas L (1988) Scopolamine reduces frontal cortex perfusion. J Cereb Blood Flow Metab 8:635–641

Hoyer D, Pazos A, Probst A, Palaclos J (1986) Serotonin receptors in the human brain II. characterization and autoradiographic localization of 5-HT_1C and 5-HT_2 recognition sites. Brain Res 376:97–107

Innis R, Mallison R, Al-Tikriti M et al. (1992) Amphetamine stimulated dopamine release competes in vivo for ^{123}I-IBZM binding to the D_2 receptor in nonhuman primates. Synapse 10:177–184

Jones B, Cuello A (1989) Afferents to the basal forebrain cholinergic cell area from pontomesencephalic, catecholamine, serotonin and acetylcholine neurons. Neuroscience 31:37–61

Kalivas P, Duffy P, Eberhardt H (1990) Modulation of A_{10} dopamine neurons by GABA agonists. J Pharmacol Exp Ther 253:858–866

Kubota Y, Inagaki S, Kito S, Wu J (1987) Dopaminergic axons directly make synapses with GABAergic neurons in the rat neostriatum. Brain Research 406:147–156

Kuczenski R, Segal D (1989) Concomitant characterization of behavioral and striatal neurotransmitter response to amphetamine using in vivo microdialysis. J Neurosci 9:2051–2065

Ladinsky H, Consolo S, Perl G, Crunelli V, Samanin R (1978) Pharmacological evidence for a serotonergic-cholinergic link in the striatum. In: Jenden D (ed) Cholinergic mechanisms and psychopharmacology. Plenum Press, New York, pp 615–628

Leysen J, Niemeegers C, Tollenaere J, Laduron P (1978) Serotonergic component of neuroleptic receptors. Nature 272:168–171

Lindvall O, Bjorklund A (1974) The organization of the ascending catecholamine neuron system in the rat brain. Acta Physiol Scand 412:1–48

Luabeya M, Maloteaux J-M, Laduron P (1984) Regional and cortical laminar distributions of serotonin, benzodiazepine, muscarinic and dopamine receptor in human brain. J Neurochem 43:1068–1071

McCulloch J, Savaki H, Sokoloff L (1982) Distribution of effects of haloperidol on energy metabolism in the rat brain. Brain Res 243:81–90

McGeer P, McGeer E (1977) Possible changes in striatal and limbic cholinergic system in schizophrenia. Arch Gen Psychiatry 34:1319–1323

McGeer, P, McGeer, E (1984) Cholinergic systems and cholinergic pathology. In: Laijtha A (ed) Handbook of neurochemistry. Plenum Press, New York, pp 211–288

McGeer P, McGeer E (1989) Amino acid neurotransmitters. In: Siegel G (ed) Basic neurochemistry. Plenum Press, New York, pp 311–332

Matthew R, Wilson W (1991) Substance abuse and cerebral blood flow. Am J Psychiatry 148:292–305

Mahadik S, Laev H, Korenovsky A, Karpiak S (1988) Haloperidol alters rat CNS cholinergic system. Biol Psychiatry 24:199–217

Mao C, Cheney D, Marco E, Revuelta A, Costa E (1977) Turnover times of GABA and acetylcholine in the nucleus caudatus, nucleus accumbens, globus pallidus and substantia nigra: effects of repeated administration of haloperidol. Brain Res 132:375–379

Meador-Woodruff J, Mansour A, Bunzow J, Van Tol H, Watson S, Civelli O (1989) Distribution of D_2 dopamine receptor mRNA in rat brain. Proc Natl Acad Sci 86:7625–7628

Meltzer H (1991) The mechanism of action of novel antipsychotic drugs. Schizophr Bull 17:263–287

Meltzer H (1989) Clinical studies on the mechanism of action of clozapine: the dopamine-serotonin hypothesis of schizophrenia. Psychopharmacology 99:18–27

Mesulam M, Mufson E, Levey A, Wainer B (1983) Cholinergic innervation of the cortex by the basal forebrain. J Comp Neurol 214:170–197

Miller R (1987) Time course of neuroleptic therapy for psychosis. Psychopharmacology 92:405–415

Nordstrom A-L, Farde L, Halldin C (1992) Time course of D_2-dopamine receptor occupancy examined by PET after single oral doses of haloperidol. Psychopharmacology 106:433–438

Palacios J (1990) Distribution of serotonin receptors. Ann NY Acad Sci 600:36–52

Pazos A, Probst A, Palacios J (1987) Serotonin receptors in the human brain-IV autoradiographic mapping of serotonin 2 receptors. Neuroscience 21:123–139

Peroutka S (1989) 5-hydroxytryptamine receptor subtypes: molecular, biochemical and physiological characterization. Trends Neurosci 11:496–500

Peroutka S, Snyder S (1980) Relationship of neuroleptic drug effects at brain dopamine serotonin, adrenergic and histainine to clinical potency. Arch Gen Psychiatry 137:1518–1522

Perry T, Buchanan J, Kish S, Hansen S (1979) GABA deficiency in the brains of schizophrenic patients. Lancet 1:237

Pickar D (1988) Perspectives on a time-dependent model of neuroleptic action. Schizophr Bull 14:255–268

Pizzolato G, Soncrant TT, Rapoport SI (1984) Haloperidol and cerebral metabolism in the conscious rat: relation to pharmacokinetics. J Neurochem 43:724–732

Saykin A, Gur R, Gur R, Moziey L, Resnick S, Kester D, Stafiniak P (1991) Neuropsychological function in schizophrenia: selective impairment in memory and learning. Arch Gen Psychiatry 48:618–624

Smith M, Wolf A, Brodie J et al. (1988) Serial ^{18}F-N-methylspiroperidol PET studies to measure change in antipsychotic D_2 drug receptor occupancy in schizophrenic patients. Biol Psychiatry 23:653–663

Smith Y, Bolam J (1990) The output neurons and the dopaminergic neurons of the substantia nigra receive a GABA containing input from the globus pallidus in the rat. J Comp Neurol 296:47–64

Sokoloff P, Giros B, Martres M, Bouthnet M, Schwartz J-C (1990) Molecular cloning and characterization of a novel dopamine receptor (D_3) as a target for neuroleptics. Nature 347:146–151

Stahl S, Thornton J, Simpson M, Berger P, Napoliello M (1985) Gamma-vinyl-GABA treatment of tardive dyskinesia and other movement disorders. Biol Psychiatry 20:888–893

Stahl S, Wets K (1987) Indoleamine-s and schizophrenia. In: Henn F, deLisi L (eds) Handbook of schizophrenia, vol 2, pp 257–296

Steinbusch H (1981) Distribution of serotonin immunoreactivity in the central nervous system of the rat. Neuroscience 6:557–618

Tamminga C, Thaker G, Hare T, Ferraro T (1983) GABA agonist therapy improves tardive dyskinesia. Lancet II:97–98

Tandon R, Greden J (1989) Cholinergic hyperactivity and negative schizophrenic symptoms. A model of cholinergic/dopaminergic interactions in schizophrenia. Arch Gen Psychiatry 34:236–239

Thaker G, Tamminga C, Alpha L, Lafferman J, Ferraro T, Hare T (1987) Brain gamma aminobutyric acid abnormality in tardive dyskinesia. Arch Gen Psychiatry 44:522–529

Van Tol H, Bunzow J, Guan H, Sunahara R, Seeman P, Niznik H, Civelli O (1991) Cloning of the gene for the human dopamine D_4 receptor with high affinity for the antipsychotic clozapine. Nature 350:610–614

Vilaro M, Wiederhold K, Palacios J, Menaod G (1991) Muscarinic cholinergic receptors in the rat caudate-putamen and olfactory tubercule belong predominantly to the m 4 class. Neuroscience 40:159–167

Volkow ND, Brodie JD, Wolf AP et al. (1986) Brain organization in schizophrenia. J Cereb Blood Flow Metab 6:441–446

Wolkowitz O, Pickar D (1991) Benzodiazepines in the treatment of schizophrenia: a review and reappraisal. Am J Psychiatry 148:714–726

Wolkin A, Jaeger J, Brodie J et al. (1985) Persistence of cerebral metabolic abnormalities in chronic schizophrenia as determined by positron emission tomography. Am J Psychiatry 145:251–253

Wolkin A, Brodie J, Barouche F, Rotrosen J, Wolf A, Cooper T (1989a) Dopamine receptor occupancy and haloperidol plasma levels. Arch Gen Psychiatry 46:482–486

Wolkin A, Barouche F, Wolf A et al. (1989b) Dopamine blockade and clinical response: evidence for two biological subgroups of schizophrenia. Am J Psychiatry 146:905–908

Wong D, Gjedde A, Wagner H, Dannals R, Douglass K, Links J, Kuhar M (1986) Quantification of neuroreceptors in the living human brain II. Inhibition studies of receptor density and affinity. J Cereb Blood Flow Metab 6:147–153

Wood P, Etienne P, Smarthji L (1982) GABAergic regulation of nigrostriatal neurons: coupling of benzodiazepine and GABA receptors. Prog Neuropsychopharmacol Biol Psychiatry 6:471–474

Zaborszky L (1989) Afferent connections of the forebrain cholinergic projection neurons. In: Frotscher M, Misgeld U (eds) Central cholinergic synaptic transmission. Birkhäuser, Basel, pp 12–32

Zezula J, Cortes R, Probst A, Palacios J (1988) Benzodiazepine receptor sites in the human brain: autoradiographic mapping. Neuroscience 22:771–795

Zhou Q, Grandy D, Thambi L et al. (1990) Cloning and expression of human and rat D_1 dopamine receptor. Nature 347:76–80

Dopamin-(D_1-/D_2-)Antagonisten und serotonerge Einflüsse bei extrapyramidalen Syndromen: Studien an nichthumanen Primaten*

D. E. Casey

Einleitung

Mit Einführung der Neuroleptika (Antipsychotika) Anfang der 50er Jahre erfuhr die Behandlung akuter und chronischer Psychosen revolutionäre Veränderungen. Die Bezeichnung „neuroleptisch", die wörtlich „das Neuron (unter Kontrolle) nehmen" bedeutet, wurde geprägt, um zum Ausdruck zu bringen, daß gleiche oder sehr ähnliche Dosierungen dieser neu entdeckten Substanzen sowohl antipsychotisch wirken als auch extrapyramidalmotorische Symptome (EPS) hervorrufen (Deniker 1984). Diese hypothetische Verbindung zwischen motorischen und psychischen Effekten führte zum Konzept der neuroleptischen Schwelle, wonach das Auftreten von EPS mit der korrekten antipsychotischen Dosierung korreliert. Heute liegt umfassendes Datenmaterial vor, aus dem hervorgeht, daß dieses Konzept der neuroleptischen Schwelle nur teilweise richtig war, denn es gibt Medikamente, die nur eine der beiden Wirkungen ohne die jeweils andere hervorrufen. Es besteht jedoch kein Zweifel daran, daß es gemeinsame Mechanismen gibt, die sowohl motorische Funktionen als auch Denkstörungen steuern. Andererseits ist es ebenfalls sehr wahrscheinlich, daß wenigstens einige klar voneinander getrennte Prozesse existieren, die diese Funktionen kontrollieren. Das Ziel der Entwicklung spezifischer Medikamente besteht darin, diese verschiedenen Mechanismen auszunutzen, um Verbindungen zu erhalten, die mehr erwünschte und weniger unerwünschte Wirkungen zeigen. Solche Entwicklungen sind dringend nötig, denn die zur Zeit verfügbaren Neuroleptika besitzen eine schmale therapeutische Breite, die Nutzen und Risiko voneinander trennt.

EPS gehören zu den Hauptursachen der neuroleptikainduzierten Morbidität. Sie treten bei bis zu 75% der mit diesen Substanzen behandelten Patienten auf (Keepers et al. 1983; Casey u. Keepers 1988) und sind häufig der Grund für eine mangelhafte Compliance des Patienten bei der Medikamenteneinnahme. Solche EPS umfassen Akathisie, akute Dystonien und Parkinsonismus. All diese Störungen haben unerwünschte Aspekte sowohl motorischer als auch psychischer Art und können die Symptome einer Psychose vortäuschen (Casey 1993a):

- Akathisie ist durch subjektive Klagen über Unruhe, Erregung oder das Gefühl einer inneren Spannung gekennzeichnet. Zu den objektiven Zeichen gehören

---

* Diese Arbeit wurde z. T. durch Mittel des Veteran Administration Research Program und durch den NIMH-Zuschuß Nr. 36657 unterstützt.

das Treten von einem Fuß auf den anderen oder ständiges Umhergehen. Diese Zeichen können als psychotische Erregung mißdeutet werden.
- Akute Dystonien treten während der ersten Tage nach Beginn einer Neuroleptikatherapie auf und führen zu kurzzeitigem Verharren in anormalen Haltungen, was auf der Kontraktion antagonistischer Muskeln beruht. Wegen ihres wechselhaften Verlaufes und ihrer seltsamen Erscheinungsform können diese Symptome als Simulationen oder hysterische Konversionsreaktionen fehldiagnostiziert werden.
- Bei neuroleptikainduziertem Parkinsonoid treten die klassischen Symptome des idiopathischen M. Parkinson auf, also Tremor, Rigor und Bradykinesie (manchmal als Akinesie bezeichnet). Bradykinesie kann als negatives Symptom einer Psychose oder als Depression fehlinterpretiert werden.

Diese EPS treten bei allen herkömmlichen Neuroleptika in mehr oder weniger starkem Ausmaß auf (Casey u. Keepers 1988). Der Unterschied zwischen der Vielzahl typischer, traditioneller Neuroleptika ist lediglich quantitativer Natur; qualitativ sind die Symptome bei allen Präparaten mehr oder weniger gleich. Einzige Ausnahme ist das neuartige Antipsychotikum Clozapin, das nur äußerst geringe extrapyramidalmotorische Funktionsstörungen hervorruft (Casey 1989a).

Biochemische Basis der EPS ist angeblich eine Blockade der D_2-Rezeptoren in den Basalganglien. Diese Eigenschaft ist allen marktgeführten herkömmlichen Neuroleptika, die eine wirksame Behandlung der Schizophrenie erlauben, gemeinsam (Casey 1991a). Für diese Hypothese spricht u. a. die relativ starke Korrelation zwischen der Fähigkeit eines Neuroleptikums, D_2-Rezeptoren zu blockieren – seiner auf Milligramm bezogenen Potenz – und der klinischen Dosierung (Seeman et al. 1976). Im Einklang mit diesen Beobachtungen steht auch, daß die anticholinergen Eigenschaften der Antipsychotika in umgekehrter Beziehung zu ihrer EPS-induzierenden Wirkung stehen. So verursachen schwach D_2-antagonistische und stark anticholinerge Neuroleptika, die als nach Milligramm hoch zu dosierende, wirkschwache Substanzen gelten, weniger EPS (z. B. Thioridazin). Umgekehrt gehen stark D_2-antagonistische und schwach anticholinerge Präparate, die als nach Milligramm niedrig zu dosierende, wirkstarke Substanzen gelten, mit mehr EPS einher (z. B. Haloperidol). Das Verhältnis des Antagonismus gegenüber D_2- und cholinergen Rezeptoren ist jedoch nicht die einzige Erklärung für diese Unterschiede der relativen EPS-Raten. Durch bloße Kombination von Haloperidol, einem niedrig dosierten, wirkstarken Präparat, mit einem Anticholinergikum lassen sich nicht die gleichen klinischen Wirkungen erzielen wie mit Clozapin, einer Substanz mit niedrigem D_2-Antagonismus und hoher anticholinerger Aktivität (Burki et al. 1975).

Die Hypothese des D_2-Antagonismus als Ursache von EPS bereitet noch weitere erhebliche Probleme. Mittels Positronenemissionstomographie (PET) konnte gezeigt werden (Farde et al. 1992), daß sich der zeitliche Verlauf der Dopaminrezeptorblockade, die innerhalb von 2–4 h nach Verabreichung oraler Neuroleptika eintritt, lediglich mit dem Zeitverlauf des Beginns der Akathisie übereinstimmt (Farde 1992). Akute Dystonien, medikamenteninduziertes Parkinsonoid und die erwünschten antipsychotischen Effekte treten innerhalb der ersten Stunden der

Dopaminrezeptorblockade nicht in signifikantem Ausmaß auf, sondern erfordern bis zu ihrem deutlich erkennbaren Beginn wenigstens einige Tage. Daher können bei der Vermittlung von EPS sehr wohl unterschiedliche Subtypen von Dopamin- und/oder Neurotransmitterrezeptoren eine wichtige Rolle spielen. Untersuchungen an nichthumanen Primaten bieten ein wertvolles Modell, da die Symptome bei Affen und menschlichen Patienten klinisch identisch, die ursächlichen Neuroleptika die gleichen und die Antidote gegen EPS ähnlich wirksam sind (Casey 1989b).

D_1-Antagonisten

Die Bedeutung der D_1-Rezeptoren für EPS wird kontrovers beurteilt. Nachdem man einige verhaltensbezogene (Iorio et al. 1983; Christensen et al. 1984; Waddington 1986) und biochemische (Hyttel 1983) Charakteristika von Substanzen identifiziert hatte, die eine Blockade von D_1-Rezeptoren bewirken, wurde die Hypothese aufgestellt, daß diese Präparate möglicherweise eine antipsychotische Wirkung besitzen, ohne EPS auszulösen. Studien mit diesen Substanzen an nichthumanen Primaten zeigten leicht widersprüchliche Ergebnisse. In Akutstudien rief SCH-23390 bei parenteraler Verabreichung an Kapuzineraffen, die zuvor „sensibilisiert" worden waren (d. h. bei einer vorangegangenen Neuroleptikabehandlung EPS entwickelt hatten), Dystonien hervor, wie sie für andere herkömmliche Neuroleptika charakteristisch sind (Casey 1988, 1992; Christensen 1990; Gerlach u. Hansen 1993; Gerlach u. Lublin 1988; Gerlach et al. 1987; Peacock et al. 1990). Im Gegensatz dazu traten nach oraler Gabe von SCH-23390 an Affen ohne Neuroleptikaerfahrung keine EPS auf (Coffin et al. 1989). Diese unterschiedlichen Beobachtungen wurden zunächst darauf zurückgeführt, daß die Affen in den erstgenannten Studien sensibilisiert worden waren, wogegen die Affen der letztgenannten Untersuchung zuvor noch keine Neuroleptika erhalten hatten. Die Studien unterschieden sich in 2 kritischen Parametern: zum einen in der Applikationsart (oral bzw. parenteral), zum anderen in der Vorbehandlung (Neuroleptikasensibilisierung bzw. keine Neuroleptikaerfahrung). Es war daher unklar, welcher der beiden Faktoren die verschiedenen Ergebnisse erklären konnte. Diese widersprüchlichen Befunde wurden z. T. durch eine Studie geklärt, in der SCH-23390 parenteral an Tiere ohne Neuroleptikaerfahrung verabreicht wurde, die daraufhin EPS entwickelten (Casey 1992). Es scheint somit, daß der Applikationsmodus und eine eingeschränkte Bioverfügbarkeit eine Teilerklärung für das Ausbleiben von EPS nach oraler Verabreichung von SCH-23390 sein könnten (Coffin et al. 1989; Casey 1992). Diese motorischen Nebenwirkungen bei nichthumanen Primaten entsprechen möglicherweise der Akathisie bei Patienten, die SCH-23390 intravenös im Rahmen einer PET-Untersuchung erhalten hatten (Farde 1992).

Bei chronischen Versuchen bestehen erhebliche Wirkungsunterschiede zwischen D_1- und D_2-Antagonisten. Bei oraler Gabe von SCH-39166, einem weiteren D_1-Antagonisten, an neuroleptikasensibilisierte Affen traten nach der ersten Dosis EPS auf, im Verlauf mehrerer Tage (Desensibilisierung) gingen sie jedoch allmählich zurück (McHugh u. Coffin 1991). Bei einer ähnlichen Versuchsanordnung verhinderte der D_1-Antagonist SCH-39166, gleichzeitig mit dem D_2-Antagonisten Haloperidol verabreicht, die bei alleiniger Gabe von Haloperidol beobachtete Sensibilisierung (Coffin et al. 1993). Bei chronischer Gabe des D_1-Antagonisten Novo 01–756 schließlich trat keine Sensibilisierung auf (Gerlach u. Hansen 1993). Die akute Verabreichung ausreichend hoch dosierter D_1-Antagonisten an nichthumane Primaten ohne Neuroleptikaerfahrung oder nach neuroleptischer Sensibilisierung kann somit anscheinend EPS hervorrufen, die klinisch denen nach herkömmlichen Neuroleptika ähneln. Bei chronischer Behandlung mit diesen Substanzen kommt es jedoch innerhalb kurzer Zeit zu einer Desensibilisierung gegenüber EPS, die bei herkömmlichen Antipsychotika nicht zu beobachten ist. Darüber hinaus zeigt das Modell der einschleichend beginnenden und langsam steigernd dosierenden chronischen Behandlung, daß eine Sensibilisierung bei wiederholter Gabe von D_1-Antagonisten nicht eintritt, im Gegensatz zur wiederholten Gabe von D_2-Antagonisten.

Eine Desensibilisierung gegenüber EPS durch D_1-Antagonisten ist möglicherweise ein wünschenswerter Mechanismus, da die meisten Patienten, die eine antipsychotische Therapie benötigen, irgendwann in der Vergangenheit eine Behandlung mit D_2-Antagonisten erhalten haben. Bei chronischer Behandlung mit D_1-Antagonisten würden sie daher wahrscheinlich weniger EPS zeigen. Bedenken gegen das Konzept der Desensibilisierung gegen EPS durch wiederholte Behandlung mit D_1-Antagonisten bestehen nur wegen der Möglichkeit, daß sich gegenüber der erwünschten antipsychotischen Wirkung (die bei D_1-Antagonisten bisher nicht nachgewiesen wurde) ebenfalls rasch eine Toleranz entwickelt.

D_2-Antagonisten

Akutstudien mit D_2-Antagonisten zeigen, daß diese Substanzen bei Verabreichung an nichthumane Primaten ohne Neuroleptikaerfahrung oder nach neuroleptischer Sensibilisierung akute EPS hervorrufen (Liebman u. Neale 1980; Gerlach et al. 1987; Peacock et al. 1990; Casey 1992). Bei Langzeitbehandlung mit D_2-Antagonisten werden Affen gegenüber EPS sensibilisiert (Gunne u. Barany 1976; Casey 1991b, 1991c, 1992; Gerlach u. Hansen 1993; Gerlach et al. 1987).

Die Hypothese der durch D_2-Antagonisten verursachten akuten EPS wird bis zu einem gewissen Grad durch Beobachtungen mit Neuroleptika aus der Klasse der substituierten Benzamide in Frage gestellt. Diese Verbindungen sind hochselektive D_2-Antagonisten ohne anticholinerge Aktivität, die den gesamten Milligrammbereich von niedriger bis hoher Potenz abdecken, jedoch mit einer relativ geringen EPS-Rate einhergehen (Casey 1993a). Bei dieser Substanzklasse treten Akathisien ähnlich häufig oder seltener auf als mit herkömmlichen Neuroleptika. Die Rate akuter Dystonien und neuroleptisch induzierter Parkinsonoide ist dagegen signifikant niedriger (Lewander et al. 1990). Auch Tiermodelle stützen diese Beobachtung. Die Dosis Remoxiprid, die die stimulanzieninduzierte motorische

Aktivität blockiert (Modell für antipsychotische Wirkung), ist wesentlich geringer als die Dosis, die eine Blockade der stimulanzieninduzierten Stereotypien bewirkt (Modell für motorische Nebenwirkungen; Hall et al. 1986; Ögren et al. 1986). Studien an nichthumanen Primaten deuten ebenfalls darauf hin, daß Remoxiprid bei Verabreichung antipsychotisch äquipotenter Dosen weniger EPS verursacht als Haloperidol (Gerlach und Casey 1990; Casey 1993c). Diese Ergebnisse gehen möglicherweise auf rezeptorselektive Effekte zurück, wobei Remoxiprid eher D_2-Rezeptoren im limbischen System als im Corpus striatum blockiert.

Die chronische orale Behandlung neuroleptikasensibilisierter nichthumaner Primaten ist weniger gut untersucht. Die zu dieser Frage vorliegenden Studien zeigen übereinstimmend, daß Neuroleptika entweder die sensibilisierte Reaktion bei konstanter Dosierung weiterhin hervorrufen (Coffin et al. 1993), u. U. sogar eine verstärkte Sensibilisierungsreaktion auslösen können, die eine Dosisreduktion erforderlich macht (Gerlach u. Hansen 1993), oder bei fortgesetzter Behandlung zu einer mäßigen Toleranzentwicklung gegenüber EPS führen können (Casey 1987). Diese Wirkungen unterscheiden sich jedoch sowohl quantitativ als auch qualitativ von der raschen Desensibilisierung bei chronischer Verabreichung von D_1-Antagonisten an sensibilisierte Affen, die bei wiederholter Behandlung mit D_1-Antagonisten rasch ihre Empfindlichkeit gegen EPS verlieren.

Verhältnis zwischen D_1- und D_2-Antagonisten

Man hat die Hypothese aufgestellt, daß die besonderen Eigenschaften von Clozapin mit seinem sehr geringen Risiko von akuten EPS und Spätdyskinesien auf ein spezielles Verhältnis zwischen D_1- und D_2-Antagonismus zurückgehen könnte (Gerlach u. Lublin 1988). Clozapin besitzt ein einzigartiges präklinisches Profil, wobei der D_1-Antagonismus etwas größer ist als der D_2-Antagonismus (Coward et al. 1989; Meltzer et al. 1989). Wichtigster Angriffspunkt für Clozapin sind jedoch die 5-HT_2- und die adrenergen Rezeptoren (Coward et al. 1989; Meltzer et al. 1989). Dies könnte sein ungewöhnliches klinisches Profil und die sehr geringe EPS-Rate (Casey 1989a; Farde et al. 1989) wie auch die relativ schwachen D_1- und D_2-antagonistischen Effekte in den Basalganglien chronisch therapierter Patienten erklären (Farde et al. 1992).

5-HT_2-Serotoninantagonisten

Eine alternative Hypothese für den besonderen Mechanismus von Clozapin hinsichtlich der motorischen Funktion geht davon aus, daß neben dem D_2-Antagonismus ein Antagonismus gegenüber 5-HT_2-Rezeptoren eine Rolle spielen könnte. Nach dieser Vorstellung vermindert oder verhindert der serotonerge Antagonismus akute EPS. Studien an Nagern haben gezeigt, daß der 5-HT_2-Antagonismus zu einer signifikanten Reduktion der durch D_2-Antagonisten ausgelösten Katalepsie führt (Balsara et al. 1979; Waldmeier u. Delini-Stula 1979), doch fand sich diese Erscheinung nicht bei allen Untersuchungen an Nagern (Arnt et al. 1986). Studien an nichthumanen Primaten sprechen meist nicht für den hypothetischen 5-HT_2-/D_2-Antagonismus als Mechanismus zur Erklärung der Eigenschaften von Clozapin. In einer Studie wurde bei Zugabe serotonerger Antagonisten zu Haloperidol lediglich eine mäßige Verminderung akuter Dystonien beobachtet (Korsgaard et al. 1985), während in einer anderen Untersuchung keine signifikanten Veränderungen durch 5-HT_2-Antagonisten festzustellen waren (Povlsen et al. 1986). In jüngerer Zeit wurde in mehreren Studien eine Fülle neuroleptisch wirksamer Verbindungen mit ganz unterschiedlichem Verhältnis von 5-HT_2- und D_2-Antagonismus untersucht. Darunter befanden sich die verschiedensten Substanzen, von solchen mit praktisch nicht vorhandenem 5-HT_2-Antagonismus, wie substituierten Benzamiden und Haloperidol, bis hin zu Verbindungen mit sehr hohem 5-HT_2- und minimalem D_2-Antagonismus, wie Setoperon und Risperidon. Alle diese Substanzen können akute EPS auslösen, es ist nur eine Frage der Dosierung (Casey 1989b, 1991b, 1991c, 1992).

Aktuelle Vergleiche liefern klinische Studien und Untersuchungen an nichthumanen Primaten mit Risperidon. Untersuchungen an Affen zeigen für Risperidon bei niedriger Dosierung geringe EPS, wogegen Dosen von mehr als 10 mg/Tag zu mäßigen bis stärkeren motorischen Nebenwirkungen führen (Casey 1991b, 1991c, 1993c), die den in der Klinik beobachteten Ergebnissen entsprechen (Borison et al. 1992; Chouinard et al. 1993). Um die Hypothese, daß ein geringes oder fehlendes EPS-Profil durch ein hohes Verhältnis von 5-HT_2- zu D_2-Antagonismus bedingt ist, näher zu prüfen, wurde in einer Studie an Affen die Wirkung des 5-HT_2-Antagonisten Ritanserin auf haloperidolinduzierte EPS untersucht. Auf diese Weise läßt sich mit variablen Dosen von Ritanserin und fixen Dosen von Haloperidol das Verhältnis von 5-HT_2- und D_2-Antagonismus in einem weiten Bereich variieren. In dieser Studie rief eine Dosis von 0,05 mg/kg Haloperidol i. m. zuverlässig stabile Dystonien mäßiger Intensität hervor, die mit Ritanserin innerhalb eines Dosisbereichs von 0,05–5,0 mg/kg nicht wesentlich zu beeinflussen waren (Casey 1993c). Diese Daten sprechen mithin nicht für eine bedeutsame Rolle des 5-HT_2-Antagonismus in der Milderung akuter EPS bei Affen und bieten wahrscheinlich keine vollständige Erklärung für das niedrige EPS-Profil von Clozapin.

5-HT_{1A}-Serotoninagonismus

In einigen Studien wurden die Effekte des 5-HT_{1A}-Agonismus auf die Modulation der motorischen Funktion untersucht. 8-OH-DPAT, ein 5-HT_{1A}-Agonist, hob die durch D_2-Antagonisten induzierte Katalepsie bei Ratten auf (Wadenberg u. Ahlenius 1991). Diese Ergebnisse wurden bei Nagern wiederholt reproduziert, bei nichthumanen Primaten jedoch nur selten untersucht. In einer Untersuchung verminderte 8-OH-DPAT in einer Dosierung von 0,1 mg/kg bei Totenkopfäffchen partiell Dystonien, die durch D_2-Antagonisten induziert worden waren. Mit dieser Einzeldosis wurde jedoch der gesamte Dosisbereich, d. h. die Wirkungen oberhalb und unterhalb der getesteten Dosis, wahrscheinlich nicht ausreichend ausgelotet (Liebman et al. 1989).

In einer anderen Studie, in der die Wirkung einer alleinigen Gabe von 8-OH-DPAT an Affen untersucht wurde, führten hohe Dosen zu Schüttelbewegungen wie bei nassen Hunden sowie zu myoklonischen Zuckungen, es traten jedoch keine Symptome auf, die spezifisch extrapyramidalmotorischen Funktionsstörungen zuzuschreiben waren (Mizuta et al. 1990). In einer weitaus gründlicheren Untersuchung der Effekte unterschiedlicher Dosen von 8-OH-DPAT (0,025–1,0 mg/kg) auf haloperidolinduzierte Dystonien ergab sich mit steigender Dosierung von 8-OH-DPAT ein auffälliger dosisabhängiger Rückgang der EPS (Casey 1993b). Diese Ergebnisse lassen vermuten, daß Substanzen mit $5\text{-}HT_{1A}$-agonistischen Eigenschaften EPS aufheben können, die durch D_2-Antagonisten ausgelöst wurden. Dieser $5\text{-}HT_{1A}$-Agonismus läßt sich vielleicht auch dahingehend nutzen, daß Einzelsubstanzen mit sowohl D_2-antagonistischem als auch $5\text{-}HT_{1A}$-agonistischem Wirkungsmechanismus möglicherweise antipsychotisch wirken, jedoch keine oder eine erheblich geringere Tendenz zu EPS aufweisen (Casey 1993b).

Zusammenfassung

Die Rolle der dopaminergen und serotonergen Aktivität bei der Auslösung akuter EPS ist äußerst komplex. Die früher anerkannte Hypothese, daß akute EPS auf einem D_2-Antagonismus beruhen, wird durch Studien an nichthumanen Primaten partiell gestützt, obwohl sich aus anderen Daten ableiten läßt, daß noch weitere Mechanismen beteiligt sind. Durch akute, parenterale Gabe von D_1-Antagonisten in hinreichender Dosierung lassen sich sowohl bei Affen ohne Neuroleptikaerfahrung als auch bei neuroleptikasensibilisierten Affen EPS auslösen, die klinisch mit denen nach herkömmlichen D_2-Antagonisten identisch sind. Die orale Bioverfügbarkeit in Studien mit solchen D_1-Antagonisten ist jedoch weiterhin fraglich. Die chronische Verabreichung von D_1-Antagonisten ergibt ein völlig anderes Bild. In verschiedenen Studien war eine rasche Desensibilisierung gegenüber motorischen Nebenwirkungen zu verzeichnen, was darauf hinweist, daß eine chronische Antagonisierung von D_1-Rezeptoren die motorische Funktion auf grundlegend andere Weise beeinflußt als die akute Antagonisierung.

Alternativ ist denkbar, daß die Ausprägung akuter EPS von einem kritischen Gleichgewicht zwischen D_1- und D_2-Antagonismus gesteuert wird. Die meisten klinischen und präklinischen Daten sprechen für die Hypothese, daß der D_2-Antagonismus für die Auslösung von EPS zumindest eine gewisse Bedeutung besitzt. Die unerwartet niedrige Häufigkeit von EPS nach substituierten Benzamiden deutet jedoch auf die Möglichkeit weiterer Wirkungsmechanismen und/oder auf eine Selektivität für Wirkorte, über die substituierte Benzamide statt auf Dopaminrezeptoren im Corpus striatum bevorzugt auf solche im limbischen System einwirken können. Gegen die Hypothese, daß diese EPS direkt auf eine Blockade von D_2-Rezeptoren zurückgehen, spricht auch die zeitliche Divergenz zwischen der innerhalb weniger Stunden nach Neuroleptikagabe eintretenden Dopaminrezeptorblockade und dem (mit Ausnahme der Akathisie) verzögerten Einsetzen der EPS.

Serotonerge Effekte auf die extrapyramidalmotorische Funktion werden bereits seit langem diskutiert, doch sind die Daten widersprüchlich. Befunde an Nagern, die dafür sprechen, daß $5\text{-}HT_2$-Antagonisten die durch D_2-Antagonisten induzierten motorischen Effekte mildern, werden durch Studien an nichthumanen Primaten nicht einhellig gestützt. Dies läßt vermuten, daß ein $5\text{-}HT_2\text{-}/D_2$-Antagonismus als Erklärungsversuch des besonderen Mechanismus von Clozapin möglicherweise nicht ausreicht. Allerneueste Befunde, wonach ein $5\text{-}HT_{1A}$-Agonist die durch D_2-Antagonisten ausgelösten EPS signifikant und dosisabhängig vermindert, eröffnen der Forschung eine neue Richtung. Solche Substanzen mit „reinen" Effekten bieten möglicherweise eine wirksame Therapie von motorischen Funktionsstörungen wie z. B. neuroleptikainduzierten EPS, idiopathischem Parkinsonismus oder andere Dyskinesien. Auch Substanzen mit kombinierter D_2-antagonistischer und $5\text{-}HT_{1A}$-agonistischer Wirkung in ein und demselben Molekül stellen möglicherweise einen einzigartigen Ansatz für neue Antipsychotika ohne EPS-Potential dar. Bevor sich definitive Schlußfolgerungen ziehen lassen, bedarf es allerdings noch einer weit größeren Anzahl von Studien, in denen solche Leitsubstanzen, die aus Forschungen an nichthumanen Primaten hervorgegangen sind, untersucht werden. Die Untersuchung dieser Fragen an Affen liefert jedoch wertvolle Erkenntnisse, die mit Sicherheit zu Substanzen führen werden, die unseren Medikamentenschatz zur Therapie schwerer psychischer Erkrankungen einen großen Schritt nach vorn bringen werden.

Diskussion

Andersen:

Die von Ihnen beschriebene Wundersubstanz gibt es schon: Spiperon ist ein $5\text{-}HT_{1A}$-Agonist mit etwa 70% der Wirksamkeit von 8-OH-DPAT. Meines Wissens ruft es sogar noch stärkere extrapyramidalmotorische Symptome hervor. Seine Affinität für D_2-Rezeptoren ist ca. 50mal geringer als die für HT_{1A}-Rezeptoren.

Günther:

Bei D_1-Antagonisten machte es einen Unterschied, ob sie den Affen per os oder intramuskulär verabreicht wurden. Gilt das auch für D_2-Antagonisten? Klinisch hat man nämlich oft diesen Eindruck.

Und eine zweite Frage: Ergibt sich z. Z. schon eine therapeutische Konsequenz aus der von Ihnen durchgeführten Desensibilisierung durch intermittierenden Einsatz von D_1-Antagonisten?

Casey:

Zur ersten Frage: Es gibt einen quantitativen Unterschied zwischen der oralen und parenteralen Gabe von Neuroleptika sowohl beim Affen als auch beim Menschen. Bei den D_1-Antagonisten aus der Klasse der Benzazepine scheint ein Bioverfügbarkeitsproblem aufgrund schlechter Absorption zu bestehen, denn bei parenteraler Gabe erhält man eine ganz andere Dosis-Wirkungs-Kurve. Bei klassischen Neuroleptika scheint dagegen eher eine intensive Metabolisierung die Ursache zu sein. Generell ist es schwierig, mit oral verabreichten D_1-Antagonisten ausreichend hohe Blutspiegel und einen deutlichen klinischen Effekt zu erzielen.

Zur zweiten Frage: Ich glaube, aus der Klinik gibt es zur Zeit keinerlei Hinweise auf eine Desensibilisierung durch D_1-Antagonisten gegenüber extrapyramidalmotorischen Nebenwirkungen. Es wäre sicher interessant, diesen Aspekt näher zu untersuchen. Ein mögliches Risiko sehe ich allerdings darin, daß D_1-Antagonisten auch gegen den antipsychotischen Effekt desensibilisieren können, wenn sie selbst eine antipsychotische Wirkung haben, denn es gibt keine Anhaltspunkte für eine Dissoziation von motorischen und psychischen Effekten. Beim D_2-System besteht eine solche Dissoziation zwischen antipsychotischem Effekt und EPS, und gegenüber den motorischen Effekten entwickelt sich eine gewisse Toleranz. Aber ich kenne keine überzeugenden Daten, die für eine Toleranz gegenüber der antipsychotischen Wirkung sprechen.

Ereshefsky:

Risperidon hat einen ganz anderen Metabolismus als typische Neuroleptika. Beim Menschen beträgt seine Halbwertszeit etwa 3 h, es wird rasch zu 9-Hydroxy-Risperidon metabolisiert, das ebenfalls pharmakologisch aktiv ist. Möglicherweise besitzt Risperidon ebenso wie D_1-Antagonisten einen hohen First-pass-Metabolismus. Haben Sie in Ihrem Dystonie-Modell unterschiedliche Applikationswege für Risperidon untersucht?

Casey:

Ja, wir haben mit Risperidon eine Desensibilisierungsstudie im Vergleich zu Haloperidol durchgeführt, um herauszufinden, ob Risperidon sich anders verhält als D_1-Antagonisten, bei denen die Desensibilisierung rasch und vollständig innerhalb von 5–7 Tagen abläuft. Nach Haloperidol zeigt sich dagegen eine ca. 40%ige Toleranz innerhalb von einem Monat.

Wir gaben den Affen also Risperidon und Haloperidol oral in äquipotenten Dosen. Die Ergebnisse waren für beide Substanzen gleich. Risperidon zeigte in äquipotenten Dosen die gleichen extrapyramidalen Symptome wie Haloperidol und ebenso eine mäßige Toleranz im Verlauf eines Monats. Beide Kurvenverläufe waren praktisch identisch.

Ereshefsky:

Bei chronisch mit Neuroleptika behandelten Patienten ist die neuroleptische Schwelle im Vergleich zu nicht neuroleptisch behandelten Patienten um 50–100% erhöht. Das heißt, sie wurden durch die neuroleptische Behandlung gegen Neuroleptika desensibilisiert, was genau das Gegenteil dessen ist, was Sie mit dem Primaten-Modell finden. Wie lassen sich angesichts dieser Unterschiede die Ergebnisse des Primaten-Modells auf die Verhältnisse beim Menschen extrapolieren?

Casey:

Sowohl bei den Affen als auch beim Menschen kommt es zu Beginn einer neuroleptischen Therapie zu einer erheblichen Sedierung, die so ausgeprägt sein kann, daß sie die motorischen und sonstigen Nebenwirkungen überdeckt. Die Sedation des ZNS dämpft die motorischen Funktionen und Dysfunktionen, so daß sie schlechter oder nicht zu erkennen sind.

Im Tierversuch läßt sich dieser Effekt ganz deutlich verfolgen: Gibt man unbehandelten Affen Neuroleptika, dann sind sie zunächst stark sediert. Die Dystonie entwickelt sich erst allmählich nach mehreren Dosen, während die Sedierung gleichzeitig nachläßt. Möglicherweise handelt es sich in Wirklichkeit nicht um eine Sensibilisierung gegenüber den dystonen Effekten, sondern nur um eine Desensibilisierung gegenüber der Sedation. Vielleicht nimmt die Dystonie tatsächlich gar nicht zu, sondern ist immer gleich und tritt mit nachlassender Sedierung nur deutlicher hervor.

In diesem Zusammenhang ist eine Untersuchung interessant, die wir gerade abgeschlossen haben. Wir haben zuvor nicht neuroleptisch behandelten Affen eine Kombination von SCH-39166 und Haloperidol verabreicht, um zu sehen, ob sich damit eine clozapinähnliche Wirkung erzielen läßt bzw. ob sich diese Kombination so verhält wie SCH-39166 in Gegenwart eines D_2-Antagonisten. Die Frage war: Läßt sich die Sensibilisierung gegen die dystonen Effekte von Haloperidol durch Zugabe eines D_1-Antagonisten verhindern? Eine Gruppe von Tieren erhielt also SCH-39166 plus Haloperidol, die Kontrollgruppe erhielt Plazebo plus Haloperidol. Und in der Tat entwickelte die erste Gruppe keine Sensbilisierung, wir konnten sie also verhindern. In der Kontrollgruppe kam es dagegen zu einer Sensibilisierung. Das heißt, wir können durch Kombination eines D_1- mit einem D_2-Antagonisten eine ähnliche Wirkung erzielen wie mit Clozapin, das einen intrinsischen D_1/D_2-antagonistischen Effekt besitzt.

Gerlach:

Ein weiterer Punkt, der zur Notwendigkeit der Dosissteigerung im Verlauf der Therapie beitragen dürfte, ist die Tatsache, daß sich die Erkrankung bei vielen Patienten im Laufe der Zeit verschlimmert, weswegen sie zunehmend höhere Dosen benötigen, um die Psychose zu unterdrücken.

Casey:

Gewiß, ich meine aber nicht die Dosen, die für die therapeutische antipsychotische Wirkung notwendig sind, sondern die Dosen, die minimale extrapyramidalmotorische Symptome auslösen, die durch eine Handschriftanalyse oder das Zahnradphänomen zu erkennen sind. Bei chronisch behandelten Patienten sind für diese motorischen Effekte höhere Dosen erforderlich.

Martinot:

Nach meinem Eindruck tolerieren manche Patienten höhere Dosen als gesunde Kontrollpersonen. Ist die Schwelle für extrapyramidale Symptome bei Patienten und Gesunden gleich?

Casey:

Dazu sind mir keine kontrollierten Studien bekannt. Ich glaube, die verbreitete Ansicht, daß gesunde Personen auf Neuroleptika anders reagieren als Patienten, beruht auf Untersuchungen, in denen Gesunde ohne Medikamentenerfahrung mit Patienten verglichen wurden, die bereits lange unter neuroleptischer Behandlung standen. Das ist natürlich keine vergleichbare Ausgangssituation, wenn man bedenkt, daß die vorausgegangene Gabe von Neuroleptika die Ansprechbarkeit auf eine spätere neuroleptische Therapie verändern kann.

Literatur

Amt J, Hyttel J, Bach-Lauritsen T (1986) Further studies of the mechanism behind scopolamine-induced reversal of antistereotypic and cataleptogenic effects of neuroleptics in rats. Acta Pharmacol Toxicol 59:319–324
Balsara JJ, Jadhav IH, Chandorkar AG (1979) Effect of drugs influencing the central serotonergic mechanisms on haloperidol-induced catalepsy. Psychopharmacology 62:67–69
Borison RL, Pathiraja AP, Diamond BI, Meibach RC (1992) Risperidone: Clinical safety and efficacy in schizophrenia. Psychopharmacol Bull 28/2:213–218
Burki HR, Ruch W, Aspen H (1975) Effects of clozapine, thioridazine, perlapine and haloperidol on the metabolism of the biogenic amines in the brain of the rat. Psychopharmacology 41:27–33
Casey DE (1987) Neuroleptic-induced parkinsonism increases with repeated treatment in monkeys. In: Dahl SG, Gram LF, Paul SM, Potter WZ (eds) Clinical pharmacology in psychiatry IV. Selectivity in psychotropic drug action – promise or problems. Springer, Berlin Heidelberg New York Tokyo, pp 243–247
Casey DE (1988) Dopamine D_1 and D_2 agonists and antagonists in cebus monkeys. Proc Society of Biological Psychiatry 13
Casey DE (1989a) Clozapine: neuroleptic-induced EPS and tardive dyskinesia. Psychopharmacology 99:47–53
Casey DE (1989b) Serotonergic aspects of acute extrapyramidal syndromes in nonhuman primates. Psychopharmacol Bull 25:457–459
Casey DE (1991a) Neuroleptic drug-induced extrapyramidal syndromes and tardive dyskinesia. Schizophr Res 4:109–120

Casey DE (1991b) Extrapyramidal syndromes in nonhuman primates: typical and atypical neuroleptics. Psychopharmacol Bull 27:47–50

Casey DE (1991c) Serotonin and dopamine relationships in nonhuman primate extrapyramidal syndromes. J Eur Coll Neuropsychopharmacol (ECNP). S 15/3:351–353

Casey DE (1992) Dopamine D_1 (SCH 23390) and D_2 (haloperidol) antagonists in drug-naive monkeys. Psychopharmacology 107:18–22

Casey DE (1993a) Motor and mental aspects of acute extrapyramidal syndromes. Proc International Meeting on Neuroleptic-Induced Deficit Syndromes (NIDS). Acta Psychiatr Scand (in press)

Casey DE (1993b) The behavioral effects of a serotonin 1_A agonist, 8-OH-DPAT, on haloperidol-induced dystonia in nonhuman primates. Neuropsychopharmacology 9:168–377

Casey DE (1993c) Serotonergic and dopaminergic aspects of neuroleptic-induced extrapyramidal syndromes in nonhuman primates. Psychopharmacology 112:55–59

Casey DE, Keepers G A (1988) Neuroleptic side effects: acute extrapyramidal syndromes and tardive dyskinesia. In: Casey DE, Christensen AV (eds) Psychopharmacology: current trends. Springer, Berlin Heidelberg New York Tokyo, pp 74–93

Chouinard G, Jones B, Remington G, Bloom D, Addington D, MacEwan GW, Labelle A, Beauclair L, Amott W (1993) A Canadian multicenter placebo-controlled study of fixed doses of risperidone and haloperidol in the treatment of chronic schizophrenic patients. J Clin Psychopharmacol 13/1:25–40

Christensen AV, Amt J, Hyttel J, Larsen JJ, Svendsen O (1984) Pharmacological effects of a specific dopamine D_1 antagonist (SCH 23390) in comparison with neuroleptics. Life Sci 34:1529–1540

Christensen AV (1990) Long-term effects of dopamine D_1 and D_2 antagonists in vervet monkeys. Behav Neurol 3:49–60

Coffin VL, Latranyi MB, Chipkin RE (1989) Acute extrapyramidal syndrome in cebus monkeys: development mediated by dopamine D_2 but not D_1 receptors. J Pharmacol Exp Ther 249:769–774

Coffin VL, McHugh DT, Casey DE, Barnett A (1993) A novel dopamine D_1 antagonist can prevent sensitization to abnormal movements by haloperidol. Schizophr Res 9/2, 3:276 (IVth International Congress on Schizophrenia Research)

Coward DM, Imperato A, Urwyler S, White TG (1989) Biochemical and behavioural properties of clozapine. Psychopharmacology 99:6–12

Deniker P (1984) Introduction of neuroleptic chemotherapy into psychiatry. In: Ayd FJ, Blackwell B (eds) Discoveries in biological psychiatry. Adv Medical Communications, Baltimore, pp 155–164

Farde L (1992) Selective D_1 or D_2 dopamine receptor blockade induces akathisia in humans – a PET study with [^{11}C] SCH 23390 and [^{11}C]raclopride. Psychopharmacology 107:23–29

Farde L, Wiesel FA, Nordström AL, Sedvall G (1989) D_1- and D_2-dopamine receptor occupancy during treatment with conventional and atypical neuroleptics. Psychopharmacology 99:28–31

Farde L, Nordström A-L, Wiesel F-A, Pauli S, Halldin C, Sedvall G (1992) Positron emission tomographic analysis of central D_1 and D_2 dopamine receptor occupancy in patients treated with classical neuroleptics and clozapine – relation to extrapyramidal side effects. Arch Gen Psychiatry 49:538–544

Gerlach J, Casey DE (1990) Remoxipride, a new selective D_2 antagonist, and haloperidol in cebus monkeys. Prog Neuropsychopharmacol Biol Psychiatry 14:103–112

Gerlach J, Lublin H (1988) Tardive dyskinesia may be due to an increased D_1/D_2 receptor ratio in the brain. Schizophr Res 1:230

Gerlach J, Kistrup K, Korsgaard S (1987) Effect of selective and D_2 dopamine receptor antagonists and agonists in cebus monkeys: implications for acute and tardive dyskinesias. In: Dahl SG, Gram LS, Paul SN, Potter WV (eds) Clinical pharmacology in psychiatry. Springer, Berlin Heidelberg New York Tokyo, pp 236–242

Gunne LM, Barany S (1976) Haloperidol-induced tardive dyskinesia in monkeys. Psychopharmacology 50:237–240

Hall H, Sällemark M, Jeming E (1986) Effects of remoxipride and same related new substituted salicylamides on rat brain receptors. Acta Pharmacol Toxicol 58:61–70

Hansen L, Gerlach J (1991) Dopamine 1 and 2 receptor interaction in the development of dystonia and hypersensibility in cebus monkeys. Biol Psychiatry 29:275

Hyttel J (1983) SCH 23390: the first selective dopamine D_1 antagonist. Eur J Pharmacol 91:153–154

Iorio LS, Barnett A, Leitz FH, Houser VP, Korduba CA (1983) SCH 23390, a potential benzazepine antipsychotic with unique interactions on dopaminergic systems. J Pharm Exp Ther 226:462–468

Keepers GA, Clappison VJ, Casey DE (1983) Initial anticholinergic prophylaxis for neuroleptic-induced extrapyramidal syndromes. Arch Gen Psychiatry 40:1113–1117

Korsgaard S, Gerlach J, Christensson E (1985) Behavioral aspects of serotonin-dopamine interaction in the monkey. Eur J Pharmacol 118:245–252

Lewander T, Westerbergh S-E, Morrison D (1990) Clinical profile of remoxipride – a combined analysis of a comparative double-blind multicentre trial programme. Acta Psychiatr Scand [Suppl] 358:92–98

Liebman J, Neale R (1980) Neuroleptic-induced acute dyskinesias in squirrel monkeys: correlation with propensity to cause extrapyramidal side effects. Psychopharmacology 68:25–29

Liebman JM, Gerhardt SC, Gerber R (1989) Effects of 5-HT_{1A} agonists and 5-H_2 antagonists on haloperidol-induced dyskinesias in squirrel monkeys: no evidence for reciprocal 5-HT-dopamine interaction. Psychopharmacology 97:456–461

McHugh D, Coffin V (1991) The reversal of extrapyramidal side effects with SCH 39166, a dopamine D_1 receptor antagonist. Eur J Pharmacol 202:133–134

Meltzer HY, Matsubara S, Lee JC (1989) Classification of typical and atypical antipsychotic drugs on the basis of dopamine D_1, D_2 and serotonin pKi values. J Pharmacol Exp Ther 251:238–246

Mizuta E, Yamaguchi M, Kuno S (1990) Behavioural effects of 8-hydroxy-2-(di-n-propylamino)tetralin (8-OH-DPAT) in monkeys. Eur J Pharmacol 178:125–127

Ögren SO, Hall H, Köhler CH, Magnusson O, Sjöstrand SE (1986) The selective dopamine D_2 receptor antagonist raclopride discriminates between dopamine mediated motor functions. Psychopharmacology 90:287–294

Peacock L, Lublin H, Gerlach J (1990) The effects of dopamine D_1 and D_2 receptor agonists and antagonists in monkeys withdrawn from long-term neuroleptic treatment. Eur J Pharmacol 186:49–59

Povlsen UJ, Noring U, Laursen AL, Korsgaard S, Gerlach J (1986) Effects of serotonergic and anticholinergic drugs in haloperidol-induced dystonia in cebus monkeys. Clin Neuropharmacol 9:84–90

Seeman P, Lee T, Chang-Wong M et al. (1976) Antipsychotic drug doses and neuroleptic dopamine receptors. Nature 261:717–719

Waddington JL (1986) Behavioral correlates of the action of selective D_1 dopamine receptor antagonists. Biochem Pharmacol 35:3661–67

Wadenberg ML, Ahlenius S (1991) Antipsychotic-like profile of combined treatment with raclopride and 8-OH-DPAT in the rat: enhancement of antipsychotic-like effects without catalepsy. J Neural Transm 83:43–53

Waldmeier PC, Delini-Stula AA (1979) Serotonin-dopamine interactions in the nigrostriatal system. Eur J Pharmacol 55:363–373

D_1- und kombinierte D_1-/D_2-Rezeptorblockade bei Schizophrenie

J. Gerlach

Einleitung

Der antipsychotische Effekt konventioneller Neuroleptika wird ihren D_2-rezeptorblockierenden Eigenschaften zugeschrieben. Verschiedene Forschungsansätze haben eine positive Korrelation zwischen dem Grad der D_2-Rezeptorblockade und dem antipsychotischen Effekt nachgewiesen (Übersichten bei Seeman 1992; Farde et al. 1992). Die Blockade der D_2-Rezeptoren ist jedoch bei weitem nicht ideal:

- Die therapeutische Wirkung ist unzureichend. Etwa 20% der Schizophreniepatienten zeigen keine oder nur eine minimale Besserung, während bei den übrigen, d. h. der Mehrheit schizophrener Patienten, eine unterschiedlich starke Reduktion der Symptome zu beobachten ist. Nur bei wenigen Patienten kommt es zu einer vollständigen und anhaltenden Remission. In den meisten Fällen bleiben einige Symptome bestehen, wenn auch in abgeschwächter Form.
- Alle Antipsychotika haben Nebenwirkungen, die von einer geringfügigen, oft unbemerkten Verschlechterung der psychischen Funktionen (wie Anhedonie und verminderter Lebensfreude) bis hin zu potentiell irreversiblen Spätdyskinesien und dem tödlichen malignen Neuroleptikasyndrom reichen.

Vor diesem Hintergrund erweist sich die Suche nach neuen Antipsychotika mit neuen Wirkmechanismen, besser antipsychotischer Wirksamkeit und weniger Nebenwirkungen als eine absolute Notwendigkeit.

Die Entdeckung, daß es eine Vielzahl von Dopaminrezeptoren gibt, jeder mit partiell unterschiedlichen Funktionen (Andersen, in diesem Band; Sokoloff 1990 und in diesem Band), hat der Forschung zur Aufklärung der Rolle des Dopamins bei Schizophrenie und zur Entwicklung besserer antidopaminerger Antipsychotika einen neuen Impetus gegeben. Der D_1-Dopaminrezeptor war in diesem Zusammenhang das erstrangige Ziel, und es sind verschiedene D_1-Rezeptorantagonisten entwickelt worden (s. Tabelle 1). Eine weitere Möglichkeit einer verbesserten antipsychotischen Therapie besteht in der kombinierten Blockade der D_1- und -D_2-Rezeptoren. Einige klassische Neuroleptika, die eine ausgeprägte D_2-Rezeptorblockade mit einer schwächeren D_1-Rezeptorblockade verbinden (z. B. Flupentixol) sind bereits verfügbar; neue Antipsychotika mit einer ähnlichen Kombination aus stärkerer D_2- und schwächerer D_1-Blockade (z. B. Olanzepin) befinden sich im Stadium der klinischen Erprobung. Zur Zeit ist Clozapin noch das einzige

Tabelle 1. Klassifizierung gegenwärtig und potentiell zukünftig verfügbarer Antipsychotika mit D_1- und unterschiedlich starkem D_2-Rezeptorantagonismus

Reiner Dopamin-D_1-Antagonismus (ohne D_2-Antagonismus)	SCH-39166 NNC 01756, NNC 01867 BW 737C SDZ 219–958
Kombination von Dopamin-D_1- und D_2-Antagonismus	
– D_2-Blockade > D_1-Blockade	Klassische Neuroleptika Fupentixol, Zuclopenthixol, Thioridazin Neue Antipsychotika Olanzepin, Seroquel
– D_2-Blockade = D_1-Blockade	Clozapin
– D_2-Blockade < D_1-Blockade	SDZ DOD-647

Antipsychotikum, das eine gleich starke Blockade der D_1- und D_2-Rezeptoren aufweist, während die Möglichkeit einer im Verhältnis zur D_2-Blockade stärkeren D_1-Blockade lediglich durch experimentelle Substanzen repräsentiert ist, wie etwa SDZ DOD-647.

Im folgenden werde ich das therapeutische Potential und die Nebenwirkungen (insbesondere die extrapyramidal-motorischen (EPM) Nebenwirkungen) dieser unterschiedlichen Kombinationen von D_1- und D_2-Rezeptorantagonismus erörtern.

D_1-Rezeptorblockade

Untersuchungen an Nagern deuten darauf hin, daß D_1-Antagonisten antipsychotische Wirkungen aufweisen (Andersen et al. 1992 und in diesem Band; Waddington 1993). Sie sind kataleptogen, antagonisieren das durch Dopaminagonisten induzierte Laufverhalten und Stereotypien und unterdrücken das konditionierte Vermeidungsverhalten. An nichtmenschlichen Primaten hat man für einen D_1-Antagonisten (NNC 756) einen stärkeren Amphetamin-Antagonismus beobachtet als für einen D_2-Antagonisten (Racloprid) (Gerlach et al. 1992; Lublin et al. 1994a; Peacock et al. 1994).

Aus Untersuchungen an Primaten ergeben sich Hinweise darauf, daß D_1-Antagonisten ein günstigeres EPM-Profil aufweisen als D_2-Antagonisten. So kann man zuvor nicht medikamentös behandelte Affen NNC 756 in allmählich steigender Dosierung bis zu einer Höchstdosis von 1 mg/kg geben, ohne daß Dystonien hervorgerufen werden. Dagegen muß bei Racloprid nach einer initialen Steigerung auf 0,1 mg/kg die Dosierung wieder reduziert und anschließend auf einer Höhe von 0,01 mg/kg gehalten werden, um eine Dystonie zu vermeiden (Gerlach u.

Hansen 1993). In einer weiteren Studie an zuvor nicht medikamentös behandelten Kapuzineraffen stellten Coffin et al. (1989) fest, daß der D_1-Antagonist SCH-23390 (10–30 mg/kg) und Clozapin (20 mg/kg) – im Gegensatz zu Haloperidol (1 mg/kg) und Raclopird (10 mg/kg) – bei wöchentlicher chronischer oraler Verabreichung keine anormalen Bewegungen hervorrufen. Bei subkutaner Gabe hoher Einzeldosen kann jedoch der D_1-Antagonist SCH-23390 (0,25 mg/kg) bei unbehandelten Kapuzineraffen eine Dystonie hervorrufen (Casey 1992).

Wird NNC 756 oder SCH-23390 bei Kapuzineraffen appliziert, die zuvor D_2-Antagonisten erhalten haben, so führt dies zunächst ebenso wie ein D_2-Antagonist zu Dystonien. Nach längerer Behandlung kommt es jedoch zur Toleranzentwicklung, so daß der D_1-Antagonist in allmählich steigender Dosierung verabreicht werden kann, ohne Dystonien zu verursachen (Gerlach u. Hansen 1993; Lublin et al. 1993). Lediglich Sedierung und Bewegungsverlangsamung sind zu beobachten. Analog stellten Coffin et al. (1991) fest, daß SCH-39166, ein D_1-Antagonist, bei Affen, die zuvor chronisch mit Haloperidol behandelt worden waren, anormale Bewegungen hervorrief, die jedoch bei fortgesetzter Gabe von SCH-39166 nach 5 Tagen vollständig verschwanden. Christensen (1990) zeigte darüber hinaus an Vervetmeerkatzen, die zuvor D_2-Antagonisten erhalten hatten, daß die chronische Gabe von SCH-23390 zu einem signifikanten Rückgang der EPM-Nebenwirkungen bei erhöhter Sedierung führt.

In hohen Dosen können D_1-Antagonisten eine akute orale Dyskinesie hervorrufen. Ebenso wie die Dystonien zeigen aber auch diese Dyskinesien bei Langzeitbehandlung eine nachlassende Tendenz, wogegen sie bei Behandlung mit D_2-Antagonisten gewöhnlich zunehmen. Die nach Absetzen einer hochdosierten Langzeitbehandlung mit D_1-Antagonisten folgende Dyskinesie (Spätdyskinesie) scheint schwächer zu sein als die nach Behandlung mit D_2-Antagonisten (Gerlach u. Hansen 1993; s. auch die Studie an Ratten von Glenthøj et al., 1991). Während oder nach der Gabe niedriger „klinischer" Dosen von NNC-756 ist keine signifikante Dyskinesie zu beobachten (Lublin et al. 1994b).

Beobachtungen an gesunden Freiwilligen, die im Rahmen von PET-Studien Testdosen von SCH-23390 erhalten hatten, haben gezeigt, daß dieser D_1-Antagonist Akathisien hervorrufen kann (Farde 1992).

Die oben erwähnten Studien lassen vermuten, daß D_1-Antagonisten antipsychotische Wirkungen haben, die möglicherweise jenen der herkömmlichen D_2-Antagonisten überlegen sind, und im Hinblick auf Dystonie und Dyskinesie ein günstigeres EPM-Profil zeigen. Sie können jedoch Sedierung, Parkinsonismus und Akathisie hervorrufen.

Vorläufige Ergebnisse einer klinischen Phase-II-Studie deuten darauf hin, daß NNC 687 in einer Dosierung von 90 mg/die eine leichte antipsychotische Wirkung besitzt, besonders bei Denkstörungen und Halluzinationen. Weder Sedierung noch eine dämpfende Wirkung auf psychomotorische Unruhe wurden beobachtet. Bei dieser Dosierung traten keine weiteren Nebenwirkungen auf, auch der Prolaktinspiegel stieg nicht. Bei keinem der Sicherheitsparameter waren unerwünschte Wirkungen zu beobachten. Auf der Basis dieser Ergebnisse ist eine weitere Auslotung der Effekte höherer Dosen, bis zu 3mal 100 mg/die, vorgesehen.

Kombinationen von D_1- und D_2-Rezeptorblockade

Alle derzeit verfügbaren Neuroleptika blockieren „D_2-ähnliche" Rezeptoren (D_{2a}, D_{2b}, D_3 und D_4), wobei die Blockade vor allem D_2-Rezeptoren, in geringerem Maße auch D_3- und D_4-Rezeptoren betrifft. Es ist noch nicht bekannt, inwieweit die Blockade der verschiedenen D_2-, D_3-, D_4-Rezeptoren zur antipsychotischen Wirkung beiträgt. Bislang sind keine reinen D_2-, D_3- oder D_4-Antagonisten entwickelt worden.

Einige Antipsychotika blockieren bis zu einem gewissen Grad auch die „D_1-ähnlichen" Rezeptoren (D_{1a}, D_{1b} und D_5); dies gilt besonders für die Thioxanthenderivate Flupentixol und Zuclopenthixol, die im Vergleich zur D_2-Blockade einen relativ schwachen D_1-Antagonismus zeigen. Zwei neue Antipsychotika, Olanzepin und Seroquel, bewirken ebenfalls eine gewisse D_1-Blockade. Das atypische Neuroleptikum Clozapin zeigt eine schwache, aber gleich starke Blockade der D_1- und D_2-Rezeptoren (Farde et al. 1992). Stärker D_1- als D_2-blockierende Eigenschaften weisen dagegen bisher nur experimentelle Substanzen auf.

D_2-Rezeptorblockade > D_1-Rezeptorblockade

Klassische Neuroleptika mit starker D_2-Rezeptorblockade und schwächerer D_1-Dopaminrezeptorblockade

Die Thioxanthenderivate Flupentixol und Zuclopenthixol sind klassische Neuroleptika mit üblicher D_2-Rezeptorenblockade (bei klinischen Dosen 70–80% Rezeptorbesetzung) in Verbindung mit einer gewissen D_1-Rezeptorblockade (10–40% Rezeptorbesetzung) (Farde et al., 1992; Farde et al., in diesem Band). Chlorprothixen und Thioridazin gehören ebenfalls zu dieser Gruppe. Die Frage ist jedoch, ob die relativ geringe D_1-Rezeptorblockade zur therapeutischen Wirkung oder den Nebenwirkungen beiträgt.

Im Fall von Flupentixol, das die deutlichste D_1-Rezeptorblockade aufweist, gibt es gewisse Hinweise, daß es weniger depressiogen bzw. stärker antidepressiv wirkt als reine D_2-Blocker (Hamilton et al. 1979; Pinto et al. 1979). Johnson und Malik (1975) stellten fest, daß Flupentixoldecanoat (40 mg/14 Tage) stimmungshebend wirkt, Fluphenazindecanoat (25 mg/14 Tage) dagegen tendenziell depressiogen. Für Zuclopenthixol wurde eine etwas stärkere anxiolytisch-antidepressive Wirkung festgestellt als für Haloperidol (Heikkilä et al. 1981, Heikkilä et al. 1992). Die therapeutischen Unterschiede zwischen reinen D_2-Blockern und kombinierten D_2/D_1-Blockern sind jedoch begrenzt (Wistedt et al. 1991) und im täglichen klinischen Einsatz oft nicht feststellbar.

Hinsichtlich der Nebenwirkungen zeigte sich, daß bei Langzeitbehandlung mit Zuclopenthixol die Ausprägung der EPM-Symptome im Vergleich zu Haloperidol zurückgeht (Heikkilä et al. 1992; s. auch Lundin et al. 1990). Andererseits waren aber in einer Cross-over-Studie, in der Zuclopenthixol und Haloperidol in der Behandlung von Spätdyskinesien und EPM-Symptomen verglichen wurden, keine signifikanten Unterschiede festzustellen (Lublin et al. 1991). Möglicherweise sind D_2-Blocker mit einer gleichzeitigen gewissen D_1-Blockade von Vorteil, die klinische Dokumentation hierzu ist jedoch z. Z. noch begrenzt. Die meisten Befunde sprechen für eine schwach stimmungsaufhellende oder weniger stimmungsdrückende Wirkung von Flupentixol, möglicherweise treten auch weniger EPM-Nebenwirkungen auf. Diese Beobachtungen stehen im Einklang mit den Folgerungen aus den oben erwähnten Studien mit D_1-Antagonisten an Affen.

Neue Antipsychotika mit D_2-Rezeptorblockade > D_1-Rezeptorblockade

Olanzepin ist ein neues, hochwirksames (niedrig dosiertes) Antipsychotikum, dessen Dosierung der von Haloperidol entspricht (2–20 mg/die). Im Gegensatz zu anderen hochwirksamen Neuroleptika hat Olanzepin ein breites Rezeptorbindungsprofil, das in vieler Hinsicht dem von Clozapin ähnelt. So bindet Olanzepin sowohl an D_2- (einschließlich D_4-) als auch an D_1-Dopaminrezeptoren (wenngleich die Affinität zu D_1-Rezeptoren relativ gering ist). Es besitzt eine hohe Affinität zu 5-HT_1C-, 5-HT_2- und 5-HT_3-Rezeptoren und bindet – wie Clozapin – auch an Muskarinrezeptoren, besonders an die M1-Bindungsstelle, sowie an Histamin-H1- und -adrenerge Rezeptoren (Moore et al. 1992).

In relativ niedrigen Dosen hemmt Olanzepin konditionierte Vermeidungsreaktionen, höhere Dosen verursachen dagegen eine Katalepsie. Wie Clozapin blokkiert es das apomorphininduzierte Kletterverhalten (was sowohl eine D_1- als auch eine D_2-Rezeptoraktivierung erfordert). Olanzepin und Clozapin sind im Gegensatz zu herkömmlichen Neuroleptika wirksam in Tests, die als prädiktiv für eine anxiolytische Wirkung gelten.

In offenen klinischen Versuchen hat Olanzepin eine gute antipsychotische Wirkung und geringe EPM-Nebenwirkungen gezeigt. Dem breiten Rezeptorbindungsprofil entsprechend war Sedierung die häufigste Nebenwirkung (Dittmann 1993). Doppelblindstudien sind im Gange.

Während bei Olanzepin bereits das pharmakologische Profil auf eine signifikante antipsychotische Wirkung hindeutet (starker antidopaminerger Effekt und clozapinartige Eigenschaften), ist Seroquel viel eher eine „experimentelle" Substanz in dem Sinne, daß es keine der biochemischen/präklinischen antipsychotischen Eigenschaften besitzt, die derzeitige potente Antipsychotika kennzeichnen. So hat Seroquel eine sehr schwache antidopaminerge Wirkung sowie eine geringere Affinität zu D_2-Rezeptoren als Clozapin und sogar eine geringere Affinität zu D_1-Rezeptoren. Wie Olanzepin und Clozapin besitzt es hingegen eine sehr starke Affinität zu 5-HT_2-Rezeptoren und einen histamin-(H1)-antagonistischen Effekt, im Gegensatz zu diesen jedoch eine sehr geringe Affinität zu Muskarin- und 1-Rezeptoren (geringere anticholinerge Nebenwirkungen und geringere orthostatische Hypotonie). Seroquel führt jedoch im Corpus striatum zu einer geringeren Erhöhung des Dopaminumsatzes als im Tuberculum olfactorium. Dies spricht wie die signifikante, aber kurzzeitige Erhöhung des Serumprolaktins, die stärker als bei Clozapin, aber schwächer als bei Haloperidol ausfällt, für eine antidopaminerge Wirkung.

Klinische Versuche, meist offen (Szegedi et al. 1993; Fabre 1993), aber auch eine doppelblinde, plazebokontrollierte Studie (Malick et al. 1990), deuten darauf hin, daß Seroquel eine gewisse antipsychotische Wirkung besitzt. Szegedi et al. (1993) stellten für Seroquel in Dosen bis zu 750 mg/die beträchtliche intraindividuelle Unterschiede im therapeutischen Ansprechen fest. Einige Probanden zeigten eine fast vollständige Remission der positiven Symptome, während die Mehrzahl der Patienten nur eine begrenzte klinische Besserung aufwies. EPM-Nebenwirkungen wurden nicht beobachtet, lediglich eine schwache Sedierung und Benommenheit. Doppelblindversuche laufen gegenwärtig.

D_2-Rezeptorblockade = D_1-Rezeptorblockade

Clozapin ist nach wie vor das einzige Neuroleptikum, das D_1- und D_2-Rezeptoren gleich stark blockiert. So ließ sich mittels Positronenemissionstomographie des Gehirns von Patienten nach Gabe von 300–500 mg Clozapin/die eine Besetzung an 40–50% der D_1- wie auch der D_2-Rezeptoren nachweisen (Farde et al. 1992). Dies bedeutet, daß Clozapin im Vergleich zu herkömmlichen Neuroleptika eine relativ geringe D_2-Blockade, dagegen aber eine erhebliche Blockade der D_1-Rezeptoren bewirkt. Hierin liegt vielleicht ein Hauptgrund für die atypische Wirkung von Clozapin, obgleich auch andere Mechanismen beteiligt sein können (Blockade von -1-, 5-HT$_2$-, D$_4$- und möglicherweise weiteren Rezeptoren). Der therapeutische Vorteil von Clozapin gegenüber herkömmlichen Neuroleptika ist bekannt (s. Fitton u. Heel 1990) und wird hier nicht erörtert. Diese Substanz ist durch eine stärkere Wirkung auf die meisten Schizophreniesymptome (Plus- und Minussymptomatik), das Sozialverhalten und die Rehospitalisierungsfrequenz gekennzeichnet (s. Kane et al. 1988, Meltzer et al. 1992). Andererseits ist nicht zu leugnen, daß Clozapin auch Passivität, eine Hemmung psychischer Prozesse und gelegentlich eine enorme Gewichtszunahme bewirken kann, die einer sozialen Reintegration entgegenwirken können.

Mehrere Studien weisen darauf hin, daß Clozapin in der empfohlenen Dosierung (bis 600 mg/die, in seltenen Fällen bis 900 mg/die) äußerst selten EPM-Nebenwirkungen hervorruft, seien es akute Dystonien, akute Dyskinesien, Parkinsonismus oder Akathisie (Casey 1989). Wenn solche Symptome auftreten, dominieren Bradykinesie, Akathisie und Tremor, während Rigor und Dystonien gewöhnlich fehlen. Es wurde nur über einen Fall von Dystonie bzw. Dyskinesie berichtet (Thomas 1993). Der betreffende Patient entwickelte während der Behandlung mit 250 mg/die Clozapin dystonisch-dyskinetische Bewegungen im Mundbereich. Das Syndrom verschwand nach Absetzen und trat bei erneuter Gabe von Clozapin in gleicher Dosis wieder auf. Clozapin ist (wegen seiner geringen D_2-Rezeptorblockade) wahrscheinlich das zur Verhütung tardiver Dyskinesien am besten geeignete Neuroleptikum (Gerlach u. Hansen 1992), und nur bei außergewöhnlich hoher Empfänglichkeit können Spätdyskinesien auftreten. Bei bestehender Spätdyskinesie ist durch niedrige bis mittlere Dosen (100–200 mg/die) möglicherweise eine spontane Besserung und zugleich eine partielle Unterdrückung der Dyskinesie zu erzielen. Simpson et al. (1978) sowie Liebermann et al. (1989) verzeichneten bei Behandlung mit Clozapin in Dosen von 400–900 mg/die eine Verminderung des Dyskinesie-Scores um 40–50%. Die in solchen Fällen erforderlichen hohen Dosen machen diese Behandlung jedoch bei älteren Patienten weniger attraktiv, da sie mit dem Risiko kardiovaskulärer Komplikationen und Verwirrtheitszuständen einhergehen.

D_1-Rezeptor-Blockade > D_2-Rezeptor-Blockade

Aufgrund der besonders bei nichtmenschlichen Primaten günstigen präklinischen Ergebnisse mit D_1-Antagonisten (starker Amphetamin-Antagonismus und geringe Häufigkeit von Dystonie und Dyskinesie, evtl. sogar eine Fähigkeit zur Verhütung von EPM-Symptomen) ist es möglicherweise vorteilhaft, eine relativ schwache D_2-Blockade mit einer stärkeren D_1-antagonistischen Komponente zu kombinieren. Dies ist bislang nur bei experimentellen Substanzen geschehen. SDZ DOD-647 ist ein solches Präparat, es besitzt eine vorzugsweise Affinität für D_1-artige Rezeptoren und einen D_1/D_2-Selektivitätsquotienten von 8 (Markstein et al. 1993). SDZ DOD-647 hemmt das apomorphininduzierte Aufrichten der Maus und die durch D_1-Agonisten (CY208–243) hervorgerufene Erregung bei Ratten, es unterdrückt hingegen nicht apomorphininduziertes Nagen und bewirkt keine Katalepsie bei Ratten. Klinische Versuche mit diesem Präparat werden mit gespanntem Interesse erwartet.

Schlußfolgerung

Nach wie vor ist die antidopaminerge Behandlung die einzige bedeutsame Möglichkeit zur Erzielung einer antipsychotischen Wirkung. Die neue Perspektive besteht darin, daß sich eine antidopaminerge Therapie nuancieren läßt, entweder durch selektive Blockade bestimmter Untergruppen von Dopaminrezeptoren oder durch kombinierte Blockade verschiedener Untergruppen von Dopaminrezeptoren. Bei Nagern erfüllen D_1-Rezeptorantagonisten die Kriterien der antipsychotischen Wirkung, bei nichthumanen Primaten rufen sie weniger Dystonien und Dyskinesien hervor und zeigen zudem einen stärkeren Amphetamin-Antagonismus als herkömmliche D_2-Antagonisten. Solche Verbindungen könnten der Schizophreniebehandlung neue Wege eröffnen. Die Kombination von D_1- und D_2-Blockade ist vielleicht ein noch aussichtsreicherer Ansatz, neue Antipsychotika aufzuspüren. Klassische Neuroleptika wie Flupentixol und Zuclopenthixol, mit ausgeprägter D_2-Blockade in Kombination mit einer vergleichsweise schwachen D_1-Blockade, bieten möglicherweise gewisse klinische Vorteile. Neue Antipsychotika wie Olanzepin und Seroquel versuchen, eben diesen potentiellen Vorteil einer D_1-antagonistischen Komponente weiter auszubauen. Bei Clozapin, das D_1- und D_2-Rezeptoren relativ schwach, aber in gleichem Maße blockiert, ist der Unterschied schon deutlicher. Aufgrund der Affinität zu vielen anderen Rezeptoren ist es jedoch schwierig, definitive Schlußfolgerungen zum Wirkmechanismus von Clozapin zu ziehen. Als die Substanzen mit dem größten therapeutischen Nutzen werden sich möglicherweise solche erweisen, bei denen der D_1- gegenüber dem D_2-Antagonismus relativ überwiegt.

Diskussion

Sass:

Könnten Sie bitte die Möglichkeit noch etwas näher erläutern, das neuroleptikainduzierte Defizitsyndrom von den krankheitsbedingten Symptomen bzw. von einem sich potentiell aufpfropfenden depressiven Syndrom zu differenzieren?

Gerlach:

Am sichersten scheint mir die Differenzierung von Depression und Defizitsyndrom. Im Gespräch mit dem Patienten läßt sich die depressive Stimmungslage im allgemeinen recht gut erkennen, obwohl es auch schwierig sein kann. Die Differenzierung zwischen schizophren und neuroleptisch bedingtem Defizitsyndrom ist dagegen problematisch. Wir versuchen z. Z., eine Ratingskala für diesen Zweck zu entwickeln, aber sicherlich sind dazu noch einige Studien erforderlich. Wir planen gerade eine Studie, in der bei jahrelang neuroleptisch behandelten Patienten das Neuroleptikum für etwa eine Woche abgesetzt werden soll, um zu sehen, ob sich ihr Zustand verändert bzw. ob ihr neuroleptikainduziertes Defizitsyndrom abklingt. Wir erhoffen davon Aufschlüsse darüber, wie eine bessere Differenzierung möglich sein könnte. Zur Zeit sind die Möglichkeiten jedenfalls sehr unbefriedigend.

Sass:

Wir gehen rein empirisch vor. Wir reduzieren die Dosis und beobachten den Verlauf. Ich gebe dann versuchsweise immer auch Antidepressiva. Es ist eine schwierige Situation, weil das depressive Syndrom bei schizophrenen Patienten sehr atypisch sein kann, insbesondere dann, wenn sie unter neuroleptischer Behandlung stehen.

Tamminga:

Noch mal zur Sensibilisierung der Primaten: Vor einigen Jahren vermutete man, daß die Behandlung von Ratten mit Apomorphin die pharmakologische Reaktion auf eine spätere Apomorphingabe beeinflußt. Elektrophysiologen zeigten das gleiche auch für den Effekt von GABA-Agonisten auf die Feuerrate dopaminerger Neuronen. Eine einzelne Dosis eines GABA- oder Dopamin-Agonisten konnte eine langanhaltende Wirkung auf diese Feuerrate haben. Möglicherweise besteht hier ein Zusammenhang zu den Effekten, die Sie bei den Affen beobachten.

In diesem Zusammenhang ist vielleicht auch von Bedeutung, daß die Substantia nigra der Pars reticulata zahlreiche D_1-Rezeptoren enthält, die zumindest zu einem großen Teil präsynaptisch lokalisiert sind, im GABA-haltigen nigrostriatalen Bereich. Diese präsynaptischen D_1-Rezeptoren steuern die GABA-Freisetzung sehr effektiv, so daß ein D_1-Agonist tatsächlich GABA freisetzt. Es läßt sich daher spekulieren, daß die dyskinetischen Effekte bei den Affen auf einer Freisetzung von GABA durch die D_1-Agonisten beruhen, wodurch efferente nigrale Fasern überinhibiert werden, was zu eben diesen Dyskinesien führt. Es gibt also mehrere verschiedene Stellen in den Basalganglien, wo D_1-Agonisten und -Antagonisten einen Effekt auslösen könnten.

Niznik:

Antagonisten sollten per definitionem in den meisten biologischen Systemen keine Wirkung entfalten. Eine tachyphylaktische Reaktion in Form einer Desensibilisierung der Rezeptoren ist die Folge der Einwirkung von Agonisten. Aus biochemischer Sicht ist deswegen nicht klar, was ein Antagonist an dieser Stelle bewirken soll. Die Frage ist, was auf molekularer Ebene bei der Sensibilisierung genau geschieht – z. B. eine Phosphorylierung oder eine kovalente Modifikation eines Proteins.

Casey:

Diese molekulare Veränderung liegt wahrscheinlich jenseits der Rezeptoren. Die Rezeptoren haben einen viel zu raschen Turnover, um selbst eine solche Gedächtnisfunktion erfüllen zu können.

Sertindol ist übrigens eine neue antipsychotisch wirksame Substanz, die nicht mehr extrapyramidale Symptome hervorrufen soll als Plazebo.

Ereshefsky:

Bei den Sertindolstudien ist zu berücksichtigen, daß sie – anders als die Risperidonstudien – mit subtherapeutischen Dosen begannen. Im unteren Dosisbereich von 4, 8 und 12 mg/Tag unterschied sich der therapeutische Effekt in den Phase-II-Studien nicht von Plazebo. Erst bei 20 mg/Tag zeigte sich im Vergleich zu Plazebo eine signifikante Wirkung. Bei dieser Dosis gab es allerdings auch einige Fälle von EPS. Bisher überblickt man also lediglich den unteren Bereich der Dosis-Wirkungs-Kurve. Ich vermute daher, daß mit steigender Dosis und zunehmender therapeutischer Wirksamkeit auch extrapyramidale Nebenwirkungen häufiger auftreten. Zur Zeit läuft eine Studie mit 24 mg Sertindol tgl. Man muß abwarten, was dabei herauskommt.

Literatur

Andersen PH, Gronvald FC, Hohlweg R, Hansen LB, Guddal E, Braestrup C, Nielsen EB (1992) NNC 0112 and NNC 0756, new selective and highly potent D_1 antagonists. Eur J Pharmacol 219:45–52

Casey DE (1989) Clozapine: neuroleptic-induced EPS and tardive dyskinesia. Psychopharmacology 99:47–53

Casey DE (1992) Dopamine D_1 (SCH 23390) and D_2 (haloperidol) antagonists in drug-naive monkeys. Psychopharmacology 107:18–22

Christensen AV (1990) Long-term effects of dopamine D_1 and D_2 antagonists in vervet monkeys. Behavioural Neurol 3:49–60

Coffin VL, Latranyi MB, Chipkin RE (1989) Acute extrapyramidal syndromes in cebus monkeys: development mediated by dopamine D_2 but not D_1 receptors. J Pharmacol Exp Ther 249:769–774

Coffin VL, Barnett A, McHugh DT (1991) Reversal of extrapyramidal side effects with SCH 39166, a dopamine D_1 receptor antagonist. Abstr ACNP (30th Annual Meeting, Pourto Rico, Dec 1991)

Dittman RW (1993) Olanzepine: pharmacological characteristics and first clinical experiences. Pharmacopsychiatry 26:147

Fabre LF (1993) A multicenter, open pilot trial of ICI 204.636 in hospitalized patients with acute psychotic symptomatology. Schizophr Res 9:237

Farde L (1992) Selective D_1 or D_2 dopamine receptor blockade induces akathisia in humans a PET study with [^{11}C] SCH 23390 and [^{11}C]raclopride. Psychopharmacology 107:23–29

Farde L, Nordström A-L, Wiesel F-A, Pauli S, Halldin C, Sedvall G (1992) Positron emission tomographic analysis of central D_1 and D_2 dopamine receptor occupancy in patients treated with classical neuroleptics and clozapine – relation to extrapyramidal side effects. Arch Gen Psychiatry 49:538–544

Fitton A, Heel RC (1990) Clozapine. A review of its pharmacological properties and therapeutic use in schizophrenia. Drugs 40:722–747

Gerlach J (1991) New antipsychotics: Classification, efficacy and adverse effects. Schizophr Bull 17:289–309

Gerlach J, Hansen L (1992) Clozapine and D_1/D_2 antagonism in extrapyramidal functions. Br J Psychatr 160 [Suppl]:34–37

Gerlach J, Hansen L (1993) Effect of chronic treatment with NNC 756, a new D_1 antagonist, or raclopride, a D_2 receptor antagonist, in drug-naive cebus monkeys. J Psychopharmacol 7:355–364

Glenthøj B, Bolwig TG, Hemmingsen R (1991) Continuous versus discontinuous neuroleptic treatment in an animal model of tardive dyskinesia. In: Racacini IG et al. (eds) Biological psychiatry, vol 1. Elsevier, Amsterdam, pp 602–604

Hamilton M, Card IR, Wallis GG, Mahmoud MR (1979) A comparative trial of tge decanoates of flupenthixol and fluphenazine. Psychopharmacology 64:225–229

Heikkilä L, Laitineri J, Vartianen H (1981) Cis(Z)-clopenthixol and haloperidol in chronic schizophrenic patients - a double-blind clinical multicentre investigation. Acta Psychiatr Scand 64 [Suppl 294]:30–38

Heikkllä L, Eliander H, Vartiainen H, Turunen M, Pedersen V (1992) Zuclopenthixol and haloperidol in patients with acute psychotic states. A double-blind, multicentre study. Curr Med Res Opin 12:594–603

Johnson DAW, Malik NA (1975) A double-blind comparison of fluphenazine decanoate and flupenthixol decanoate in the treatment of acute schizophrenia. Acta Psychiatr Scand 51:257–267

Kane J, Honigfeld G, Singer J, Meltzer HY (Clozaril Collaborative Study Group) (1988) Clozapine for the treatment-resistant schizophrenic. Arch Gen Psychiatry 45:789–796

Liebermann J, Johns C, Cooper T, Pollack S, Kane J (1989) Clozapine pharmacology and tardive dyskinesia. Psychopharmacology 99:54–59

Lublin H, Gerlach J, Hagert U, Meidahl B, Molbjerg C, Pedersen V, Rendtorff C, Tolvaneri E (1991) Zuclopenthixol, a combined dopamine D_1/D_2 antagonist, versus haloperidol, a dopamine D_2 antagonist, in tardive dyskinesia. Eur Neuropsychopharmacology 1:541–548

Lublin H, Gerlach J, Mørkebjerg F (The NNC Study Group) (1994a) The potential antipsychotic effect of selective D_1 antagonists evaluated in monkeys and in an open clinical study. Psychopharmacology (in press)

Lublin H, Gerlach J, Mørkeberg F (1994b) Long-term treatment with low doses of the D_1 antagonist NNC 756 and the D_2 antagonist raclopride in monkeys previously exposed to dopamine antagonists. Psychopharmacology (in press)

Lundin L, Dencker SJ, Malm U (1990) Community-based rehabilitation of schizophrenia. Nord Psykiatr Tidskr 44:81–87

Malick J (1990) ICI 204.636, a novel atypical antipsychotic: early indication for safety and efficacy in man. Abstract book, vol 11, p 223 (17th Congress of Collegium Internationale Neuropsychopharmacologicum, Kyoto)

Markstein R, Amstutz R, Jaton A, Urwyler S, Ruedeberg C, Imperato A (1992) SDZ DOD-647, a new clozapine-like atypical neuroleptic drug. Schizophr Res 244

Meltzer H (1992) Dimensions of outcome with clozapine. Br J Psychiatry 160 [Suppl 17]:46–53

Moore NA, Tye NC, Axton MS, Risius FC (1992) The behavioral pharmacology of olanzepine, a novel „atypical" antipsychotic agent. J Pharmacol Exp Ther 262:545–551

Peacock L (1994) Atypical versus typical antipsychotics: Effects and side effects in a monkey model. In: Rey O (ed) CINP-abstract book (in press)

Pinto R, Bannerjee A, Ghosh N (1979) A double-blind comparison of flupenthixol decanoate and fluphenazine decanoate in the treatment of chronic schizophrenia. Acta Psychiatr Scand 60:313–322

Seeman P (1992) Dopamine receptor sequences. Therapeutic levels of neuroleptics occupy D_2 receptors, clozapine occupies D_4. Neuropsychopharmacology 7:261–284

Simpson GM, Lee JH, Shrivastava RK (1978). Clozapine in tardive dyskinesia. Psychopharmacology 56:75–80

Sokoloff P, Giros B, Martres M-P, Bouthenet M-L, Schwartz J-C (1990). Molecular cloning and characterization of a novel dopamine receptor (D_3) as a target for neuroleptics. Nature 347:146–151

Szegedi A, Wiesner J, Hillert A, Hammes E, Wetzel H, Benkert O (1993) ICI 204636, a putative „atypical" antipsychotic, in the treatment of schizophrenia with positive symptomatology: an open clinical trial. Pharmacopsychiatry 26:197

Thomas P, Lalaux, Rocielet P, Destée A, Goudemand M (1993) Lasting dystonia with clozapine. Abstracts, p 191 (9th World Congress of Psychiatry, June 6–12 1993)

Waddington JL (1991) Pre- und postsynaptic D_1 to D_5 dopamine receptor mechanisms in relation to antipsychotic activity. In: Barnes T (ed) Antipsychotic drugs and their side effects. Academic Press/Harcourt Brace, London Boston Tokyo, pp 66–85

Wistedt B, Koskinen T, Thelander S, Nerdrum T. Pedersen V, Mølbjerg C (1991) Zuclopenthixol decanoate and haloperidol decanoate in chronic schizophrenia: a double-blind multicentre study. Acta Psychiatr Scand 84:14–21

Ein pharmakodynamisches und pathophysiologisches Modell der medikamentösen antipsychotischen Therapie der Schizophrenie

L. Ereshefsky

Einleitung

Die ursprüngliche Bezeichnung für Antipsychotika, Neuroleptika, vom französischen neuroleptique, was soviel bedeutet wie „das Neuron ergreifen", basierte auf der Beobachtung, daß diese Substanzen die neuronale Funktion blockieren, erkennbar an Sedation und dem Auftreten von extrapyramidalmotorischen Symptomen (EPS). Typische Antipsychotika (Neuroleptika) wirken nicht „antischizophren", wenn sie auch einige der klinischen Symptome dieser Erkrankung mildern. Der Begriff „typische Neuroleptika" bezeichnet Pharmaka, die neben dem therapeutischen Effekt auch EPS bewirken. Die therapeutische Wirksamkeit aller typischen Antipsychotika in der Behandlung von Psychosen beruht auf einer gemeinsamen pharmakologischen Eigenschaft, der zentralen Blockade dopaminerger Rezeptoren im limbischen System. Die Wirkung von Standard- oder „typischen" Antipsychotika hängt mit Dopaminrezeptoren vom Typ 2 (D_2-Rezeptoren) zusammen. Alle marktgeführten typischen Antipsychotika sind durch ihre relative Affinität zu diesem Rezeptor gekennzeichnet. Es gibt jedoch mehrere Arten von Dopaminrezeptoren im ZNS sowie neue „atypische" Antipsychotika, die diese pharmakologische Eigenschaft typischer Antipsychotika nicht unbedingt teilen (Clark et al. 1987; Ereshefsky et al. 1990a; van Tol et al. 1991; Wolff et al. 1993). Darüber hinaus scheinen auch Serotonin, Glutaminsäure, Gamma-Aminobuttersäure, Noradrenalin, Peptide und Acetylcholin für die Expression der verhaltensbezogenen Charakteristika der Schizophrenie, ihre Behandlung, wie auch für die unerwünschten Wirkungen der Antipsychotika von Bedeutung zu sein (Ereshefsky 1995; Meltzer et al. 1989).

Im therapeutisch üblichen Dosierungsbereich lösen alle Standardantipsychotika EPS aus. Die Verbesserung der Sicherheit und Wirksamkeit der antipsychotischen Therapie ist daher ein wichtiges Ziel. Weiter unten in diesem Beitrag folgt eine kurze Übersicht neuerer antipsychotischer Substanzen und eine Diskussion ihrer potentiellen klinischen Vorteile. Aus pharmakodynamischer und klinischer Sicht jedoch stehen dem Kliniker bereits heute mehrere mögliche Strategien zur Verfügung, die zu besseren therapeutischen Ergebnissen führen können. Dies ist besonders bedeutsam angesichts der Tatsache, daß viele mit Standardneuroleptika behandelte schizophrene Patienten bei individueller Einstellung der Dosierung, Optimierung der Compliance und Ergreifung notwendiger zusätzlicher Therapiemaßnahmen ein besseres therapeutisches Ansprechen zeigen. Überlegungen zum

Ansprechen umfassen therapeutische und nebenwirkungsbezogene Aspekte (Ereshefsky u. Richards 1992).

Strategien zur Schizophreniebehandlung

In Abb. 1 a–d sind Behandlungsstrategien zur Optimierung der antipsychotischen Therapie und zur Identifizierung der Gründe eines unzureichenden Therapieerfolges dargestellt (Ereshefsky 1990, 1995).

Beispielsweise kann die Verwendung der geringsten wirksamen Dosen die Akzeptanz der Therapie durch den Patienten erhöhen, weil die Belastung durch Nebenwirkungen sinkt. Der Einsatz von Depotneuroleptika, wie beispielsweise Flupentixoldecanoat, kann Rückfälle und Rehospitalisierungshäufigkeit vermindern. Die Nutzung selbst geringfügiger Unterschiede der pharmakologischen Profile verfügbarer Neuroleptika und der Einsatz adjuvanter Therapiemaßnahmen kann den Behandlungserfolg vergrößern.

Eine weitere Herausforderung für den Kliniker ist die Behandlung negativer Symptome bei chronisch erkrankten Patienten. Die niedrig dosierte Behandlung mit verfügbaren Substanzen mit besonderem pharmakologischem Profil kann die Ansprechrate steigern, ohne auf kostspieligere (z. B. Risperidon) und potentiell gefährlichere (z. B. Clozapin) Therapien umstellen zu müssen. Beispielsweise kann der Einsatz von Flupentixoldecanoat, das die Vorteile der Depotbehandlung mit einer relativ höheren D_1-Rezeptorblockade und einer (bei niedriger Dosierung) antidepressiven Wirkung in sich vereinigt, eine durchaus kostenwirksame Maßnahme sein.

Das individuelle Anpassen der Therapie erfordert das Verständnis und die Anwendung pharmakokinetischer Prinzipien. Die Pharmakokinetik, die Lehre von der Bewegung der Pharmaka in den Körper hinein, durch den Körper hindurch und aus dem Körper hinaus, hat zu einem besseren Verständnis der Dosierungsstrategien für Neuroleptika sowie zur quantitativen Messung dieser Substanzen in biologischen Flüssigkeiten geführt. Die Befunde zahlreicher solcher Untersuchungen, vor allem mit Haloperidol und Fluphenazin, sprechen für den Nutzen des therapeutischen Drug Monitoring (Heranziehen von Blutspiegeln für therapeutische Entscheidungen) bei bestimmten Patienten (Ereshefsky 1992).

Pharmakologische und pharmakodynamische Studien vertiefen unser Verständnis des Wirkungsmechanismus bzw. der Wirkungsmechanismen eines Pharmakons und erweitern unser Wissen über die Art und Weise, wie sie die pathophysiologischen und neurochemischen Gegebenheiten der Schizophrenie beeinflussen. Darüber hinaus lassen sich die pharmakologischen Unterschiede zwischen den verschiedenen Antipsychotika in eine erhebliche Verbesserung des Therapie- bzw. Nebenwirkungsprofils ummünzen. Die Wahl der richtigen Substanz sollte von der Strategie geleitet sein, die unterschiedlichen pharmakologischen Effekte der verfügbaren wie auch der neuen antipsychotischen Wirkstoffe möglichst geschickt auszunutzen, um so das gesamte Spektrum der funktionellen Einschrän-

Ein pharmakodynamisches und pathophysiologisches Modell 151

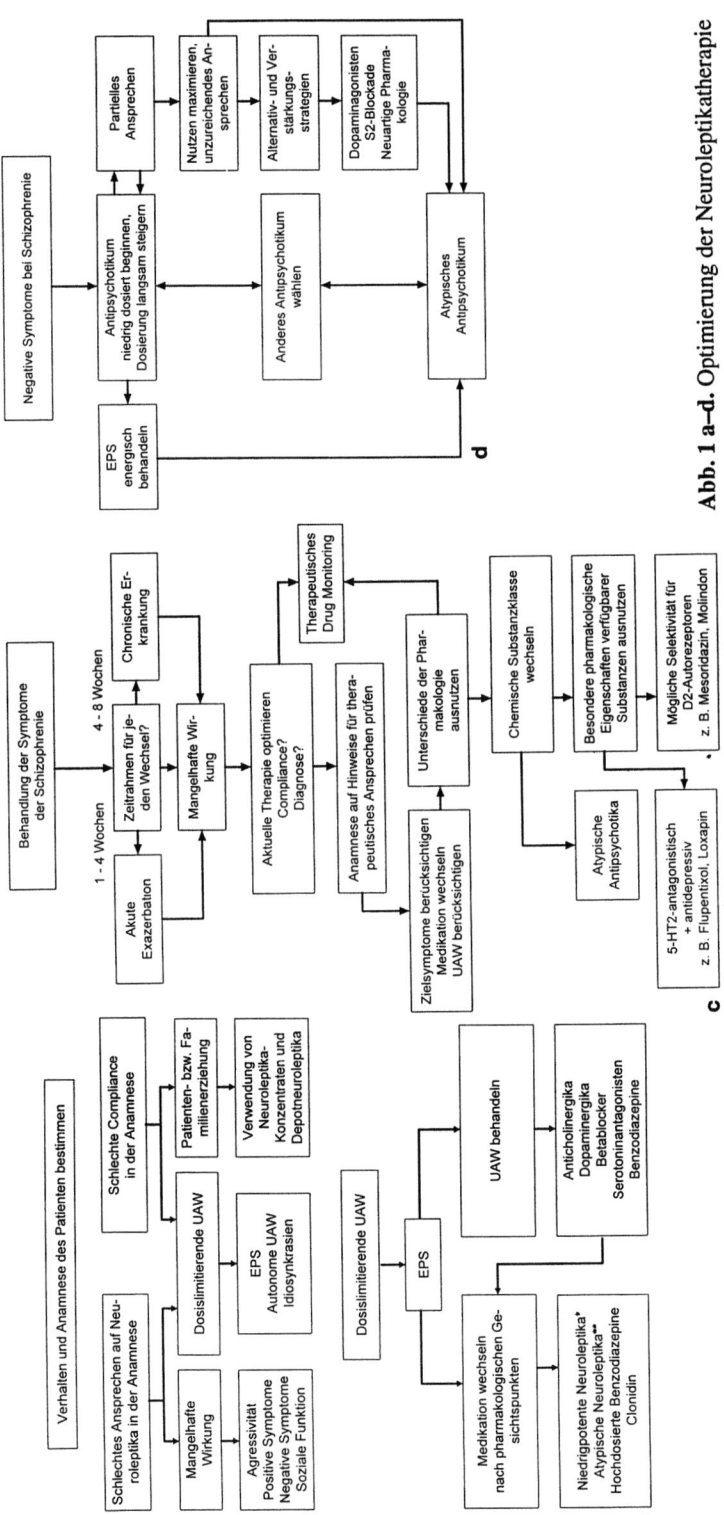

Abb. 1 a–d. Optimierung der Neuroleptikatherapie

kungen schizophrener Patienten erfolgreicher und mit geringeren EPS zu behandeln. Um die Komplexität dieser Aufgabe besser würdigen zu können, braucht man nur die gegenwärtigen Behandlungsstrategien mit den pharmakologischen Mechanismen zu vergleichen, die z. Z. mit Entwicklungssubstanzen präklinisch und klinisch untersucht werden. In diesem Zusammenhang sind auch bereits verfügbare Antipsychotika, die teilweise Eigenschaften atypischer Wirkstoffe aufweisen, in die Gesamtstrategie zur Erzielung einer kostengünstigen Therapie mit optimierten Behandlungsergebnissen einzubeziehen. Im folgenden wird die Pharmakodynamik der Antipsychotika dargestellt, unter besonderer Berücksichtigung des Prototyps der atypischen Neuroleptika, Clozapin. Andere mutmaßliche atypische Wirkstoffe und marktgeführte Antipsychotika mit neuartigen Eigenschaften werden ebenfalls diskutiert.

Auf der Basis der oben wiedergegebenen Flußdiagramme (Abb. 1a–d) sollte es möglich sein, adjuvante Therapiemaßnahmen zu ergreifen, um das Ansprechen auf typische Neuroleptika zu verbessern. Es ist unklar, inwiefern der therapeutische Nutzen dieser Strategie mit dem atypischer Antipsychotika vergleichbar ist, direkte vergleichende Studien zu dieser Frage liegen bisher nicht vor. Abhängig von Kostenüberlegungen, der therapeutischen Anamnese des Patienten, der aktuellen Symptomatik und Nebenwirkungsaspekten sollten diese Maßnahmen in Betracht gezogen werden. Diese klinischen Entscheidungsbäume können bei therapieresistenten Patienten wie auch bei Patienten mit therapielimitierenden Nebenwirkungen von Nutzen sein, um verschiedene Behandlungsformen systematisch zu testen. Beispielsweise wäre bei Patienten mit unzureichendem Ansprechen auf Standardneuroleptika ein Versuch mit Flupentixol (oral oder als Decanoat) oder Loxapin zu erwägen (Ereshefsky 1992). Beide Substanzen blockieren mäßig stark Serotonin-2-Rezeptoren (5-HT$_2$ bzw. S$_2$), Flupentixol zeigt zusätzlich auch eine blockierende Aktivität an D$_1$-Rezeptoren. Wenn diese pharmakologisch neuartigen Standardtherapien nicht den gewünschten Erfolg bringen, dann können teurere atypische Neuroleptika wie Clozapin erwogen werden (Ereshefsky u. Lacombe 1993). Der Nutzen dieser adjuvanten Therapien wie auch der Erfolg atypischer Antipsychotika unterstreicht die Bedeutung nicht-dopaminerger Transmittersysteme für die Therapie der Schizophrenie.

Eine neuere Studie von Van Putten (1991) hat versucht, die Bedeutung der therapeutischen Plasmaspiegelüberwachung als Hilfsmittel zur Optimierung des Therapieerfolges zu klären. Bei 69 stationär aufgenommenen Schizophrenen wurde die neuroleptische Therapie für mindestens 2 Wochen abgesetzt. Je nach klinischem Bild erhielten die Patienten eine 4wöchige Behandlung mit 5, 10 oder 20 mg Haloperidol/Tag. Bei Nichtansprechen lag es im Ermessen des behandelnden Arztes, je nach klinischem Bild die Dosis für weitere 4 Wochen zu steigern oder zu senken. Bei allen Patienten handelte es sich um junge, zuvor durchschnittlich 4mal stationär aufgenommene, mäßig bis schwer erkrankte Erwachsene. Die durchschnittlichen Plasmaspiegel für jede Dosierung wurden gemittelt und 2 sigmoidalen Dosis-Wirkungs-Beziehungen zugeordnet (Besserung und Verschlechterung). Zur Beurteilung des Therapieerfolges diente der BPRS-Subset für psychotische Symptome. Die graphische Darstellung der kurvilinearen Beziehung

Ein pharmakodynamisches und pathophysiologisches Modell 153

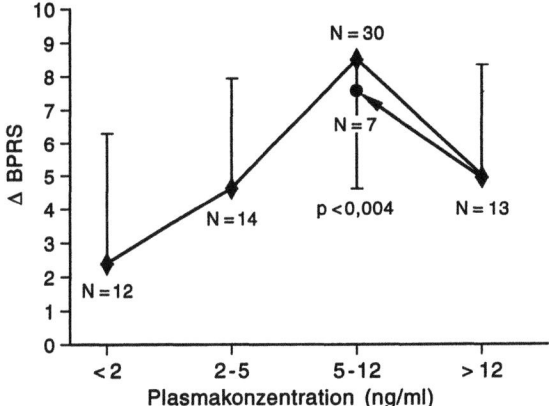

Abb. 2. Besserungen bei 4 verschiedenen Haloperidol-Plasmaspiegeln. Weniger gute Wirkung bei zu niedriger oder toxischer Konzentration

zwischen Plasmaspiegel und BPRS-Score für Haloperidol ist in Abb. 2 wiedergegeben. Diese Daten zeigen in Übereinstimmung mit den 4 zuvor erwähnten Studien, daß Plasmaspiegel unter 2 ng/ml unwirksam sind. Plasmaspiegel von 2–5 ng/ml sind grenzwertig. Optimale Ansprechraten sind im Bereich von 5,1–12 ng/ml zu verzeichnen. Plasmakonzentrationen von mehr als 12 ng/ml vermögen den therapeutischen Nutzen nicht oder kaum noch weiter zu steigern, gehen aber mit verstärkten Nebenwirkungen einher.

Bemerkenswert ist, daß bei 13 Patienten mit Plasmaspiegeln von > 12 ng/ml die Dosierung reduziert wurde, um die Plasmakonzentrationen in den optimalen Bereich zu senken. Von 8 dieser 13 Patienten waren die Daten auswertbar, die übrigen 5 lehnten eine Teilnahme an der Untersuchung ab oder verließen das Krankenhaus. Nach Reduktion der Plasmaspiegel auf 4–10 ng/ml zeigten 5 dieser 8 Patienten eine signifikante Besserung ihrer BPRS-Scores. Die Nebenwirkungen gingen erheblich zurück, vor allem subjektive Sedierung, Dysphorie und psychomotorische Retardierung. In keinem Falle hatte die Dosisreduktion eine weitere Verschlechterung des Krankheitsbildes zur Folge. Bei 8 relativen Non-Respondern (anhand der CGI-Skala als minimal oder weniger gebessert definiert) mit Plasmakonzentrationen innerhalb des „optimalen Bereiches" wurden die Spiegel auf > 12 ng/ml erhöht. Bei 6 dieser 8 Patienten verschlechterte sich der klinische Zustand auf der CGI-Skala, sie wurden eindeutig stärker dysphorisch. Dagegen besserte sich das Bild bei 6 von 9 Patienten mit Plasmakonzentrationen von < 2 ng/ml nach Anhebung der Spiegel. Die durchschnittliche Plasmakonzentration dieser erneut respondierenden Patienten betrug 3,1 ng/ml. Abbildung 2 veranschaulicht die durchschnittliche Änderung der psychotischen Symptomatik in Abhängigkeit von der Plasmakonzentration in den verschiedenen Plasmaspiegelgruppen (Van Putten 1991). In Verbindung mit den 4 bereits erwähnten Studien sprechen diese Befunde stark für die Existenz eines therapeutischen Fensters mit einem für die meisten Patienten optimalen Konzentrationsbereich von wahrscheinlich 5–12 ng/ml.

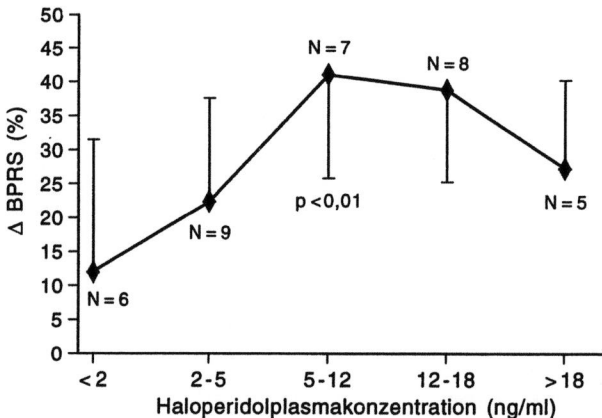

Abb. 3. Besserungen nach Gabe von Haloperidoldecanoat

In ähnlicher Weise analysierten wir unter Verwendung eines stratifizierten Dosierungsschemas bei akut exazerbierten Schizophrenen das therapeutische Ansprechen auf der BPRS gegenüber Haloperidoldecanoat im Verhältnis zur Plasmakonzentration. Unsere in Abb. 3 dargestellten Ergebnisse stehen im Einklang mit den Befunden von Van Putten. Darüber hinaus deuten die Prolaktinspiegel im Vergleich zu denen von Haloperidol darauf hin, daß der maximale Effekt an den tuberoinfundibulären D_2-Rezeptoren mit Plasmakonzentrationen ≤ 10 ng/ml zu erzielen ist (s. Abb. 4).

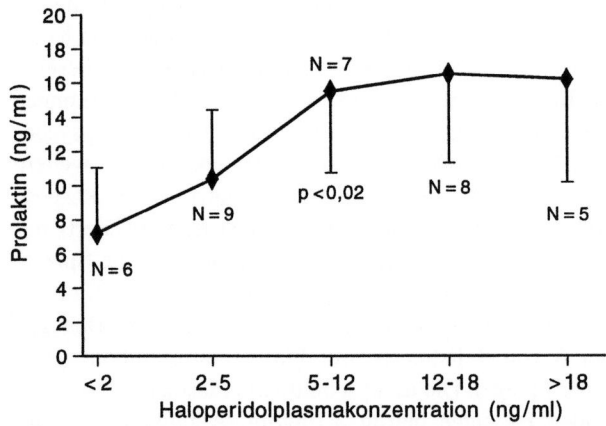

Abb. 4. Prolaktinkonzentrationen 4 Wochen nach Gabe von Haloperidoldecanoat

Besondere pharmakokinetische und pharmakodynamische Aspekte der Depotneuroleptika

Depotneuroleptika besitzen eine spezielle Formulierung, die ihnen im Vergleich zu kurzwirksamen Zubereitungen der gleichen Substanz eine andere Absorptionscharakteristik verleiht (Ereshefsky et al. 1984; Jann 1985b). Beispielsweise erhält man durch Veresterung von Fluphenazin mit einer C10-Fettsäure Fluphenazindecanoat. Dadurch erhöht sich die Fettlöslichkeit des Moleküls, das jetzt in Sesamöl gelöst wird. Das in seinem öligen Vehikel enthaltene Pharmakon bildet bei Injektion in die Muskulatur die Basis eines Reservoirs, aus dem heraus der Wirkstoff extrem langsam in die systemische Zirkulation diffundiert. Wenn das Pharmakon die Öl-Gewebe-Grenzfläche überschreitet und vom Blutstrom aufgenommen wird, spalten Plasmaesterasen den Decanoatrest sofort von der Ausgangsverbindung ab, wobei das aktive Antipsychotikum freigesetzt wird. Der veresterte Wirkstoff ist im Plasma nicht nachweisbar. Dieser geschwindigkeitsbestimmende Schritt hängt vom Öl-Wasser-Verteilungskoeffizienten des veresterten Moleküls ab, wodurch sich die von Patient zu Patient zu beobachtende interindividuelle Variabilität der Absorptionskonstanten erheblich reduziert. Depotneuroleptika werden gleichmäßiger absorbiert und zeigen bei standardisierter Dosierung eine geringere interindividuelle Schwankungsbreite der Plasmaspiegel (Ereshefsky et al. 1984; Ereshefsky et al. 1986). So wird z. B. die für oral appliziertes Flupentixol oder Fluphenazin typischerweise zu verzeichnende 20–30fache Varianz bei Depotbehandlung beträchtlich vermindert (McCreadie et al. 1984; Ereshefsky et al. 1986).

Da nach einer Depotinjektion die langsame Freisetzungsrate aus dem Gewebe der geschwindigkeitslimitierende Schritt ist (Flip-flop-Modell), bestimmt dieser Prozeß weitgehend die pharmakokinetischen Charakteristika langwirksamer Antipsychotika (Ereshefsky et al. 1990c). Typische Absorptionshalbwertszeiten für Depotneuroleptika sind:

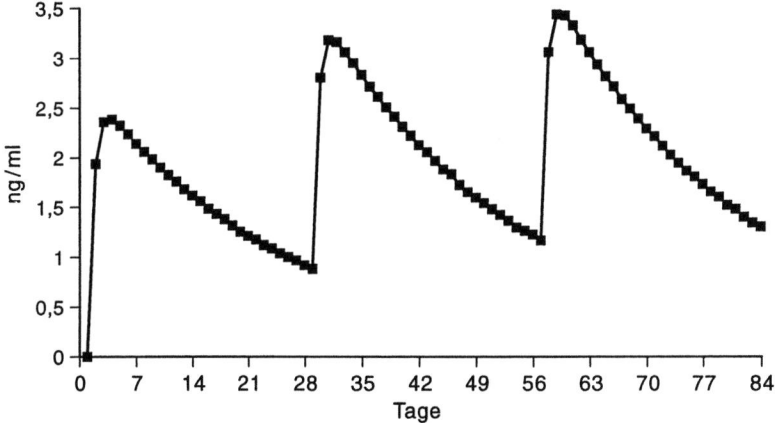

Abb. 5. Flupenthixoldecanoat 40 mg/28 Tagen

- Fluphenazindecanoat 8–14 Tage bei Therapiebeginn,
- Haloperidoldecanoat 21 Tage,
- Flupentixoldecanoat 14–18 Tage.

Die Zeitspanne bis zum Erreichen des Gleichgewichtszustandes beruht daher bei Depotneuroleptika auf dieser geschwindigkeitsbestimmenden Halbwertszeit (Absorption) und nicht auf der Eliminationskonstanten. Haloperidoldecanoat beispielsweise läßt sich aufgrund seiner Absorptionscharakteristik bei den meisten Patienten alle 4 Wochen verabreichen (Ereshefsky et al. 1984, 1990c, 1993; Jann et al. 1985). Überdies erreichen Depotmedikationen den Steady-state weitaus langsamer als oral applizierte Pharmaka, weswegen bei der Plasmaspiegelbestimmung andere Zeitraster erforderlich sind, um ihrem besonderen kinetischen Profil gerecht zu werden (Ereshefsky et al. 1986). Abbildung 5 gibt die Zeit bis zum Erreichen des Steady-state für Flupentixoldecanoat wieder (Ereshefsky 1992).

Pharmakologie der Antipsychotika

Typische Neuroleptika blockieren neben dem dopaminergen System auch andere periphere und zentrale Neurotransmittersysteme. Dies geht in der Regel mit den in Tabelle 1 aufgeführten unerwünschten Begleiterscheinungen einher. Es wird jedoch diskutiert, daß der antimuskarinerge und der antiadrenerge Effekt zur Gesamtwirkung von Neuroleptika, die zu diesen Rezeptoren eine höhere Affinität aufweisen, beitragen können (Ereshefsky u. Richards 1992; Ereshefsky et al. 1990).

Zum besseren Verständnis der Pharmakodynamik der Antipsychotika erscheint eine Darstellung der neuroanatomischen Strukturen hilfreich, an denen sich die Wirkung abspielt. Es gibt 4 größere Bereiche des Gehirns, die für das Verständnis

Tabelle 1. Rezeptorblockade und Nebenwirkungen von Antipsychotika

Antipsychotika	Unerwünschte Begleiterscheinungen
Antidopaminerg	extrapyramidalmotorische Störungen endokrine Effekte: Prolaktinanstieg (Galaktorrhö, Gynäkomastie, Zyklusveränderungen, sexuelle Störungen)
Antimuskarinerg	atropinartige Effekte Sinustachykardie Sprachstörungen Gedächtnisstörungen
Anti-H_1-histaminerg	Sedation Gewichtszunahme
Anti-α_1-adrenerg	orthostatische Hypotonie Reflextachykardie

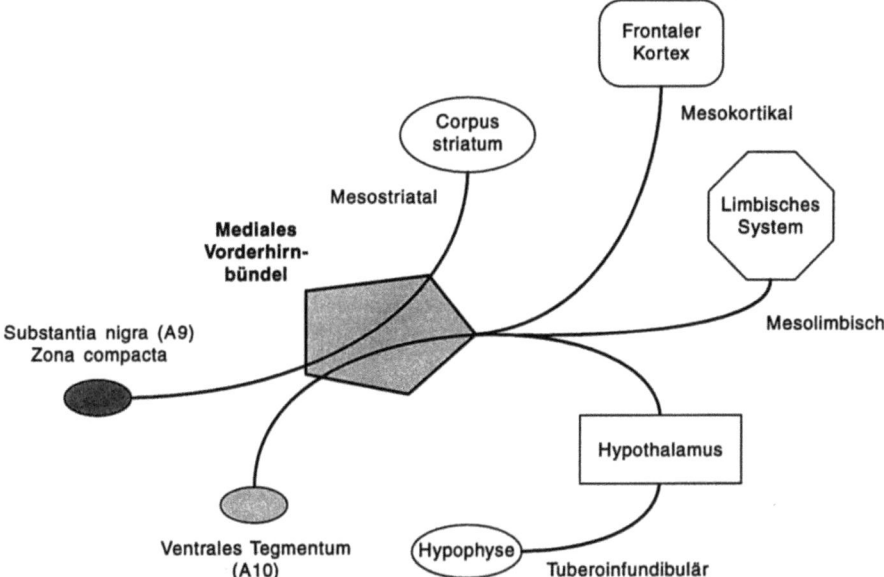

Abb. 6. Neuroanatomische Bereiche einer Neuroleptikawirkung

der pharmakologischen Effekte in der Therapie der Schizophrenie von hoher Bedeutung sind (s. Darstellung der neuroanatomischen Wirkungsorte der Antipsychotika in Abb. 6) (Ereshefsky u. Lacombe 1993; Ereshefsky et al. 1990):

- Der frontale Kortex ist die für Denkprozesse hauptverantwortliche Hirnregion. Man vermutet, daß Funktionsstörungen des frontalen Kortex möglicherweise negative Symptome auslösen. Kortikale „Assoziationsfelder" empfangen und verarbeiten Informationen aus primär sensorischen Regionen und generieren daraus höhere kortikale Funktionen wie abstraktes Denken, Gedächtnis und Bewußtsein. Das präfrontale Assoziationsfeld arbeitet bei der Erzeugung komplexer Bewegungsmuster und -abläufe eng mit dem motorischen Kortex zusammen. Darüber hinaus ist es auch für das Entstehen von Denkprozessen (Bewußtsein) essentiell. Man diskutiert, daß exzessive Dosen von Neuroleptika die Funktion des frontalen Kortex zusätzlich beeinträchtigen und dadurch möglicherweise zu iatrogenen „sekundären" Negativsymptomen führen können. Nach gültiger Lehrmeinung zeigen Standardneuroleptika in dieser Hirnregion nur begrenzte therapeutische Effekte.
- Die Funktionseinheit aus limbischem System und Mittelhirn liegt unter dem Kortexmantel und verbindet auf komplexe Weise sensorische Reize, Affektverhalten (Gefühle und andere emotionale Zustände), Gedächtnis und Hormonsekretion mit motorischen und viszeralen Aktivitäten. Das limbische System ist ein informationsverarbeitendes Zentrum, das Informationen (sowohl externe als auch interne) filtert und ihre Rangfolge festlegt. Die meisten An-

tipsychotika reduzieren aufgrund einer D_2-Rezeptorblockade in diesem Bereich positive Symptome und Funktionsstörungen der Schizophrenie.

- Das extrapyramidalmotorische System ergänzt die Funktion des pyramidalen oder willkürlichen motorischen Systems, dessen Schädigung die Fähigkeit zur Ausführung willkürlicher Bewegungen beeinträchtigt. Die meisten Neuroleptika, die in dieser Region D_2-Rezeptoren blockieren, verursachen unwillkürliche Bewegungen, wie z. B. Extrapyramidalsymptome (EPS), als unerwünschte Nebenwirkungen.
- Das tuberoinfundibuläre Dopaminsystem steuert die Prolaktinausschüttung und hängt vor allem mit den unerwünschten Nebenwirkungen Gynäkomastie, Galaktorrhö und Zyklusunregelmäßigkeiten zusammen, von denen man annimmt, daß sie auf einer Hyperprolaktinämie infolge der D_2-Blockade beruhen. Die nähere Untersuchung der Veränderungen der Prolaktinsekretion unter antipsychotischer Therapie könnte für die Erprobung neuartiger Neuroleptika sowie für Therapieresponse- und Dosisfindungsstudien von Nutzen sein.

Pharmakologische Screening-Modelle für potentielle Antipsychotika

Tiermodelle für die Prüfung und das Screening von antipsychotischen Wirkstoffen basieren auf den neuroanatomischen Unterabschnitten des dopaminergen Systems und die ihnen zugrundeliegenden biochemischen Regelprozesse zur Aufrechterhaltung der Homöostase. Die in Nagerverhaltensmodellen, die man als Marker der Wirksamkeit und der extrapyramidalen Aktivität für relevant hält, zu beobachtenden Unterschiede zwischen typischen und atypischen Antipsychotika lassen sich als Zeichen einer anatomischen Spezifität für Komponenten des Dopaminsystems interpretieren. Man geht davon aus, daß die bei Patienten auftretenden Effekte von Neuroleptika auf das limbische System durch folgende Tiermodelle reflektiert werden:

- Hemmung des konditionierten Vermeidungsverhaltens und
- Antagonisierung der amphetamin- und/oder apomorphininduzierten Hyperaktivität.

Dagegen gehen die kataleptische Reaktion und die dosisabhängigen Stereotypien bei Nagern mit EPS und Funktionsstörungen der Basalganglien einher. Abbildung 7 a zeigt die Dosis-Wirkungs-Beziehungen für die Hemmung der stimulanzieninduzierten Hyperaktivität und die Induktion der Katalepsie durch Neuroleptika bei Nagern. Es ist zu beachten, daß bei typischen Neuroleptika das Risiko von EPS (Auslösung einer Katalepsie) fast mit der Dosis-Wirkungs-Kurve für den Apomorphin- oder Amphetaminantagonismus zusammenfällt. Im Gegensatz dazu weisen viele der neueren, „atypischen" Antipsychotika eine Verschiebung der Katalepsiekurve nach rechts auf, was im Vergleich zu typischen Neuroleptika bei gleichwertigem therapeutischem Effekt einer geringeren Rate von EPS gleich-

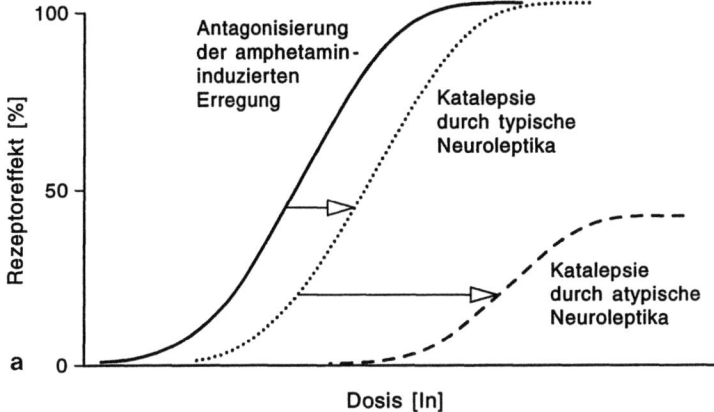

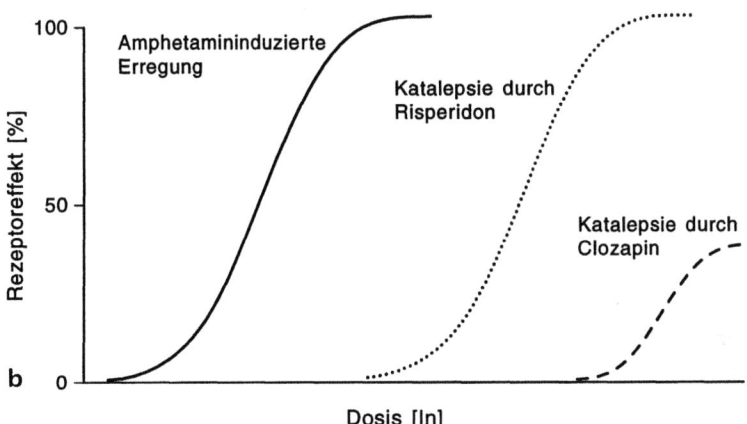

Abb. 7 a, b. Pharmakologie typischer vs. atypischer Antipsychotika

kommt (Ereshefsky u. Lacombe 1993; Ereshefsky et al. 1990). Clozapin zeigt bei der Dosis-Wirkungs-Kurve für das Auftreten von EPS eine Rechtsverschiebung (in Richtung höherer Dosen) (Ereshefsky et al. 1989). Atypische Antipsychotika scheinen daher weniger nigrostriatale als vielmehr limbische Funktionen stärker zu beeinflussen. Nahezu alle als atypisch bezeichneten Antipsychotika in der klinischen Entwicklung zeigen in Nagetiermodellen diese Eigenschaft. Eine direkte Extrapolation vom Nagetier auf den Menschen ist natürlich nicht möglich. Die Häufigkeit von EPS bei Patienten geht jedoch bei vielen der neueren Antipsychotika zu diesen Unterschieden parallel. So zeigt z. B. Risperidon in einem schmalen Dosisbereich ein atypisches Verhalten parallel zu den Tierversuchen (Marder et al. 1994).

Der Begriff „atypisches Antipsychotikum" wird im vorliegenden Beitrag nicht streng gehandhabt, da er als Attribut von Antipsychotika schlecht definiert ist. Tatsächlich stellt er sich nicht als Alles-oder-nichts-Phänomen dar, er besitzt vielmehr zahlreiche Grauschattierungen. Betrachtet man Clozapin als nahezu „vollständig" atypisch und am anderen Ende der Skala Neuroleptika wie Haloperidol als vollständig typisch, dann liegen Substanzen wie Risperidon, Sertindol, Seroquel™ und Olanzapin anscheinend zwischen diesen beiden Polen. In niedriger Dosierung besitzen anscheinend auch Substanzen wie Flupentixol gewisse Aspekte atypischer Antipsychotika, was selektive Wirkungen auf Dopaminrezeptoren oder auf serotonerge Systeme widerspiegelt. Abbildung 7 b zeigt Prototypen von Dosis-Wirkungs-Kurven für Clozapin, Haloperidol und Risperidon (Ereshefsky u. Lacombe 1993).

Alle typischen und viele atypische Antipsychotika üben auf mesolimbische Projektionen direkte oder indirekte D_2-blockierende Effekte aus. Atypische Antipsychotika beeinträchtigen jedoch das normale Feuermuster in nigrostriatalen Projektionen weniger als in mesolimbischen dopaminergen Projektionen (White u. Wang 1989). Ein möglicherweise nützliches Modell zur Differenzierung zwischen atypischen und typischen Antipsychotika ist die Messung des In-vivo-Depolarisationsblocks durch Plazieren einer Tiefenelektrode in dopaminerge Neuronen der Substantia nigra (A9) und des ventralen Tegmentum (A10). Die Depolarisationsblockade gilt als Modell für die Wirksamkeit von Antipsychotika, es erfordert eine subchronische neuroleptische Behandlung (typischerweise 1–3 Wochen). Mit typischen Neuroleptika treten diese Veränderungen sowohl im limbischen System als auch im Striatum auf. Dagegen kommt es bei Behandlung mit Clozapin zwar im limbischen System zum Depolarisationsblock, aber nicht im Striatum (Meltzer u. Stahl 1976; Borison et al. 1981; Seeman 1987). Dieses atypische Antipsychotikum ist somit wirksam und verursacht geringere extrapyramidale Nebenwirkungen (Creese et al. 1983). Die unterschiedliche antagonistische Affinität atypischer Antipsychotika wie Clozapin zu Dopaminrezeptoren (z. B. $D_4 > D_1 > D_2$) und/oder zu anderen Transmittersystemen innerhalb des extrapyramidalen Systems (z. B. S_2) kann offenbar eine Wirkungsortspezifität innerhalb des ZNS bedingen, was die geringere Inzidenz von Bewegungsstörungen bei Behandlung mit diesem atypischen Antipsychotikum erklären würde (Ereshefsky et al. 1990; Ereshefsky u. Lacombe 1993; van Tol et al. 1991).

Abbildung 8 a zeigt die prozentuale Reduktion der Feuerraten dopaminerger Neuronen in den dopaminergen Projektionen von A10 und A9 bei Nagern im Verhältnis zum Ausgangszustand während einer 3wöchigen Behandlung mit Haloperidol. Sertindol vermindert ähnlich wie Clozapin bei chronischer Gabe nachhaltig die Feuerrate der A10-Neuronen, nicht jedoch im A9-System. Im Gegensatz dazu zeigt Haloperidol eine deutliche Reduktion der neuronalen Feuerraten sowohl in A9 als auch in A10. Das atypische Antipsychotikum ist also wirksam und ruft weniger Nebenwirkungen hervor (s. Abb. 8). Die Unterschiede im Ausmaß der Depolarisationsblockade zwischen verschiedenen ZNS-aktiven dopaminblockierenden Substanzen zeigt Tabelle 2.

Ein pharmakodynamisches und pathophysiologisches Modell

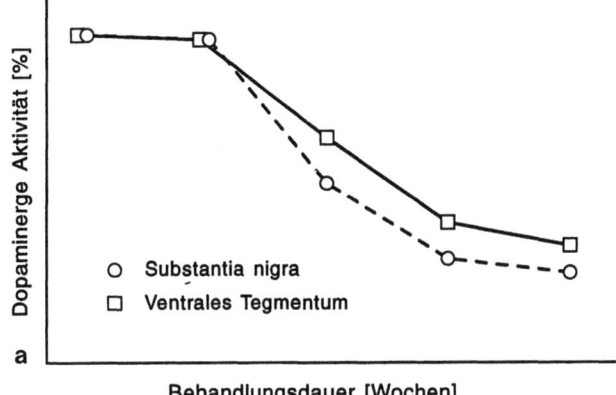

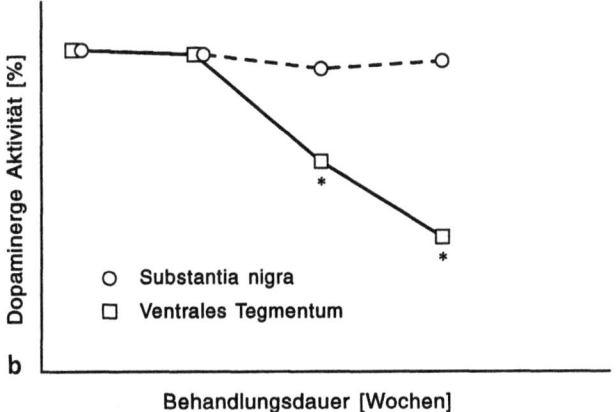

Abb. 8 a, b. Zeitverlauf des Depolarisationsblocks bei typischen Neuroleptika (a) und Sertindol (b)

Das Konzept der „partiellen Atypie" läßt sich an Sertindol veranschaulichen, für welches Tierstudien zeigen, daß es eine Depolarisationsblockade dopaminerger Neuronen sowohl in A9 als auch in A10 nach 3wöchiger Behandlung nur bei höheren Dosen induziert. Im Gegensatz dazu induziert Haloperidol eine Depolarisationsblockade über einen weiten Bereich tolerierter Dosen, wogegen Sertindol die Feuerraten in A9 nur im höheren tolerierten Dosierungsbereich vermindert. Clozapin verhält sich demgegenüber „klassisch" atypisch und zeigt bei sämtlichen von Nagern tolerierten Dosen keine Depolarisationsblockade (Farde u. Nordstrom 1992). „Partiell" atypische Antipsychotika, wie z. B. Risperidon und Sertindol, können in hohen Dosen zu einer Depolarisationsblockade in den Basalganglien führen wie auch bei Patienten zu klinisch bemerkbaren EPS. Bei Sertindol unterscheiden sich die Dosen für die Induktion einer Depolarisationsblockade im ni-

Tabelle 2. Elektrophysiologische Modelle Ventrales Tegmentum/Substantia nigra. Akute vs. chronische Dosierung

Substanz	Akute Behandlung		Chronische Behandlung	
	Stubstantia nigra	Ventrales Tegmentum	Substantia nigra	Ventrales Tegmentum
Haloperidol	↑	↑	↓	↓
Chlorpromazin	↑	↑	↓	↓
Clozapin	↔	↑	↔	↓
Thioridazin	↔	↑	↔	↓
Metoclopramid	↑	↔	↓	↔
Promethazin	↔	↔	↔	↔

grostriatalen System im Vergleich zu der im limbischen System um den Faktor 10 oder mehr, mit einer die Neuronen von A10 bevorzugenden Selektivität. Nach klinischer Erfahrung ist hinsichtlich der relativen blockierenden Potenz ein mindestens 10facher Unterschied erforderlich, um bei schizophrenen Patienten eine klinisch verwertbare Differenz der EPS-Raten zu erzielen (Ereshefsky u. Lacombe 1993). Aus dem Beitrag von D. E. Casey geht hervor, daß Substanzen, die sich in dem von ihm verwendeten Dystoniemodell des sensibilisierten Primaten als typisch erweisen, im Depolarisationsblockmodell anscheinend einen gewissen Grad von Atypie zeigen. Diese Unterschiede sind möglicherweise geeignet, uns bei der Aufklärung subtiler Differenzen in der Pharmakologie von Leitsubstanzen zu helfen.

Neurochemische Aspekte atypischer Antipsychotika

Im Vergleich zu typischen Antipsychotika zeigt der Prototyp Clozapin eine andersartige Wirkung, zumindest bei therapieresistenten Schizophrenen. Eine Schlüsselstudie mit Clozapin bei wohldefinierter therapieresistenter Schizophrenie wurde von Kane et al. (1988) publiziert (L. Ereshefsky war in dieser Studie der Untersuchungsleiter des Prüfzentrums in San Antonio). In dieser multizentrischen Doppelblindstudie wurden Clozapin und Chlorpromazin bei Patienten verglichen, die spezifische historische Kriterien der Therapieresistenz erfüllten. In einer prospektiven einfachblinden Studie wurden diese Patienten zunächst mit Haloperidol und Benztropinmesylat behandelt, um ihre Non-Response zu bestätigen. Die 268 Patienten, deren Zustand sich nicht besserte, wurden daraufhin randomisiert und doppelblind einer Behandlung mit Clozapin plus Plazebo (für Benztropinmesylat) oder Chlorpromazin plus Benztropinmesylat als Prophylaktikum zugeordnet

(Benztropinmesylat diente der Wahrung der Doppelblindbedingungen, indem es die Tendenz von Chlorpromazin zur Auslösung von EPS kompensieren sollte). Clozapin erwies sich sowohl in der Besserung der positiven als auch der negativen Symptome dem Chlorpromazin als eindeutig überlegen. Extrapyramidale Symptome traten unter Clozapin im allgemeinen nicht auf, mit Ausnahme von akathisieähnlichen Nebenwirkungen bei einigen wenigen Patienten.

Diese Studie lieferte den zwingenden Beweis der Wirksamkeit von Clozapin als neuartiges Antipsychotikum und dokumentiert zugleich seine Überlegenheit gegenüber Chlorpromazin bei einer wohldefinierten Gruppe von Patienten, die auf eine traditionelle antipsychotische Pharmakotherapie nicht angesprochen hatten. Diese Erkenntnis der signifikanten Wirksamkeitsunterschiede spornte die Forschung gewaltig an, die besonderen Mechanismen von Clozapin aufzuklären und weitere Substanzen mit gleicher Wirkung zu finden.

Tabelle 3 zeigt die relativen Rezeptoraffinitäten typischer und atypischer Antipsychotika für dopaminerge, serotonerge, adrenerge und muskarinerge Systeme. Die ZNS-Wirkungen von Clozapin sind durch ein breites Aktivitätsspektrum gekennzeichnet, das Neuropeptidmodulation, Selektivität für Dopaminrezeptorsubtypen und die Wiederaufnahmehemmung von Katecholaminen (nicht in der Tabelle aufgeführt) einschließt. Die potentielle Spezifität neuartiger Substanzen für die Vielfalt der Dopaminrezeptortypen, z. B. D_1–D_5, scheint zusammen mit ihrer unterschiedlichen Bindungsaffinität zu weiteren Transmittersystemen zu ihren andersartigen Wirkungs- und Nebenwirkungsprofilen beizutragen. Die unterschiedliche antagonistische Affinität atypischer Antipsychotika wie Clozapin zu Dopaminrezeptoren (z. B. $D_4 > D_1 > D_2$) und/oder zu anderen Transmittersystemen innerhalb des extrapyramidalen Systems (z. B. S_2) kann offenbar eine Wirkungsortspezifität innerhalb des ZNS bedingen, was die geringere Inzidenz von Bewe-

Tabelle 3. α_1 und α_2 sind adrenerge, D_1 und D_2 sind dopaminerge Rezeptorsubtypen, H_1 ist der histaminerge Rezeptorsubtyp. (Mod. nach Leysen 1992; Baldessarini 1991; Meltzer 1989)

	Bindungsaffinitäten [nM]			
Rezeptortyp	Ritanserin	Risperidon	Haloperidol	Clozapin
S_2	0,16 ± 0,08	0,30 ± 0,13	25,1 ± 7,6	5,0
α_1	35,7 ± 9,5	0,81 ± 0,14	10,9 ± 2,9	6,0
H_1	11,8 ± 3,7	2,23 ± 0,11	593 ± 48	2,8
D_2	30 ± 23	3,13 ± 1,3	1,55 ± 0,47	100
α_2	56,4 ± 15,9	7,54 ± 1,0	n.v.	160
D_1	718 ± 187	534 ± 164	255 ± 41	10
Muskarin	n.v.	n.v.	n.v.	21
Meltzer's S_2/D_2	1,23	1,16	1,09	1,22

(n.v. = nicht verfügbar).

gungsstörungen bei Behandlung mit diesem atypischen Antipsychotikum erklären würde.

Die überlegene Wirksamkeit von Clozapin ist möglicherweise zum Teil auf D_1- und S_2-rezeptorenblockierende Effekte zurückzuführen (Tamminga u. Gerlach 1987). Sein relatives Verhältnis von S_2- zu D_2-Blockade ($S_2 > D_2$) ist größer als bei anderen atypischen Antipsychotika wie Risperidon, was zu seinem ausgeprägteren atypischen Verhalten beisteuern könnte (Waddington 1986; Rupniak et al. 1985; Reynolds et al. 1983). In ähnlicher Weise lassen sich auch bereits marktgeführte Antipsychotika hinsichtlich ihrer relativen Wirksamkeit an unterschiedlichen Rezeptoren analysieren. In Tabelle 4 sind die relativen Wirkstärken traditioneller Antipsychotika an 5-HT_2- und D_2-Rezeptoren im Vergleich zu atypischen Substanzen zusammengestellt. Sowohl Clopenthixol als auch Flupentixol besitzen, verglichen mit rein typischen Antipsychotika wie Haloperidol, eine überdurchschnittlich hohe 5-HT_2-blockierende Wirkung. Darüber hinaus weisen diese Thioxanthene im Verhältnis zu Haloperidol auch einen stärkeren D_1-blockierenden Effekt auf.

Definiert man Clozapin als rein atypisch, dann sind viele neuere Antipsychotika in späten Phasen der klinischen Prüfung oder auch einige kürzlich in den Markt eingeführte Substanzen, wie z. B. Risperidon, „partiell" atypisch. Die Pharmakodynamik von Clozapin ist durch ein multifaktorielles pharmakologisches Profil gekennzeichnet, das auch antidepressive Eigenschaften einschließt, wie z. B. eine Wiederaufnahmehemmung am adrenergen System. Substanzen mit ausgeprägter Wirkung auf Serotonin und nachhaltiger D_2-Blockade verhalten sich mit hoher Wahrscheinlichkeit „partiell atypisch". Darüber hinaus tendieren diese Wirkstoffe zu einem engen (niedrigen) Dosierungsbereich, in dem die Serotoninblockade das klinische Profil beherrscht. Derzeit marktgeführte Präparate von beträchtlicher Komplexität, einschließlich antidepressiver Eigenschaften und relativ hoher Wirkstärke an D_1- und S_2-Rezeptoren, sind Clopenthixol und Flupentixol. Diese Substanzen sind zudem die einzigen partiell atypischen Antipsychotika, die

Tabelle 4. Bindungsaffinitäten (nM) von Antipsychotika zu den Rezeptoren verschiedener Neurotransmittersysteme. (Nach Reynolds, TIPS März 1992)

	D_1	D_2	$\frac{1}{D_1/D_2}$	α_1	5-HT_2	Muskarin
Phenothiazin	10–100	1–20	1/5–1/10	~ 10	2–25	20–200
Flupentixol Clopenthixol	2–10	~ 10	1/5–1,0	~ 10	1–5	~ 1000
Haloperidol	400	6	1/67	6	30	$> 10^{-5}$
Pimozid	200	1	1/200	40	6	1000
Clozapin	300	100–200	1/3–2/3	10	4	12
Remoxiprid	$> 10^{-5}$	10–100	$> 1/1000$	$> 10^{-5}$	> 1000	$> 10^{-5}$

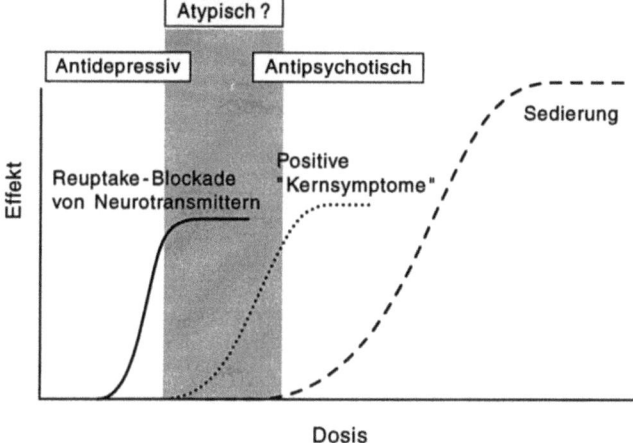

Abb. 9. Drei unterschiedliche pharmakologische Effekte von Flupentixol in Abhängigkeit von der Dosierung

auch in Depotform erhältlich sind. Abbildung 9 veranschaulicht, daß Flupentixol mit steigender Dosierung eine zunehmende Ähnlichkeit mit Haloperidol zeigt. In ähnlicher Weise verliert Risperidon sein atypisches Profil bei Steigerung der Dosis über 6 mg/Tag hinaus auf bis zu 16 mg/Tag.

Ein revidiertes Modell der Schizophrenie

Ein Schizophreniemodell, das lediglich die Überaktivität limbischer D_2-Rezeptoren berücksichtigt, kann das volle Spektrum der Symptome und Defizite der Schizophrenie sowie offenkundige Wirksamkeit und Verträglichkeitsvorteile atypischer Antipsychotika in keiner Weise erklären. Dazu braucht es ein Modell, das das breitere Spektrum pharmakologischer Aktivitäten, so wie es sich in den Wirkungsmechanismen der neueren Substanzen widerspiegelt, einbezieht. Ein solches von Kay (1991, 1987a, b) vorgeschlagenes und von anderen erweitertes integratives Modell soll im folgenden vorgestellt werden (Ereshefsky u. Lacombe 1993).

Verschiedene Untersuchungen deuten darauf hin, daß die Funktion des frontalen und insbesondere des präfrontalen Kortex bei schizophrenen Patienten eingeschränkt ist. Die Interpretation dieser Befunde durch Kay resultierte in einer Arbeitshypothese, wonach Schädigungen des frontalen Kortex (atrophisch bedingte morphologische Veränderungen) an der Pathogenese der Schizophrenie enger beteiligt sind als eine dopaminerge Hyperaktivität. Kay betrachtet diese atrophischen Veränderungen als Variante der Parkinson-Erkrankung. Man vermutet, daß die Funktion von Dopamin bei Schizophrenen gestört ist (wobei jedoch kein unbedingter Kausalzusammenhang zu bestehen braucht), was sich in Form kognitiver Defizite und negativer Symptome manifestiert (Lynch 1992). Zusätzlich ist auch

Tabelle 5. Pathophysiologisches Modell der Schizophrenie und des Parkinsonismus. (Mod. nach Kay 1991)

Ursachen	Genetische/konstitutionelle Vulnerabilität
Betroffene anatomische Regionen	Basalganglien, periventrikuläre Bereiche, limibisches System
Neurochemische Störungen	Niedrige Dopaminaktivität im präfrontalen Kortex und/oder in den Basalganglien, niedrige 5-HT-Aktivität im präfrontalen Kortex, gesteigerte Dopamin- und Noradrenalinaktivität im limbischen System
Manifestation in der Jugend (Schizophrenie)	Negative Kernsymptome, Kompensatorische Mechanismen: gesteigerte Dopaminfunktion und Noradrenalinumsatz, begleitende positive Symptome
Manifestation im Erwachsenenalter (Parkinsonismus)	Negative Kernsymptome (mit ausgeprägten motorischen Defiziten), verminderte Kapazität für kompensatorische Adaptation, Mangel an begleitenden positiven Symptomen

die absteigende kortiko-limbische Neurotransmission gestört, was eine sekundäre Stimulation dopaminerger Systeme des Mittelhirns zur Folge hat. Insgesamt stehen alle diese Befunde im Einklang mit der Hypothese (ohne dies jedoch schlüssig zu beweisen), daß die Gruppe der D_2-Rezeptoren mit limbischer Überaktivität zusammenhängt und eine verminderte Dichte von Rezeptoren der D_1-Gruppe eine reduzierte kortikale Funktion widerspiegelt. Diese Theorie bietet eine Erklärung für die Koexistenz positiver und negativer Symptome und hinterfragt zugleich ernsthaft die potentielle Wirksamkeit unserer typischen Neuroleptika in der Therapie sämtlicher Verhaltensaspekte der Schizophrenie. Tabelle 5 faßt die Theorie von Kay zusammen.

Neben der Neubewertung unserer Vorstellungen von den bei der Schizophrenie betroffenen anatomischen Regionen sind wir uns auch der Komplexität der Neurotransmitterfunktionen zunehmend bewußter geworden. Das von Kay vorgeschlagene integrative Modell der Schizophrenie berücksichtigt die erweiterten neurochemischen Funktionen von Serotonin, Glutamat, GABA und anderen bei Schizophrenie involvierten Transmittersystemen (Grace 1993; Ereshefsky u. Lacombe 1993).

Die Rolle von Serotonin bei Schizophrenie

Serotonerge afferente Fasern, die in der Medianlinie des unteren Pons und der Medulla entspringen, ziehen zum Mittelhirn und Kortex und können die Freisetzung von Dopamin hemmen. In Abb. 10 sind die möglichen regulatorischen Ein-

Ein pharmakodynamisches und pathophysiologisches Modell

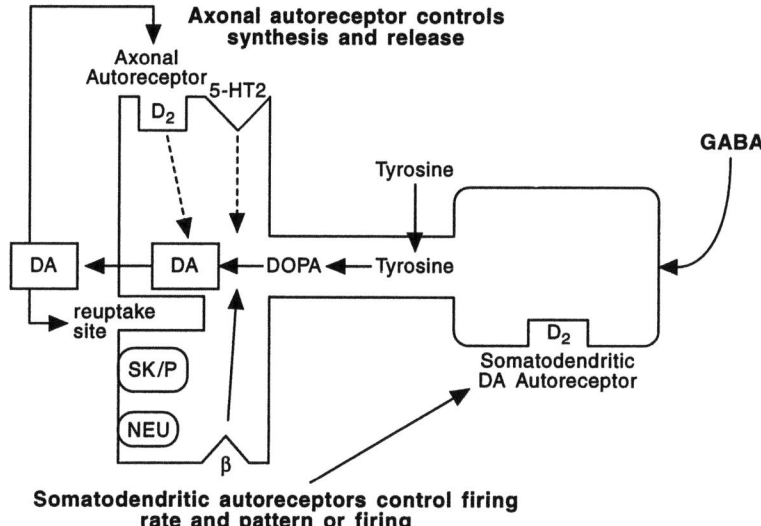

Abb. 10. Striatales präsynaptisches dopaminhaltiges Neuron

flüsse von Serotonin auf die Dopaminfreisetzung dargestellt. Das Feuern serotonerger Neuronen vermindert die kortikale und striatale Ausschüttung von Dopamin. Postmortemstudien zeigen, daß präfrontales kortikales Gewebe von Schizophrenen eine geringere Dichte an S_2-Rezeptoren aufweist als Kontrollgewebe und im Gegensatz zu diesem die Dichte der S_2-Rezeptoren in den Basalganglien erhöht ist. Es ist denkbar, daß die verminderte S_2-Rezeptorendichte des präfrontalen Kortex, die infolge verminderter Hemmung zu einer gesteigerten Freisetzung von Dopamin führt, eine adaptive Reaktion des Systems auf die dopaminerge Hypoaktivität darstellt (Ereshefsky u. Lacombe 1993). Die S_2-Blockade durch atypische Antipsychotika verbessert die negativen Symptome der Schizophrenie möglicherweise durch Steigerung der Dopaminausschüttung in präfrontalen Kortexneuronen. Die S_2-Blockade im Corpus striatum könnte infolge Zunahme der Dopaminfreisetzung der D_2-Blockade entgegenwirken und so EPS reduzieren. Diese Eigenschaft zeigen 2 der meistversprechenden atypischen Neuroleptika, Clozapin und Risperidon.

Noradrenalinrezeptoren bei Schizophrenie

Auch Substanzen, die die adrenerge Aktivität modifizieren, könnten in der Behandlung der Schizophrenie eine Rolle spielen. Die meisten gebräuchlichen Antipsychotika sind potente α_1-Adrenozeptorantagonisten, und adrenerge Hyperaktivität bei Schizophrenie kann mit kognitiven Störungen sowie mit Beeinträchtigungen von Stimmung und motorischer Aktivität einhergehen. Zwar ist die Rolle von Noradrenalin in der Modulation der schizophrenen Symptome unklar, doch wurden Störungen der adrenergen Aktivität bei schizophrenen Patienten nachgewiesen. Eine Steigerung der adrenergen Systemaktivität könnte negative Symptome und EPS mildern (Ereshefsky et al. 1990).

Gamma-Aminobuttersäure bei Schizophrenie

Der Transmitter Gamma-Aminobuttersäure (GABA: „gamma-aminobutyric acid") drosselt die Feuerrate dopaminerger Neuronen und vermindert die postsynaptische Rezeptorsensitivität. Möglicherweise liegt der bei Schizophrenie diskutierten mesolimbischen dopaminergen Hyperaktivität z. T. eine GABA-Hypoaktivität zugrunde. Trotz der Bedeutung von GABA für die Modulation der dopaminergen Aktivität verliefen ausschließlich mit GABAergen Substanzen (z. B. Benzodiazepinen oder Natriumvalproat) durchgeführte klinische Studien enttäuschend, mit Erfolgsraten etwa im Bereich der zu erwartenden Plazeboresponse. Werden Benzodiazepine dagegen zusätzlich zu Neuroleptika gegeben, dann wird die Wirksamkeit der Neuroleptika verstärkt und ihre erforderliche Erhaltungsdosis gesenkt (Javitt u. Zukin 1991).

Exzitatorische Aminosäuren bei Schizophrenie und das integrative Modell

Glutaminsäure, Asparaginsäure und Glycin sind exzitatorische Aminosäuren, die in der Lage sind, durch Interaktion mit dem NMDA(N-methyl-D-Aspartat)-Rezeptor die dopaminerge Aktivität (DA) in Kortex, limbischem System und Striatum zu modulieren. Abbildung 11 zeigt den Aufbau des NMDA-Rezeptorkomplexes (Thornberg u. Saklad 1995).

Von kortikalen Hirnzentren absteigende Nervenbahnen üben eine modulierende Kontrollfunktion aus. Das wachsende Verständnis der Bedeutung dieses Systems hat zu neuen Einsichten in die Pathogenese der Schizophrenie geführt, woraus sich möglicherweise neue Behandlungsstrategien herleiten lassen. Abbildung 12 veranschaulicht die funktionellen Verknüpfungen der dopaminergen, GABAergen und glutaminergen Systeme.

Insbesondere bei Patienten mit überwiegend kognitiven Defekten und negativer Symptomatik könnte eine reduzierte Funktion des frontalen Kortex zu einer Verminderung der Impulsfrequenz und Aktivität an NMDA-Rezeptoren von GABA-freisetzenden Neuronen des Mittelhirns führen (s. Abb. 13 a–c). Interessanterweise verursacht der NMDA-Antagonist PCP (Phencyclidin, „Angel dust"), psychotische Reaktionen, die den positiven und negativen Symptomen der Schizophrenie ähneln. Darüber hinaus kann PCP sowohl akute psychotische Reaktionen auslösen als auch die zugrundeliegenden neurochemischen Prozesse des Ge-

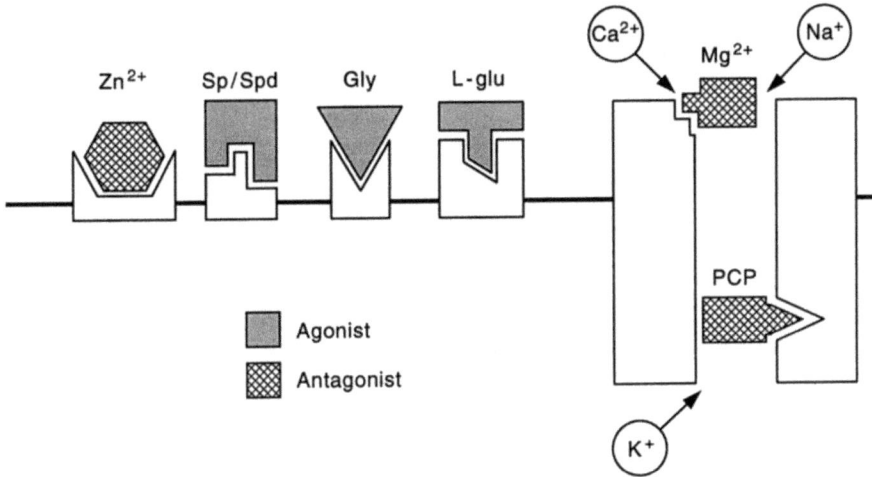

Abb. 11. NMDA-Rezeptokomplex

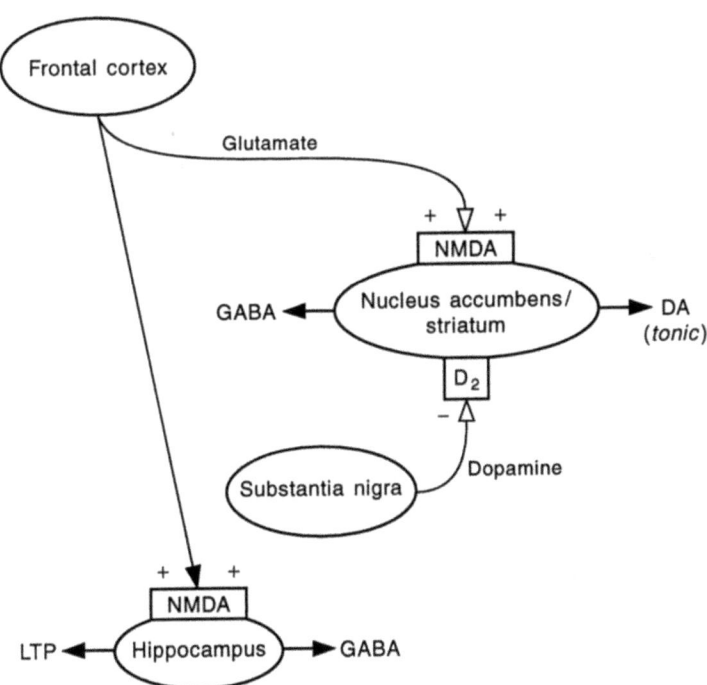

Abb. 12. Funktionelle Verbindung zwischen dopaminergen, GABA-ergen und Glutamatergen Systemen

a „Tonische" vs. „phasische" Dopaminfreisetzung

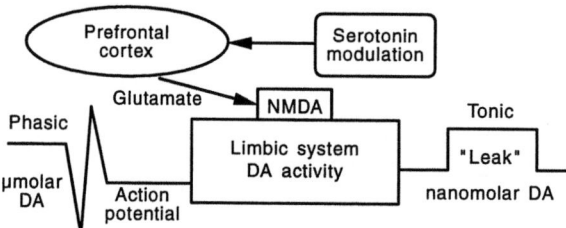

b „Tonische" vs. „phasische" Dopaminfreisetzung bei Schizophrenie

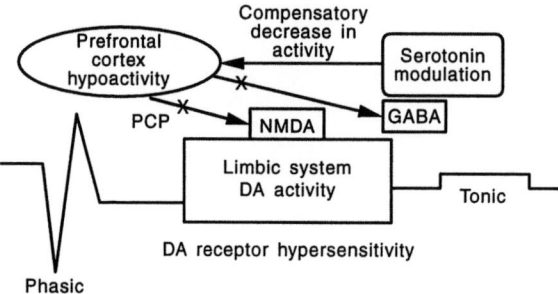

c Therapie mit atypischen Antipsychotika

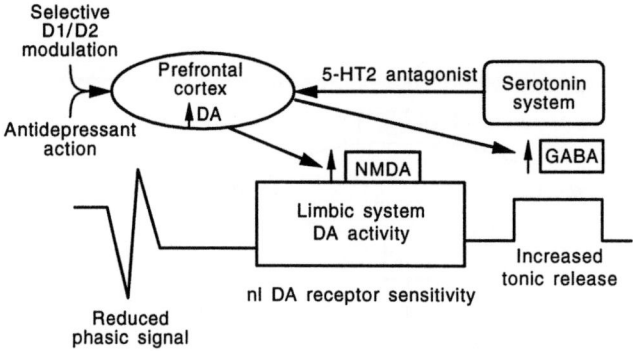

Abb. 13 a–c. Modulation der Funktion exzitatorischer Aminosäuren durch die serotoninabhängige Dopaminaktivität

hirns weit genug verändern oder beeinträchtigen, um bei fortgesetztem PCP-Mißbrauch chronische Psychosen hervorzurufen. NMDA-Rezeptoren modulieren die Erregung, wobei inhibitorische Einflüsse aus dem GABA-System das ausgleichende Gegengewicht bilden. Man vermutet, daß die bei einer PCP-Intoxikation sofort auftretenden funktionellen Veränderungen auf einer raschen Senkung der Feuerrate GABAerger Neuronen beruhen, die durch die Applikation des NMDA-Antagonisten bewirkt wird. Dies wiederum führt zu sekundären Veränderungen der Dopaminfreisetzung, was die simultane Über- und Unteraktivität dieses Transmittersystems zur Folge hat. Aus diesem Grunde bestehen kognitive Funktionsstörungen, d. h. die negativen schizophrenen Symptome, und positive Symptome nebeneinander (Ereshefsky und Lacombe 1993; Thornberg u. Saklad 1995).

NMDA-Antagonisten üben einen direkten Einfluß auf die Dopaminfunktion aus, indem sie das „tonische Leck" von dopaminergen Mittelhirnneuronen verändern. Dieses „Dopaminleck" spielt anscheinend eine zentrale Rolle in der Regulation von Sensitivität und Anzahl dieser Rezeptoren. Ein durch NMDA-Antagonismus oder chronische Unterfunktion des frontalen Kortex vermindertes Dopaminleck kann das phasische (aktionspotentialabhängige) Signal stimulieren, das eine Dopaminhyperaktivität bewirkt. Abbildung 13 c zeigt, wie eine Behandlung mit 5-HT$_2$-Antagonisten (z. B. Risperidon), selektive Modulation von Dopamin (z. B. Clozapin) und antidepressive Effekte (z. B. Flupentixol) die Aktivierung exzitatorischer Aminosäuren steigern und die Dopaminfunktion normalisieren.

Komplexität der Pharmakotherapie: die Dysregulationstheorie

Ein Dysregulationsmodell der Schizophrenie bietet die Möglichkeit, scheinbar widersprüchliche Befunde (Dopaminhypo- und -hyperaktivität) in ein einziges hypothetisches Modell zu integrieren. Dies hat sich bereits bei der Entwicklung von Modellvorstellungen zu anderen Erkrankungen, wie endogener Depression, Panikattacken und Diabetes mellitus Typ II, als nützlich erwiesen (Siever u. Danis 1985). Ein solches hypothetisches Modell der Schizophrenie führt zu deskriptiven Theorien, die darauf hindeuten, daß eine anhaltende Störung eines oder mehrerer Neurotransmitter und/oder homöostatischer und regulatorischer Mechanismen zu einer instabilen oder fehlerhaften Informationsverarbeitung des Gehirns führt, die klinisch als Erkrankung in Erscheinung tritt. Eine Wiederherstellung der normalen Funktion oder eine Verbesserung der Homöostase bei Schizophrenie ließe sich durch Modulation jedes beliebigen dieser miteinander verbundenen und wechselseitig abhängigen zerebralen Prozesse erreichen. Die medikamentöse Therapie ist als ein Versuch zu sehen, die Funktion innerhalb der dopaminergen (DA) Systeme des Gehirns zu normalisieren. Eine Wiederherstellung der Homöostase ist entweder durch direkte Manipulation oder durch Beeinflussung der interdependenten Neurotransmittersysteme zu erzielen. Die medikamentöse Behandlung richtet sich auf pharmakologische Weise gegen den bei Schizophrenie gestörten Sollwert des Dopaminsystems und bewirkt so – einem aktivierten Thermostaten gleich – homöostatische Änderungen von offenbar therapeutischem Erfolg bei dieser Erkrankung. Die angestrebte Modulation des Dopaminsystems läßt sich somit durch verschiedene Strategien zur Neueinstellung des ursprünglichen Sollwertes erzielen. Überdies brauchen diese Veränderungen Zeit, denn sie sind sekundäre Folgen und keine direkten pharmakologischen Konsequenzen der Behandlung.

- Die Zeitspanne bis zum Eintritt des antipsychotischen Effektes,
- der Nutzen scheinbar „widersprüchlicher" Therapien,
- die Komplexität der Schizophrenie als Erkrankung und
- die Vielfalt des therapeutischen Ansprechens

lassen sich bei Annahme eines Dysregulationsmodells leichter einordnen (Ereshefsky et al. 1990a; Ereshefsky 1995).

Das dopaminerge System ist somit sowohl hypo- als auch hyperaktiv (auf unterschiedlichen Ebenen) oder es unterliegt einer schweren Dysregulation. Diese „Dysregulationstheorie" hilft zu erklären, warum typische Antipsychotika, die in erster Linie D_2-Antagonisten sind, die primäre Dysfunktion (Hypoaktivität des Kortex) nicht beseitigen können und warum sie bei vielen Patienten unwirksam sind. Ganz wichtig ist, daß dieses Konzept eine Erklärung für die potentielle Überlegenheit von Medikationen bietet, die das serotonerge System beeinflussen. Befunde für Clozapin und bis zu einem gewissen Grad auch für Risperidon sprechen für eine überlegene Wirksamkeit im Vergleich zu einer Behandlung mit Standardneuroleptika.

Tabelle 6. Mögliche Behandlungsstrategien bei Schizophrenie. (Nach Meltzer 1993, Psych Clin North Am)

Potente 5-HT_2- bzw. schwache D_2-Antagonisten	ICI 204,636 (Seroquel) Melperon (gewisse D_4-Spezifität) Olanzapin Org 5222 Rilapin Risperidon Sertindol SM-9015
Selektive D_2-Antagonisten	Amisulprid Remoxiprid (Zugleich Sigma-Antagonist)
Selektive D_1-Antagonisten	SCH-39188 Novo NNC 0756
Partielle D_2-Antagonisten	Tergurid Roxindol SDZ-912 (−)PPP
Partielle D_2- und D_1-Antagonisten	MAR-327
Selektive D_2-Agonisten	Pramepaxil
Glutamat-Agonisten	Milacemid Glycin
Sigma-Antagonisten	
5-HT_3-Antagonisten	GR 68755C Ondansetron

Versucht man, über die augenblicklich marktgeführten Substanzen zur Behandlung der Schizophrenie hinauszuschauen, so ist zu erkennen, daß z. Z. zahlreiche Substanzen in die Phase der klinischen Prüfung eintreten, die die Fülle und Vielschichtigkeit dieses komplexeren Schizophreniemodells tiefer ausloten. Meltzer (1989, 1993; s. Tabelle 6) hat einige der möglichen Behandlungsstrategien zusammengefaßt, die zur Zeit geprüft werden. Neben anderen Substanzen mit S_2- und D_2-blockierenden Eigenschaften sind Medikationen in der Entwicklung,

- die exzitatorische Aminosäuren eher direkt modulieren,
- die eine gemischt agonistisch-antagonistische Dopaminaktivität aufweisen, oder
- die eine selektivere Blockade gegenüber Serotonin oder Dopamin bewirken.

Interessanterweise besitzen einige dieser neueren Serotonin- und Dopaminantagonisten stärker ausgeprägte antimuskarinerge und antiadrenerge Eigenschaften als Risperidon. Dies ist ein Versuch, das Aktivitätsspektrum von Clozapin genauer nachzuahmen.

Wirksamkeit und Verträglichkeit atypischer Antipsychotika: Klinische Implikationen

Risperidon

Risperidon, ein potenter $S_2 > D_2 > \alpha_1$-adrenerger Blocker, wurde in mehreren kontrollierten Studien geprüft. Drei große Hauptstudien wurden durchgeführt,

- die USA-Studie,
- die nordamerikanische Studie und
- die internationale Studie.

Alle 3 Untersuchungen belegten die Wirksamkeit und Sicherheit von Risperidon im Vergleich zu Plazebo. Darüber hinaus ließ sich in der nordamerikanischen Studie für die meisten Wirksamkeitsparameter, einschließlich der mittels PANSS (Positive and Negative Symptoms Scale) gemessenen negativen Symptome, eine Überlegenheit gegenüber Haloperidol 20 mg/Tag zeigen. Bei maximal wirksamen Dosen von täglich 4–8 mg Risperidon war die EPS-Häufigkeit in allen Studien geringer als bei 10–20 mg Haloperidol/Tag. Mit Steigerung der Risperidondosis auf ≥ 10 mg/Tag nehmen auch die EPS-Raten zu und nähern sich denen von Haloperidol.

Die internationale Studie nimmt insofern eine Sonderstellung ein, als sie keine Plazebogruppe enthielt, sondern eine „subtherapeutische" Dosis von 1 mg Risperidon/Tag. Zusätzlich wurde die Haloperidoldosierung auf 10 mg/Tag festgelegt. Risperidon führte in einer Dosierung von 4 mg/Tag und 8 mg/Tag signifikant seltener zu EPS als Haloperidol 10 mg/Tag. Hinsichtlich der Reduktion negativer Symptome, gemessen auf der PANSS, war Haloperidol 10 mg/Tag jedoch ebenso wirksam wie Risperidon (Müller-Spahn et al. 1992).

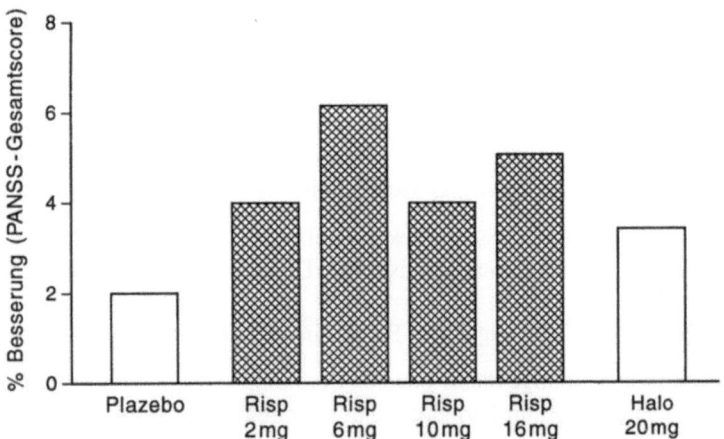

Abb. 14. Besserung der klinischen Symptomatik gemessen am PANSS-Gesamtscore *(Risp,* Risperidon, *Halo,* Haloperidol; angegeben sind Tagesdosen)

In der nordamerikanischen Studie verglichen 26 Zentren (20 in den USA und 6 in Kanada) feste Dosen von täglich 2, 6, 10 und 16 mg Risperidon in einer doppelblinden, plazebokontrollierten Untersuchung mit Plazebo und 20 mg Haloperidol/Tag. Die klinischen Wirksamkeitsvariablen wurden mit der PANSS und der CGI-Skala (Clinical Global Impression) gemessen. Die Einschlußkriterien verlangten eine mäßige bis schwere Ausprägung der Erkrankung, definiert als Score von 60–120 auf der PANSS zum Zeitpunkt der Aufnahme. Die Patienten hatten im Durchschnitt bereits 7,2–9,1 stationäre Einweisungen hinter sich. 253 Patienten (48%) vollendeten die Studie (270 Patienten wurden vorzeitig ausgeschlossen). Den mitgeteilten Wirksamkeits- und Verträglichkeitsdaten liegt eine Intent-to-treat-Analyse mit LOCF zugrunde (LOCF: „last observation carried forward", d. h., die letzte Beobachtung wird für die Auswertung herangezogen). Abbildung 14 zeigt das therapeutische Ansprechen auf der PANSS für Tagesdosen von 2, 6, 10 und 16 mg Risperidon und 20 mg Haloperidol sowie für Plazebo. Eine signifikante klinische Besserung im Vergleich zu Plazebo ist für 6, 10 und 16 mg Risperidon sowie für 20 mg Haloperidol zu verzeichnen (Marder et al. 1994; Chouinard et al. 1992).

Nebenwirkungen wurden wöchentlich anhand der Extrapyramidal Symptoms Rating Scale, des Gebrauchs von Anti-Parkinsonmitteln und der UKU-Nebenwirkungsskala registriert. Die Klagen der Patienten über EPS unterschieden sich nicht zwischen Plazebo, Risperidon 2 mg/Tag und Risperidon 6 mg/Tag. Wie aus Abb. 15 hervorgeht, zeigten EPS unter Risperidon eine dosisabhängige Zunahme, ihre Häufigkeit entsprach bei 16 mg Risperidon/Tag der von Haloperidol 20 mg/Tag.

Andere beobachtete Nebenwirkungen waren im allgemeinen von leichter bis mäßiger Ausprägung und traten seltener oder ebenso häufig auf wie unter Halope-

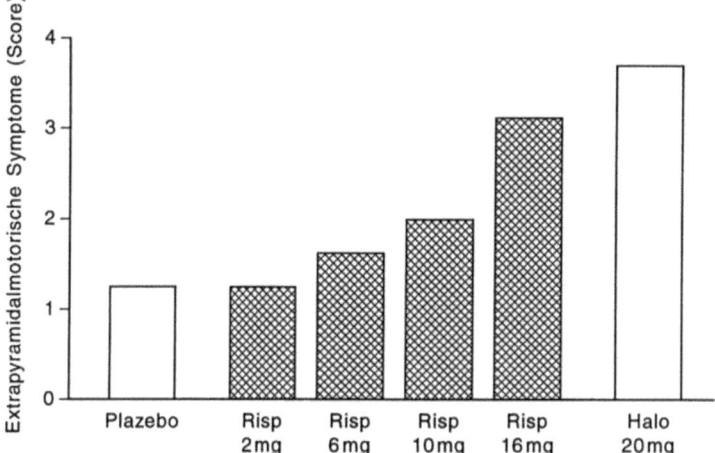

Abb. 15. Dosisabhängigkeit der extrapyramidalmotorischen Symptome unter Risperidon (*Risp*, Risperidon, *Halo*, Haloperidol; angegeben sind Tagesdosen)

ridol. Aus pharmakodynamischer Sicht ist Haloperidol ein potenter $5\text{-}HT_2 > D_2 > \alpha_1 \geq H_1$-Blocker, das Auftreten von Sedation, Gewichtszunahme und Blutdruckänderungen (vor allem zu Beginn der Therapie) ist daher nicht überraschend.

- Der systolische Blutdruck im Liegen sank bei 5% der Patienten (20 von 393) um 20 mmHg auf $\leq$ 90 mmHg, dies war unter Plazebo bei 4%, unter Haloperidol bei 9% der Patienten der Fall. Der systolische Blutdruck im Stehen sank bei 3% der Patienten (10 von 393) um 15 mmHg auf $\leq$ 50 mmHg, unter Plazebo und Haloperidol war keine Abnahme zu beobachten. Die Herzfrequenz im Stehen stieg bei 10% der Patienten unter Risperidon um $\geq$ 15 Schläge/min auf > 120 Schläge/min, gegenüber 2% unter Plazebo und 4% unter Haloperidol.
- Sedation tritt zu Beginn der Therapie und bei höheren Dosen häufig auf: Plazebo 15,9%, Risperidon $\leq$ 10 mg/Tag 29,6%, Risperidon 16 mg/Tag oder Haloperidol 20 mg/Tag ca. 40%.
- Von den mit Risperidon behandelten Patienten zeigten 18% eine klinisch signifikante Gewichtszunahme ($\geq$ 7% des Körpergewichtes), in der Plazebogruppe war dies bei 5% und in der Haloperidolgruppe bei 9% der Patienten der Fall. Ein Gewichtsverlust war unter Plazebo bei 11% und unter Risperidon bei 2% der Patienten zu verzeichnen.

Infolge der potenten D_2-Blockade von Risperidon kommt es zu einem Anstieg des Prolaktinspiegels. Die Größe dieses Effektes ist vergleichbar mit der nach Haloperidol. Teilbefunde der nordamerikanischen Studie sind in Abb. 16 dargestellt.

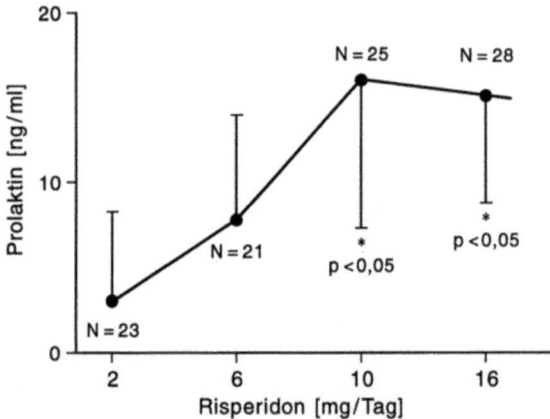

Abb. 16. Anstieg der Prolaktinspiegel unter Risperidon (Ereshefsky 1993; unveröffentlichte Daten einer US-amerikanischen Doppelblindstudie)

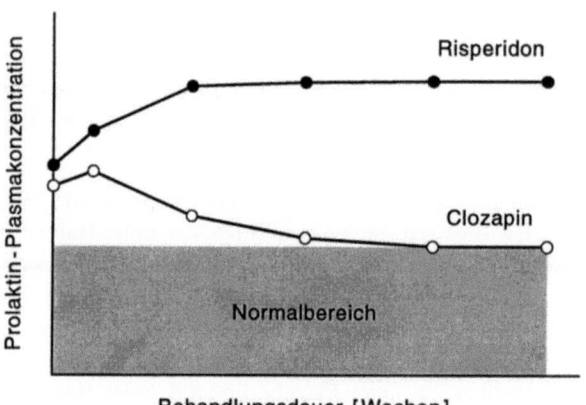

Abb. 17. Verhalten der Prolaktin-Plasmaspiegel bei Schizophrenen unter Behandlung mit Clozapin bzw. Risperidon

Im Gegensatz dazu erhöht Clozapin trotz anscheinend adäquater dopaminblokkierender Effekte das Serumprolaktin nicht (PET- und In-vitro-Studien; Abb. 17). Dieser Unterschied im Vergleich zu Risperidon deutet darauf hin, daß eine bestimmte Kombination von besonderen pharmakologischen Effekten von Clozapin

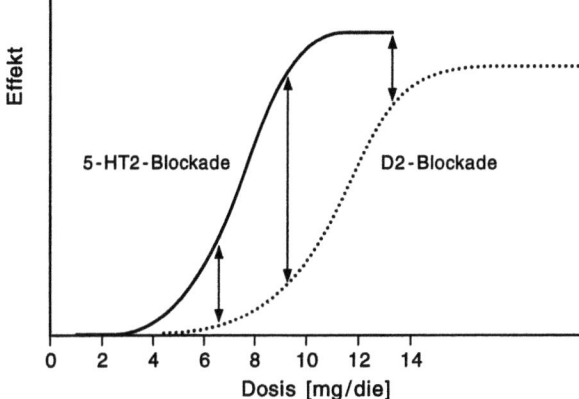

Abb. 18. Rezeptoreffekte von Risperidon

der Reaktion auf die Dopaminblockade entgegenwirkt (Ereshefsky 1994, unveröffentlicht).

Höchst bemerkenswert ist bei Risperidon die offenkundig dosisabhängige Verschiebung des pharmakologischen Verhaltens von atypischen hin zu typischen Antipsychotika mit Steigerung der Dosis. Bei den höchsten in klinischen Studien verwendeten Dosen scheinen die D_2-blockierenden Effekte von Risperidon seinen S_2-Antagonismus sozusagen „einzuholen", was bei Dosen, die über dem normalerweise erforderlichen Bereich liegen, zu EPS führt. Interessanterweise führt Clozapin über seinen gesamten Dosierungsbereich weder zu EPS, noch gibt es irgendeinen Hinweis auf dosisabhängige Änderungen in der Häufigkeit von EPS. Abbildung 18 veranschaulicht, wie D_2- und S_2-Effekte in Abhängigkeit von der Dosierung interagieren könnten (Ereshefsky und Lacombe 1993).

Risperidon scheint, möglicherweise infolge seiner S_2-Blockade, bei Schizophrenie eine im Vergleich zu Haloperidol erhöhte Wirksamkeit zu zeigen (Marder et al. 1994), einschließlich der Besserung negativer Symptome, sich jedoch nicht darauf beschränkend. In klinischen Prüfungen der Phase III ist (ähnlich wie bei Clozapin) ein schneller Wirkungseintritt zu beobachten. Diese pharmakodynamischen Unterschiede erfordern weitere Studien, scheinen aber mit dem Serotoninsystem zusammenzuhängen.

Andere vielversprechende Antipsychotika in Phase III der klinischen Prüfung

Sertindol

Sertindol blockiert wirksam Rezeptoren vom Typ $S_2 > D_2$ und besitzt auch antiadrenerge Eigenschaften. Im Rahmen der Phase-II-Studien zur Bestimmung der Wirksamkeit dieser Substanz wurden Dosen im Bereich oder unterhalb der minimalen wirksamen Dosis geprüft. Sertindol war in der höchsten untersuchten Dosis von 20 mg/Tag signifikant besser wirksam als Plazebo. Tabelle 7 faßt aus dieser US-amerikanischen Studie Daten zur Wirksamkeit zusammen (Grebb et al. 1993). Derzeit laufende Studien verwenden eine Dosierung von 24 mg/Tag. Ein interessanter Aspekt beim Vergleich dieser Daten mit dem Profil von Risperidon ist die Tatsache, daß man sich mit Sertindol der therapeutischen Dosierung von unterhalb einer minimalen wirksamen Dosis herantastete, wogegen Risperidon einen breiteren Dosierungsbereich abdeckte, bis hin zu Dosen, die typische neuroleptische Effekte hervorzurufen beginnen (z. B. 16 mg/Tag).

Auch mit Sertindol war eine Prolaktinerhöhung zu beobachten, was auf typische dopaminblockierende Effekte im tuberoinfundibulären System hinweist. Die EPS-Scores waren niedriger als die entsprechenden Ratings bei mit Haloperidol behandelten Patienten (Daten einer anderen, aber ähnlichen Studie), s. Tabelle 8. Die EPS-Häufigkeit unter Sertindol lag zwischen 1,9 und 5,9%, verglichen mit 8,3% unter Plazebo. Bei der Interpretation dieser Daten ist jedoch die nur marginale statistische Signifikanz für die Wirksamkeit der niedrigeren verwendeten Do-

Tabelle 7. Phase-IIb-Studie mit Sertindol: Wirksamkeit. 230 Patienten wurden aufgenommen, 205 wurden randomisiert, 105 vollendeten die Studie. Wiedergegeben sind die Veränderungen im Vergleich zum Ausgangswert (Intent-to-treat-Analyse unter Berücksichtigung der letzten Beobachtung)

	Plazebo	Sertindol 8 mg/Tag	Sertindol 12 mg/Tag	Sertindol 20 mg/Tag	Signifikanz (p-Wert)
PANSS	56 Δ–5	60 Δ–3,5	60 Δ–8,6	60 Δ–12,6	0,051
BPRS	50 Δ–4,2	51 Δ–2,8	52 Δ–5,7	50 Δ–8	0,074
CGI	3,9	4,2	3,7	3,2	0,016

Analyse von 153 Patienten:
Erster Tag, an dem die 20-mg-Gruppe die geplante Dosis erreicht

PANSS	57 Δ–5,8	60 Δ–5	59 Δ–12	59 Δ–16,9	0,011

Tabelle 8. Phase-IIb-Studie mit Sertindol: Verträglichkeit. 230 Patienten wurden aufgenommen, Aufnahmekriterium: niedriger EPS-Ausgangswert (Intent-to-treat-Analyse unter Berücksichtigung der letzten Beobachtung)

	Plazebo	Sertindol 8 mg/Tag	Sertindol 12 mg/Tag	Sertindol 20 mg/Tag	Haloperidol 16 mg/Tag
EPS-Rate (%)	8,3	1,9	5,9	1,9	
Benztropin-Gebrauch	0	0	3,9	0	20,7
SAS-Änderung	– 0,4	– 0,6	– 0,4	0	27,6
Barnes Akathisie	0	– 0,3	– 0,3	– 0,4	+ 2,31
AIMS	0,2	– 0,7	– 1,1	– 0,9	+ 0,7

sen und das Fehlen einer Verumkontrollgruppe in dieser Studie zu berücksichtigen.

Olanzapin

Olanzapin, ein weiteres atypisches Antipsychotikum in Phase III der klinischen Prüfung, besitzt zusätzlich zu seinen serotonergen, dopaminergen und adrenergen auch anticholinerge Eigenschaften, sein pharmakologisches Profil entspricht daher stärker dem von Clozapin. Tabelle 9 faßt Ergebnisse der kürzlich abgeschlossenen Phase-IIb-Studie zusammen, in der 3 Olanzapindosierungen mit Plazebo und Haloperidol verglichen wurden (Beasley 1993). Neben Befunden, die für eine Wirkung gegen negative Symptome sprechen, wird für Olanzapin auch eine im Vergleich zu Haloperidol geringere Häufigkeit von Prolaktinspiegelanstiegen angegeben. Trotz dieser ermutigenden Befunde ist es ohne weitere Studien voreilig anzunehmen, daß das Wirkungs- und Nebenwirkungsprofil dieser Substanz mit dem von Clozapin vergleichbar ist.

Obwohl die Anzeichen für eine andersartige Wirksamkeit bei anderen atypischen Antipsychotika schwächer sind als bei Clozapin, weisen diese neuen Substanzen, wie z. B. Risperidon, Sertindol, Olanzapin und Seroquel™, gegenüber etablierten Neuroleptika anscheinend ein günstigeres EPS-Profil auf, zu einem gewissen Grade auch eine bessere Wirksamkeit gegen Negativsymptome.

Insgesamt sprechen diese Befunde dafür, daß das neue Modell der Pathophysiologie der Schizophrenie praktikabel und für das Verständnis neuer Behandlungsstrategien hilfreich ist.

Tabelle 9. Phase-IIb-Studie mit Olanzapin. 335 Patienten wurden randomisiert, nur ein relativ kleiner Teil der Patienten vollendete die Studie. Wiedergegeben sind die Veränderungen im Vergleich zum Ausgangswert (Intent-to-treat-Analyse unter Berücksichtigung der letzten Beobachtung)

	Plazebo (PL)	Olanzapin 2,5–7,5 mg/Tag (OLZ-L)	Olanzapin 7,5–12,5 mg/Tag (OLZ-M)	Olanzapin 12,5–17,5 mg/Tag (OLZ-H)	Haloperidol 10–20 mg/Tag (HA)	Signifikanz (p-Wert)
BPRS-Gesamtscore (mittlere Änderung gegenüber dem Ausgangswert)	−3,1 ± 17,5	−6,7 ± 13,5	−12,6 ± 15,9	−15,2 ± 16,1*	−12,9 ± 13,5*	* $p \leq 0{,}05$ für PL vs. OLZ-M, OLZ-H und HA
SANS-Summenscore aus individuellen Faktoren	−1,9 ± 17,5	−8,7 ± 14,8*	−6,1 ± 17,1	−13,6 ± 17,0†	−6,6 ± 15,3	* $p \leq 0{,}05$ für PL vs. OLZ-L und OLZ-H; † $p \leq 0{,}05$ für OLZ-H vs. HA
SANS-Summenscore aus globalen Faktoren	−0,6 ± 4,9	−2,5 ± 4,2*	−1,9 ± 5,2	−4,1 ± 5,2*†	−2,0 ± 4,6	* $p \leq 0{,}05$ für PL vs. OLZ-L und OLZ-H; † $p \leq 0{,}05$ für OLHZ-H vs. HA
Patienten mit komplettem Studienabschluß (%)	22,1	26,2	29,7	39,1	26,1	
Dystoniehäufigkeit (%)	0	0	0	0	13	

Zusammenfassung

In der Behandlung der Schizophrenie lassen sich durch Beachtung pharmakodynamischer und pharmakokinetischer Prinzipien bessere therapeutische Ergebnisse erzielen. Unser gewachsenes Verständnis der möglichen neurochemischen Korrelate der Schizophrenie bietet dem Kliniker einen besseren begrifflichen Rahmen für die therapeutische Entscheidungsfindung, einschließlich des therapeutisch effektiveren Einsatzes verfügbarer Substanzen. Die bewußtere Anwendung pharmakokinetischer Überlegungen kann zu einer wirksameren Dosisoptimierung mit maximalem therapeutischen Gesamtnutzen führen. Vielleicht am wichtigsten ist die Erkenntnis, daß neuartige Antipsychotika, die über die Beeinflussung des zentralen Dopaminsystems hinaus an mehreren anderen Zielstrukturen des ZNS pharmakologisch aktiv sind, für den Patienten gewinnbringend sein können. Ein starker S_2-Antagonismus in Verbindung mit einer Dopaminblockade scheint nigro-striatale Funktionsstörungen zu lindern und das EPS-Risiko zu vermindern. Ein starker S_2-Antagonismus trägt möglicherweise auch zu einer höheren therapeutischen Wirksamkeit bei, insbesondere gegen negative Symptome, doch erfordert diese Vermutung eine wesentlich intensivere Grundlagen- und klinische Forschung. Darüber hinaus verleihen möglicherweise auch D_1-blockierende Effekte eine bessere Wirksamkeit. Neben neu auf dem Markt eingeführten Präparaten wie Risperidon besitzen auch Flupentixol und Loxapin Aktivität an diesen Neurotransmittersystemen. Sowohl Flupentixol als auch Clozapin zeigen zudem in vitro und in vivo antidepressive Effekte. Mit wachsendem Verständnis der pathophysiologischen Korrelate der Schizophrenie sind wir im Begriff, in eine zweite Generation therapeutischer Strategien einzutreten.

Diskussion

Brodie:

Diese Daten lassen vermuten, daß bei einer Haloperidolplasmakonzentration von 3 ng/ml die Rezeptoren zu 50% besetzt sind. Nach Herrn Fardes Daten ist eine Rezeptorbesetzung von 60–70% erforderlich.

Ereshefsky:

Berücksichtigt man die mit fixen Dosen von Haloperidol durchgeführten Studien, etwa von van Putten, mit Serumspiegeln von ca. 4–12 ng/ml, dann mag eine Rezeptorbindung von 50% für eine Rezidivprophylaxe akzeptabel sein. In der Akuttherapie dürfte die Rezeptorbesetzung aber höher liegen, denn bei akut erkrankten Patienten wird man im allgemeinen oberhalb der neuroleptischen Schwelle dosieren.

Casey:

Die Studie von van Putten war nicht blind, das sollte man nicht vergessen. Die Patienten erhielten eine Initialdosierung nach Einschätzung der Ärzte, wodurch die Ergebnisse erheblich verfälscht werden können. Denn wenn der Arzt glaubt, der Patient sei schwer krank und sollte eine entsprechend hohe Dosierung erhalten, dann kann dies das Ergebnis stark beeinflussen. Dieser Punkt wird beim Vergleich von Plasmakonzentrationen und klinischer Wirksamkeit oft nicht genügend beachtet.

Ereshefsky:

Soweit ich mich erinnere, erfolgte die Dosierung und die Beurteilung nicht durch den gleichen Arzt, wodurch die Untersuchung zumindest partiell blind war. Aber auch dann besteht noch die Gefahr einer Verfälschung, insofern stimme ich Ihnen zu. In den aktuellen Veröffentlichungen ist z. Z. ein zunehmender Konsens zu beobachten, daß Haloperidol im Plasmakonzentrationsbereich zwischen 2 und 10 ng/ml eine Art inkrementellen Effekt zeigt.

Literatur

Baldessarini RJ, Frankenburg FR (1991) Clozapine: A novel antipsychotic agent. N Engl J Med 324:746–54

Beasley M (1993) Preliminary report of a double blind placebo-controlled study of three doses of olanzapine in schizophrenic patients. Presented at the American College of Neuropsychopharmacology, Honolulu/Hawaii

Borison RL, Fields JZ, Diamond BI (1981) Site-specific blockade of dopamine receptors by neuroleptic agents in human brain. Neuropharmacology. 20:1321–1322

Chouinard G, Jones B, Remington G (1992) A Canadian multicenter placebo-controlled study of fixed doses of risperidone and haloperidol in the treatment of chronic schizophrenics. J Clin Psychopharmacol 13:25–40

Clark D, White FJ (1987) Review: D_1 dopamine receptor - the search for a function: a critical evaluation of D_1/D_2 dopamine recepor classification and its functional implications. Synapse 1:347–388

Creese I et al. (1983) The classification of dopamine receptors. Annu Rev Neurosci 6:43

Ereshefsky L (1990) Managing the treatment refractory schizophrenic. Presented at the Specialty Practice Group, Psychopharmacy. American Society of Hospital Pharmacists, Las Vegas/NV

Ereshefsky L (1992) A guide to dosing and plasma concentration monitoring of antipsychotic agents. Excerpta Medica Proceedings of an invitational symposium to develop guidelines for the treatment of acute schizophrenia. Springer, Berlin Heidelberg New York Tokyo

Ereshefsky L (1995) Treatment strategies for schizophrenia. Psychiatr Ann (in press)

Ereshefsky L, Lacombe S (1993) Pharmacological profile of risperidone. Can J Psychiatrics 38 [Suppl 3]:80–88

Ereshefsky L, Richards A (1992) Psychoses. In: Applied therapeutics. The clinical use of drugs, 5th edn. Applied Therapeutics Press/WA

Ereshefsky L, Saklad SR, Jann MW, Davis CM, Richards A, Seidel D (1984) Future of depot neuroleptic therapy: pharmacokinetic and pharmacodynamic approaches. J Clin Psychiatry 45/5:50–59

Ereshefsky L, Jann MW, Saklad SR, Davis C (1986) Bioavailability of psychotropic drugs: historical prospective and pharmacokinetic overview. J Clin Psychiatry 47:6–15

Ereshefsky L, Watanabe MD, Tran-Johnson T (1989) Clozapine: an atypical antipsychotic. Clin Pharm 8:691–709

Ereshefsky L, Tran-Hohnson T, Watanabe MD (1990a) Current concepts in the threatment of schizophrenia: the pathophysiologic basis for atypical antipsychotic efficacy. Clin Pharm 8:680–70

Ereshefsky L, Saklad SR, Tran-Johnson T, Toney G, Lymna RC, Davis CM (1990b) Kinetics and clinical evaluation of haloperidol decanoate loading dose regimen. Psychopharmacol Bull 26:108–114

Ereshefsky L, Toney G, Saklad SR, Anderson C, Seidel D (1993) A loading-dose strategy for converting from oral to depot neuroleptic. Hosp Community Psychiatry 44/12:1155–1161

Farde L, Nordstrom AL (1992) PET analysis indicates atypcial central dopamine receptor occupancy in clozapine-treated patients. Br J Psychiatry Suppl 17:30–33

Grace AA (1993) Cortical regulation of subcortical dopamine systems and its possible relevance to schizophrenia. J Neural Transm Gen Sect 91/2-3:111–134

Grebb JA, Sebree T, Schimitz P, Kashkin K and the M92–762 Sertindole Research Group (1993) A placebo-controlled trial of sertindole in schizophrenia. First Int Congress on Hormones, Brain and Neuropsychopharmacology. Rhodes, Greece (Abstract)

Jann MW, Ereshefsky L, Saklad SR (1985) Clinical pharmacokinetics of the depot antipsychotics. Clin Pharmacokinet 10:315–333

Javitt DC, Zukin SR (1991) Recent advances in the phencyclidine model of schizophrenia. Am J Psychiatry 148:1301–1308

Kane J, Honigfeld G, Singer J and Clozaril Collaborative Group (1988) Clozapine for the treatment-resistant schizophrenic: a double-blind comparison versus chlorpromazine/benzotropine. Arch Gen Psychiatry 45:789–796

Kay SR (1991) Positive and negative syndroms in schizophrenia: assessment and research. In: van Praag H (ed) Clinical and experimental psychiatry, vol 5. Brunner & Mazel, New York

Kay SR, Opler LA (1987) The positive-negative dimension in schizophrenia: its validity and significance. Psychiatr Dev 5:79–103

Kay SR, Fiszbein A, Opler LA et al. (1987) The positive and negative syndrome scale (PANSS) for schizophrenia. Schizophren Bull 13:261–176

Leysen JE, Gommeren W, Eens A, De Chaffoy de Courcelles D, Stoof JC, Janssen PAJ (1988) Biochemical profile of risperidone, a new antipsychotic. J Pharmacol Exp Ther 247:661–670

Lundbeck & Abbott (1993) Serindole investigator's brochure.

Lynch MR (1992) Schizophrenia and the D_1 receptor: focus on negative symptoms. Prog Neuropsychopharmacol Biol Psychiatry 16/6:797–832

Marder S, Meibach R and The Risperidone Study Group (1994) Riperidone in the treatment of schizophrenia. Am J Psychiatry 45:789–796

McCreadie RG, Mackie M, Wiles DH et al. (1984) Within-individual variation in steady state plasma levels of different neurolepts and prolactin. Br J Psychiatry 144:625–629

Meltzer H (1993) Novel therapies for schizophrenia. Psychiatric Clin North Am 78:123–136

Meltzer HY, Stahl SM (1976) The dopamine hypothesis of schizophrenia. Schizophr Bull 2:19–76

Meltzer HY, Matsubara S, Lee JC (1989) Classification of typical and atypical antipsychotic drugs on the basis of dopamine D-1, D-2 and seroton in2pKi values. J Pharmacol Exp Ther 251:238–246

Müller-Spahn F and the International Risperidone Research Group (1992) Risperidone in the treatment of chronic schizophrenic patients. Clin Neuropharmacol 15 [Suppl 1, Pt A]:90A

Reynolds GP, Carrett NJ, Rupiak N et al. (1983) Chronic clozapine treatment of rats downregulates cortical 5-HT2 receptors. Eur J Pharmacol 89:325–326

Rupniak NMJ, Hall MD, Man S et al. (1985) Chronic treatment with clozapine, unlike haloperidol, does not induce changes instriatal D_2 receptor function in the rat. Biochem Pharmacol 15:2755–2763

Seeman P (1987) Dopamine receptors and the dopamine hypothesis of schizophrenia. Synapse 1:33–52

Siever L, Danis KL (1985) Overview towards a dysregulation hypothesis of depression. Arch Gen Psychiatry. 142:1071–1031

Tamminga CA, Gerlach J (1987) New neuroleptics and experimental antipsychotics in schizophrenia. In: Meltzer HY (ed) Psychopharmacology: the third generation of progess. Raven, New York, pp 1129–1140

Thornberg S, Salkad SR (1995) Excitatory aminoacid dysfunction as a model of schizophrenia. Pharmacotherapy (in press)

Troponwerke (1992) Product Monograph for Ciatyl, Ciatyl-D and Ciatyl-Accuphase. Cologne, Germany

Van Putten T, Marder SR, Wirshing WC et al. (1991) Neuroleptic plasma levels. Schizophren Bull 17:197–216

Van Tol HH et al. (1991) Cloning of the gene for a human dopamine D_4 receptor with high affinity for the antipsychotic clozapine. Nature 350:610–614

Verghese C, Kessel JB, Simpson G (1991) Pharmacokinetics of neuroleptics. Psychopharmacol Bull 27:551–563

Waddington JJ (1986) Behavioral correlates of the action of selective D_1 receptor antagonists. Impact of SCH23390 and SKF 83566 and functionally interactive D_1 and D_2 receptor systems. Biochem Pharmacol 21:3661–3667

White FJ, Wang RY (1983) Differential effects of classical and atypical antipsychotic drugs at A9 and A10 dopamine neurons. Science 221:1054–1057

Wolf SS, Hyde TM, Weinberger DR (1993) Neurobiology of schizophrenia. Curr Opin Neurol Neurosurg 6/1:86–92

Antipsychotische Wirkungsmechanismen der Neuroleptika bei Schizophrenie: Spekulative Betrachtungen

C. A. Tamminga und R. A. Lahti

Einleitung

Neuroleptika stehen seit Mitte der 60er Jahre als antipsychotisch wirksame Substanzen zur Behandlung der Schizophrenie sowie von psychotisch-affektiven Störungen und anderen Psychosen zur Verfügung. Sie besitzen eine klinisch vielfach bestätigte, spezifische und zuverlässige Wirkung gegen Halluzinationen, Denkstörungen, Wahnvorstellungen und paranoide Zustände (Klein u. Davis 1969). Seit der ursprünglichen Entdeckung von Chlorpromazin (Delay et al. 1952) und der Hypothese seines Wirkungsmechanismus auf der Ebene des Dopaminrezeptors (Carlsson u. Lindqvist 1963; Sedvall 1990) ist eine Fülle antipsychotisch wirksamer Substanzen in die Therapie eingeführt worden. Sie besitzen zwar unterschiedliche neurochemische Eigenschaften (Hyttel et al. 1985), gemeinsam ist ihnen jedoch der Antagonismus gegenüber der Gruppe der D_2-Rezeptoren. Creese et al. (1976) haben gezeigt, daß die Affinität der Neuroleptika zu D_2-Rezeptoren eng mit ihrer klinischen Wirksamkeit korreliert. Heute, nachdem mehrere Untergruppen von D_2-Rezeptoren bekannt sind, die möglicherweise alle ihre eigenen Aktivitätsprofile aufweisen, ergibt sich die Notwendigkeit, die Bedeutung der D_2-Rezeptorsubtypen für die Schizophrenie genauer zu hinterfragen. Den traditionellen Neuroleptika schreibt man eine klinisch weitgehend gleichwertige antipsychotische Wirkung, jedoch unterschiedliche Nebenwirkungsprofile zu. Neue Neuroleptika scheinen dagegen ein breiteres antipsychotisches Profil und geringere Nebenwirkungen zu besitzen (Tamminga u. Gerlach 1987).

Obwohl Neuroleptika zur Behandlung der Schizophrenie entwickelt wurden und erfolgreich dagegen eingesetzt werden, besteht immer noch kein klares Verständnis der Wirkungsmechanismen, durch die sie den psychotischen Defekt dieser Erkrankung zu beseitigen bzw. zu kompensieren vermögen, ebenso fehlt eine klare Vorstellung von der Pathophysiologie der zugrundeliegenden Erkrankung selbst. Zur Pathophysiologie der Schizophrenie sind mehrere Hypothesen entwickelt worden, die entweder einen umschriebenen Defekt oder eine neurochemische Störung oder beide Ursachen zur Diskussion stellen (Bogerts et al. 1985; Benes u. Bird 1987; Weinberger et al. 1986; Carlsson u. Carlsson 1990; Tamminga et al. im Druck; Kornhuber et al. 1984). Zunehmend mehren sich im Schrifttum Hinweise, daß bei Schizophrenie Störungen im limbischen System vorliegen, insbesondere im Hippocampus und im Gyrus cinguli der Großhirnrinde (Bogerts et al. 1985; Benes u. Bird 1987; Scheibel u. Kovelman 1981; Jakob u. Beckman 1986; Pakkenberg 1990; Suddath et al. 1989; Stevens 1973; Tamminga et al. 1992). Der therapeutische Effekt der Neuroleptika beruht somit vielleicht auf einer direkten Beeinflussung primär limbischer Strukturen oder auf einer Beeinflussung limbischer Projektionsareale, wie z. B. des Nucleus accumbens. Ein weiterer Bereich des ZNS, für den Funktionsstörungen bei Schizophrenie beschrieben wurden, ist der frontale Kortex (Weinberger et al. 1986). Störungen in diesem Hirnareal wurden vor allem mit der Negativsymptomatik der Schizophrenie in Verbindung gebracht (Tamminga et al. 1992). Der frontale Kortex verkörpert daher ebenfalls eine potentielle Zielstruktur für Neuroleptika, und zwar vornehmlich für solche, die gegen negative Symptome wirksam sind. Die Aufklärung der Pathophysiologie der Psychose bzw. der Schizophrenie wäre hilfreich mit Blick auf eine stärker zielgerichtete Entwicklung neuer Neuroleptika. Die ungewöhnlichen antipsychotischen Eigenschaften von Clozapin sind in Europa schon seit vielen Jahren bekannt. In einer kontrollierten US-amerikanischen Studie ließ sich vor einigen Jahren zeigen, daß Clozapin bei therapieresistenten Schizophrenen eine besondere antipsychotische Wirksamkeit besitzt (Kane et al. 1988). Dieser Befund gab in Verbindung mit der Erkenntnis des immensen Bedarfs an besser wirksamen Substanzen den Anstoß für eine beachtliche Intensivierung der Neuroleptikaforschung. Die Entwicklung neuer Antipsychotika folgte verschiedenen Strategien:

– Ähnlichkeit zu Clozapin,
– Kombination von mehreren seiner Eigenschaften oder
– Beschränkung auf einen, mutmaßlich entscheidenden, antipsychotischen Wirkungsmechanismus.

Derartige Substanzen werden z. Z. bei Schizophrenie klinisch geprüft, wobei sich verschiedene pharmakologische Ansätze unterscheiden lassen (Tabelle 1). Darüber hinaus warten auch im stärker experimentellen Bereich neue Entwicklungsstrategien auf ihre praktische Umsetzung (Tabelle 2). Nach wie vor ist jedoch die Drosselung der dopaminergen Erregungsübertragung durch Blockade von D_2-Rezeptoren der vorherrschende antipsychotische Wirkungsmechanismus.

Tabelle 1. Heutige Strategien für die Entwicklung von Neuroleptika

Heutige Strategie	Beispiel
Breite monaminerge Rezeptorblockade	Clozapin
5-HT_2/D_2-Rezeptorblockade	Risperidon
Selektive D_2-Rezeptorblockade	Remoxiprid
D_1-/D_2-Rezeptorblockade	SDZ-DOD-647
Andere Kombinationen von Rezeptorblockaden	Sertindol, Olanzepin
Partieller Dopaminagonismus	(–) – 3PPP

Tabelle 2. Zukünftige Strategien für die Entwicklung von Neuroleptika

Zukünftige Strategie	Beispiel
Selektive D_4-Rezeptorblockade	bisher keines bekannt
Selektive D_3-Rezeptorblockade	UH232
Peptid-Kotransmittermodulation	CP 99994
ANTI-PCP-Substanzen	Milacemid, Cycloserin
Antipsychotomimetische Substanzen	NE 100
Anatomisch selektive Neuroleptika	Savoxepin

Wirkungsort traditioneller Neuroleptika

Die Frage nach dem genauen Mechanismus, durch den D_2-Rezeptoren blockierende Neuroleptika die Symptome der Psychose zu bessern vermögen, ist indes immer noch nicht beantwortet. Zwar ließ sich bei Schizophrenie bisher kein Mangel an D_2-Rezeptoren nachweisen, doch ist dieser Befund mit gewissem Vorbehalt zu betrachten, denn schon häufiger wurde genau das Gegenteil postuliert (Seeman 1987; Seeman et al. 1993; Wong et al. 1986). Erst kürzlich wurden überzeugende Daten vorgelegt, wonach bei Schizophrenie die Dichte der D_4-Rezeptoren erhöht ist (Seeman et al. 1993). Bisher ließen sich diese D_2-Rezeptorbefunde allerdings nicht gegen die Effekte einer chronischen Neuroleptikabehandlung abgrenzen, auch steht eine unabhängige Bestätigung dieser Daten noch aus. Ob Neuroleptika direkt die Dopaminrezeptoren ihres Zielgebietes beeinflussen oder ob ihre Effekte im Corpus striatum, der Region mit der höchsten D_2-Rezeptorenkonzentration, zustande kommen und von dort aus in entfernt von den Basalganglien gelegene Projektionsgebiete fortgeleitet werden, bedarf noch der Klärung.

Verschiedene Fakten deuten darauf hin, daß striatale Signale innerhalb des ZNS systematisch über Basalganglien, Thalamus und zurück zum Kortex weit verbreitet werden. Alexander et al. (1986) untersuchten diesen Aspekt an Primaten und schlossen auf die Existenz von parallel verlaufenden, aber getrennten neuralen kortiko-pallido-thalamo-kortikalen Rückkoppelungsschleifen. Diese Rückkoppelungskreise sind wichtig für ganz bestimmte Modulationen der neokortikalen Funktion. Auch die Befunde anderer Untersucher fügen sich in dieses Konzept (Graybiel 1990; Heimer u. Wilson 1975; Teuber 1976; Nauta 1989). Darüber hinaus waren in weiteren pharmakologischen Experimenten nach pharmakogener Störung des Corpus striatum Veränderungen im Thalamus und im Kortex zu beobachten (Kozlowski u. Marshall 1980; Tamminga et al. 1993; Martin et al. 1993). Um näheren Aufschluß über den Wirkungsort traditioneller Neuroleptika zu erlangen, untersuchten wir im Rahmen einer intraindividuellen Vergleichsstudie neuroleptisch behandelte und nicht neuroleptisch behandelte schizophrene Patienten mittels Positronenemissionstomographie (PET) unter Verwendung von [^{18}F]-Fluorodeoxyglukose (FDG). Das Ziel der Untersuchung war, Hirnregionen zu identifizieren, deren Funktion sich unter dem Einfluß von Neuroleptika verändert. Wegen seines potenten und relativ klaren neurochemischen Profils verwendeten wir in dieser Studie Haloperidol als Neuroleptikum. Die Patienten erhielten es in fester Dosierung von 0,3 mg/kg/Tag. Bei allen 13 Studienteilnehmern handelte es sich um partiell auf Neuroleptika ansprechende schizophrene Patienten, die bereits früher mit Neuroleptika behandelt worden waren. Nach 30tägiger Behandlung mit Haloperidol in der genannten Dosierung wurden alle 13 Patienten mittels PET/FDG untersucht, wie an anderer Stelle beschrieben (Holcomb et al. 1994). Nach dem ersten Scan wurde Haloperidol abgesetzt und die Patienten für weitere 30–35 Tage blind mit Plazebo behandelt, um genügend Zeit zur Elimination des Neuroleptikums zu geben. Während der Plazebophase wurde jeder Patient unter Verwendung der gleichen bildgebenden PET/FDG-Methode erneut gescannt. Bei jedem Scan wurde der mentale Status mit Hilfe der Brief Psychiatric Rating Scale dokumentiert. Jeder PET-Scan wurde volumetrisch rekonstruiert und als rekonstruierter MRI-Referenzscan (MRI = magnetic resonance imaging; Kernspinresonanztomographie) in den gleichen Schnittebenen erneut untersucht. Die interessierenden Hirnregionen (ROI = regions of interest) wurden auf die Schnittebenen des Kernspintomogramms plaziert und von dort automatisch auf die entsprechenden Schnittebenen des Positronenemissionstomogramms übertragen. Die ROIs wurden, soweit nötig, readjustiert und aus ihnen die durchschnittlichen metabolischen Raten berechnet. Die zweiten PET-Scan-Werte wurden auf den Grauwert des Gesamtgehirns des ersten Scans skaliert, um paarige Scanbilder ohne metabolische Differenzen aufgrund globaler Faktoren zu erhalten.

Der stärkste metabolische Effekt von Haloperidol trat im Striatum auf und betraf sowohl den Nucleus caudatus als auch das Putamen (Abb. 1 a). Die Veränderung bestand in einer Zunahme der metabolischen Rate; diese Wirkung von Haloperidol auf den striatalen Glukosemetabolismus steht im Einklang mit früheren Berichten (Resnick et al. 1988; Buchsbaum et al. 1987; Volkow et al. 1986). Allgemein wird angenommen, daß Dopamin auf striatale Neuronen vorwiegend inhibitorisch wirkt. Die Blockade von Dopaminrezeptoren könnte daher insgesamt mit einer verminderten Hemmung der striatalen neuronalen Aktivität einhergehen, was wir auch feststellen konnten. Eine weitere subkortikale Region, die zuverlässig gemessen werden konnte und eine Steigerung des Glukosestoffwechsels zeigte, war der Thalamus; hier trat ein konstant reproduzierbarer und hochsignifikanter Effekt sowohl in den anterioren als auch in den posterioren Anteilen auf (Abb. 1 b). Da der Thalamus eine niedrige Dopaminrezeptorendichte aufweist, läßt sich diese Metabolismussteigerung am ehesten durch einen Effekt erklären, der über den Globus pallidus und/oder die Substantia nigra zum Thalamus übertragen wird. Die Aktivierung könnte aufgrund einer übersteigerten Hemmung GABAerger Neuronen zustande kommen, deren Projektionsbahnen zum Thalamus oder zum Nucleus reticularis thalami ziehen. Im Neokortex zeigte Haloperidol lediglich im frontalen Kortex und im anterioren Cingulum einen Effekt. Innerhalb des frontalen Kortex waren nur die mittleren und die unteren Regionen betroffen, nicht dagegen der obere Anteil (Abb. 1 c). In diesen beiden Bereichen des Neokortex nahm der Glukosemetabolismus ab. Andere Kortexregionen, einschließlich der parietalen, okzipitalen, temporalen und zerebellaren Bereiche, zeigten keine metabolischen Veränderungen.

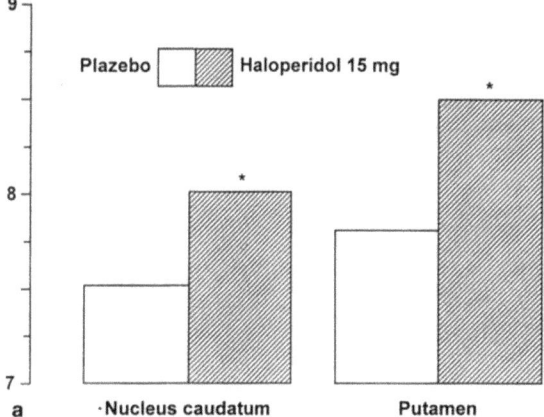
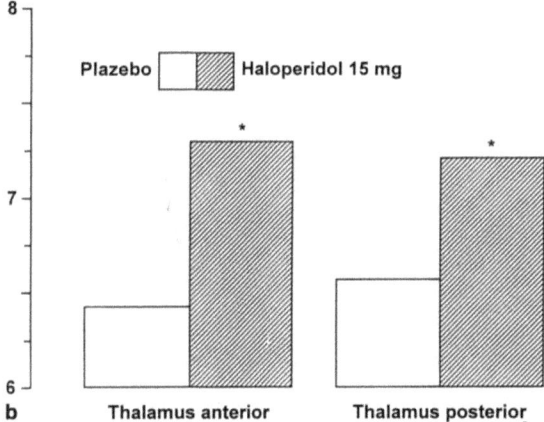
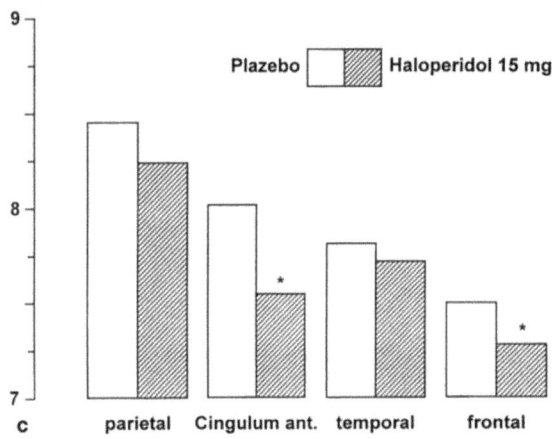

Abb. 1. a Zerebraler Glukosemetabolismus im Striatum in Gegenwart bzw. in Abwesenheit von Haloperidol (*: signifikante Differenz). (Aus Holcomb et al., Arch Gen Psychiatry 1994; **b** Zerebraler Glukosemetabolismus im Thalamus in Gegenwart bzw. in Abwesenheit von Haloperidol (*: signifikante Differenz). (Aus Holcomb et al., Arch Gen Psychiatry 1994;) **c** Zerebraler Glukosemetabolismus im Neokortex in Gegenwart bzw. in Abwesenheit von Haloperidol (*: signifikante Differenz). (Aus Holcomb et al., Arch Gen Psychiatry 1994;)

Wir haben diese metabolischen Veränderungen als Folge einer Kaskade von Effekten interpretiert, die durch die Wirkung von Haloperidol im Corpus striatum initiiert wird. Im Striatum ist die D_2-Rezeptorendichte am höchsten. Haloperidol steigert (vermutlich durch desinhibitorischen Einfluß) die synaptische Aktivität an diesen D_2-Rezeptoren, was einen erhöhten regionalen zerebralen Glukoseumsatz (rCMRglu) zur Folge hat. Der nächste subkortikale Projektionsort, der für diesen von Dopamin kontrollierten Schaltkreis gemessen wurde, ist der Thalamus; auch hier war rCMRglu erhöht. Dieser Anstieg könnte Ausdruck einer gesteigerten synaptischen Aktivität sein, vermutlich verursacht durch ungehemmte GABAerge Signale des GABAergen Nucleus reticularis an thalamische Interneurone oder Feedback-Kollateralverbindungen infolge einer verminderten GABAergen Aktivität des Globus pallidus und der Pars reticulata der Substantia nigra. Die verstärkte Freisetzung inhibitorischer Transmitter dürfte zu einer Hemmung thalamischer Neurone führen. Der in den kortikalen Projektionsneuronen des Thalamus enthaltene Neurotransmitter ist Glutamat, welches exzitatorisch wirkt und folglich den Aktivitätszustand direkt auf die Neurone des nächsten Projektionsgebietes überträgt. Infolgedessen zeigen die neuronalen Synapsen in Kortexbereichen, die diese abgeschwächten exzitatorischen Signale empfangen, eine verminderte metabolische Aktivität. Dieser Effekt ist im Gyrus frontalis und im Gyrus cinguli des Kortex zu beobachten. Inzwischen liegen zahlreiche Hinweise auf eine pathophysiologische Beteiligung des limbischen und frontalen Kortex bei Schizophrenie vor, denn die frontalen und cingulären Bereiche des Neokortex wurden aufgrund theoretischer Überlegungen bereits seit längerem mit der Schizophrenie in Zusammenhang gebracht. Eine Wirkung von Haloperidol in diesem Bereich, fortgeleitet durch die parallelen, getrennt verlaufenden kortikal-subkortikalen Schaltkreise, könnte daher dem antipsychotischen Effekt dieses Neuroleptikums durchaus förderlich sein.

Bei dieser Studie handelte es sich um eine chronische neuroleptische Therapie. Viele der bei akuter Gabe zu erwartenden metabolischen Wirkungen waren daher höchstwahrscheinlich abgeschwächt. Die Untersuchung der antipsychotischen Wirkung von Haloperidol bei Schizophrenie unter Verwendung einer chronischen Dosierung ist insofern zweckdienlich, als der antipsychotische Effekt bei chronischer Gabe keiner Toleranzentwicklung unterliegt, im Gegensatz zu den motorischen Nebenwirkungen der Substanz, die im Laufe der Zeit nachlassen. Diese Daten liefern somit Hinweise auf die Hirnregionen, die mit der Wirkung von Haloperidol in Zusammenhang stehen. Für zukünftige Studien ist geplant, die Lokalisation des Effektes verschiedener Neuroleptika zu vergleichen. Möglicherweise ergibt sich daraus eine „funktionelle Landkarte" für antipsychotisch wirksame Substanzen, die bei der Prüfung neuer Wirkstoffe als Referenz dienen könnte.

Zukünftige Schwerpunkte bei der Entwicklung von Antipsychotika: D_4-Rezeptorantagonismus

Da mehrere Subtypen des D_2-Rezeptors nachgewiesen wurden, stellt sich die dringliche Frage, ob jeder Rezeptorsubtyp eine unterschiedliche, selektive Funktion ausübt, und wenn ja, welcher Art diese Funktion ist. Aus klinischen Hinweisen und verschiedenen anderen Indizien ergibt sich als Möglichkeit, daß ein Subtyp der D_2-Rezeptorfamilie, nämlich D_2 selbst, mit den motorischen Nebenwirkungen der Neuroleptika zusammenhängt, während ihre antipsychotische Wirkung eher zum D_4-Rezeptor in Beziehung steht. Unter den Neuroleptika besitzt Clozapin die im Vergleich zum D_2-Rezeptor höchste Differentialaffinität zum D_4-Rezeptor. Daß Clozapin in therapeutischer Dosierung (vermutlich D_4) nur mit geringen motorischen Wirkungen (vermutlich D_2) einhergeht, während typische Neuroleptika bei therapeutischer Dosierung stärkere motorische Wirkungen (vermutlich D_2) hervorrufen, könnte daher mit einem Überwiegen der D_4-Wirkung zu erklären sein. Darüber hinaus wurden kürzlich Befunde mitgeteilt, wonach der D_4-Rezeptor in autoptisch entnommenen Gewebeproben aus dem Corpus striatum von Schizophrenen in höherer Konzentration vorliegt als bei Gesunden und bei lebenden schizophrenen Patienten (Seeman et al. 1993). Diese interessanten Daten sind möglicherweise bedeutsam für das Verständnis der Schizophrenie. Aus diesen Gründen ist der D_4-Rezeptor heute in das Zentrum wissenschaftlichen Interesses gerückt. Allerdings dürfen auch andere Möglichkeiten nicht außer acht gelassen werden, z. B. daß alle Rezeptoren der D_2-Gruppe zur Erzielung einer antipsychotischen Wirkung auf koordinierte Art und Weise zusammenarbeiten oder daß D_2-Rezeptoren und D_1-Rezeptoren funktionell gekoppelt sein müssen, um eine koordinierte postsynaptische dopaminerge Wirkung zu erzielen. Diese Überlegung ist insofern besonders wichtig, als Raclopird antipsychotisch wirksam ist, ohne eine D_4-Aktivität zu zeigen. Dennoch geht unsere Arbeitshypothese davon aus, daß dem D_4-Rezeptor für die antipsychotische Wirkung bei Schizophrenie eine spezifische Bedeutung zukommt.

Unter den Rezeptoren der D_2-Familie zeigt der D_4-Rezeptor im ZNS von Ratten und Menschen eine charakteristische Verteilung, die mit der Vorstellung vereinbar ist, daß die Blockade des D_4-Rezeptors eine ganz besondere antipsychotische Wirkung hervorrufen könnte. Wir haben, zunächst an Gewebeschnitten von Rattengehirnen, autoradiographische Untersuchungen durchgeführt, um die Verteilung des D_4-Rezeptors zu bestimmen. Hierzu haben wir als Liganden [^{3}H]-YM-09151-2 und [^{3}H]-Raclopird verwendet. [^{3}H]-Raclopird bindet mit hoher Affinität an den D_2- und D_3-Rezeptor, jedoch nicht an den D_4-Rezeptor. [^{3}H]-YM-09151-2 dagegen bindet mit hoher Affinität an alle 3 Rezeptoren (D_2, D_3 und D_4). Die Bindungsdifferenz zwischen den beiden Liganden läßt sich daher als Maß für den D_4-Rezeptor ansehen. In horizontalen Rattenhirnschnitten auf der Ebene des Nucleus caudatus findet sich [^{3}H]-Raclopird, d. h. D_2- und D_3-Rezeptoren, im Nucleus caudatus, im Nucleus accumbens und in den Tubercula olfactoria, jedoch nicht in Kortex, Septum und anderen Bereichen. [^{3}H]-YM-09151-2 hingegen zeigt ein sehr unterschiedliches Verteilungsmuster, es markiert alle oben genannten Bereiche, aber auch den Kortex. Die Unterschiede zwischen den beiden Rezeptorverteilungen sind deutlich zu erkennen (Abb. 2). Die zusätzlichen Bereiche, in denen nur [^{3}H]-YM-09151-2 bindet, [^{3}H]-Racloprid jedoch nicht, entsprechen danach der Bindung an D_4-Rezeptoren.

Im nächsten Schritt wurde mit Hilfe dieser beiden Liganden die Verteilung der D_4-Rezeptoren in postmortalem Hirngewebe geistig gesunder Menschen untersucht. Der Unterschied zwischen der Bindung von [^{3}H]-YM-09151-2 und [^{3}H]-Racloprid auf der Ebene von Nucleus caudatus/Putamen weist darauf hin, daß der D_4-Rezeptor in bestimmten Kortexarealen vorherrscht und im Nucleus caudatus und Putamen des Menschen nur mäßig stark vertreten ist (Abb. 3). Die Bindungsstudien mit den genannten beiden Liganden wurden auf der Ebene von Putamen/Globus pallidus wiederholt, wobei [^{3}H]-Racloprid das Putamen und [^{3}H]-YM-09151-2 die äußeren Bereiche des Kortex (Insel), das Claustrum und den Gyrus paraolfactorius markierte (Abb. 4). Es ist offensichtlich, daß die durch [^{3}H]-Racloprid markierten D_2- und D_3-Rezeptoren sich nur im Putamen befinden, wogegen D_4-Rezeptoren schlußfolgernd in zugeordneten Hirnrindenarealen und im Claustrum anzutreffen sind. Auffallend ist auch der Hippocampus, insofern als die durch [^{3}H]-YM-09151-2 markierten D_4-Rezeptoren im Gyrus dentatus und den damit in Verbindung stehenden pyramidalen Schichten des Hippocampus vorherrschen, während die Bindung an D_2- oder D_3-Rezeptoren nur gering ausfällt (Abb. 5). Letzteres ist aus methodologischer Sicht von Interesse, denn in der Nähe des Hippocampus befindet sich beim Menschen der Schweif, die Cauda, des Nucleus caudatus. [^{3}H]-YM-09151-2 markiert sowohl den Schweif des Nucleus caudatus als auch die übrigen Hippocampusbereiche, wogegen [^{3}H]-Racloprid nur den Schweif des Nucleus caudatus markiert (Abb. 5).

Diese Ergebnisse zeigen somit, daß D_4-Rezeptoren im menschlichen Gehirn vorwiegend in Hippocampus, Kortex, Insel und Claustrum lokalisiert sind, in geringerer Dichte auch im Nucleus caudatus und im Putamen. Andererseits befinden sich die durch die Bindung von [^{3}H]-Racloprid definierten D_2- und D_3-Rezeptoren in hoher Dichte und fast ausschließlich im Nucleus caudatus und Putamen. Die Verteilung beim Menschen scheint der bei Ratten ähnlich zu sein, wenn auch zur Erhärtung dieses Befundes noch genauere Untersuchungen erforderlich sind. Darüber hinaus liegt es auf der Hand, daß auch mit selektiven D_3-Rezeptorliganden weiterführende Arbeiten notwendig sind, um die Lokalisation des D_3-Rezeptors beim Menschen exakt zu definieren und ihn gegen den D_2-Rezeptor bei Schizophrenie abgrenzen zu können. Die hier vorgestellten Studien unterstreichen

---

Abb. 2. Verteilung der Dopaminrezeptoren in Gewebeschnitten von Rattengehirnen

Abb. 3. Verteilung der Dopaminrezeptoren im Nucleus caudatus/Putamen des Menschen

Abb. 4. Verteilung der Dopaminrezeptoren im Putamen/Globus pallidus des Menschen

Abb. 5. Verteilung der Dopaminrezeptoren im Hippocampus des Menschen

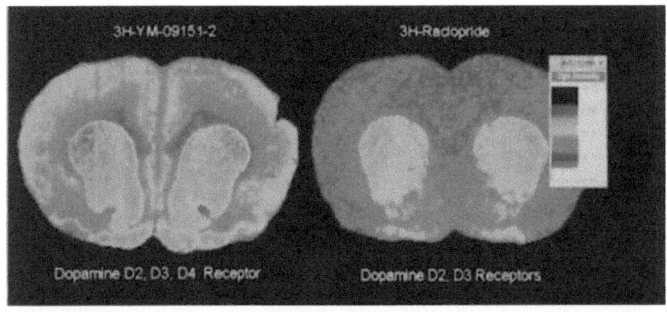
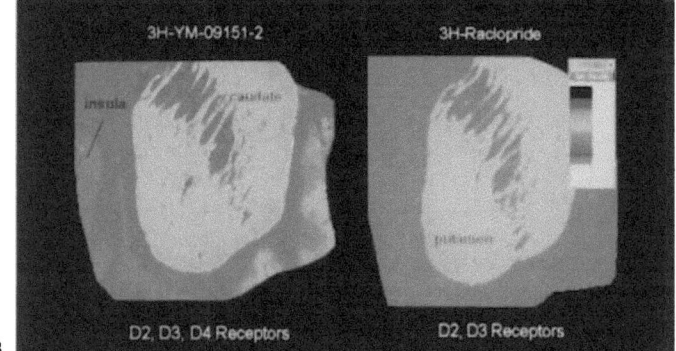
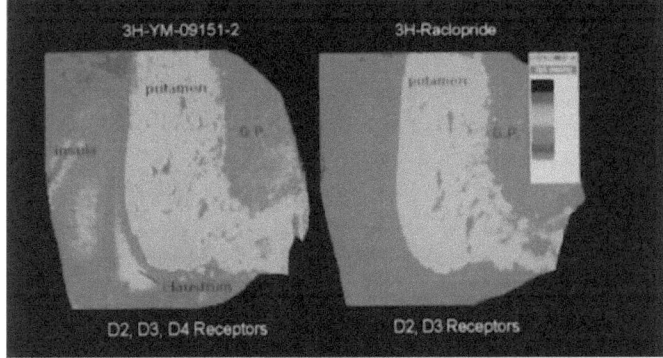
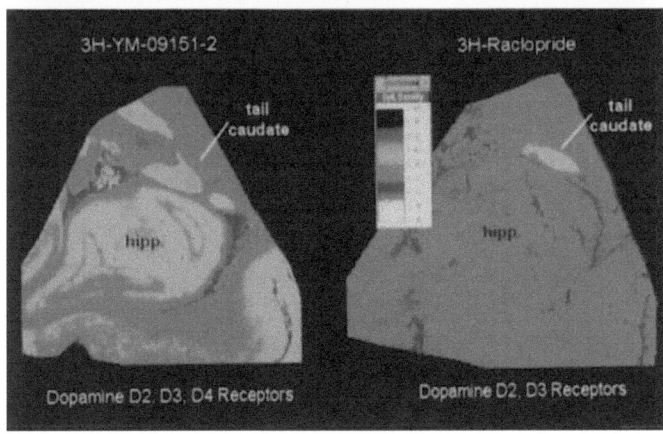

die Notwendigkeit, unser Verständnis der differentiellen Funktionen der einzelnen Subtypen des Dopaminrezeptors in der Vermittlung der antipsychotischen Wirkung zu vertiefen. Von wesentlicher Bedeutung für die Bewältigung dieser Aufgabe sind jedoch nicht nur weitere Untersuchungen, sondern auch selektive Liganden. Neue, selektive Liganden würden uns in die Lage versetzen, nicht nur die tatsächliche Rezeptorlokalisation im menschlichen Hirn aufklären zu können, sondern auch die regionalen funktionalen Konsequenzen der Bindung dieser selektiven Liganden zu untersuchen (z. B. durch PET/FDG). Moderne Meßmethoden am Gehirn von Tier und Mensch ermöglichen es uns, sowohl das Rezeptorprofil als auch die regionalen funktionalen Effekte therapeutisch wirksamer Substanzen zu beschreiben. Solch ein „Steckbrief" für antipsychotische Verbindungen sollte das Screening nach besonders wirksamen Neuroleptika erleichtern.

Diskussion

Günther:

Ihre Daten sind offenbar genau das Gegenteil der Befunde von Herrn Brodie. Nach Gabe von Haloperidol steigt bei gesunden Personen die Glukoseutilisation in den Basalganglien und sinkt in frontalen Bereichen, beim Absetzen verhält es sich umgekehrt.

Tamminga:

Ein genauer Vergleich unserer Daten wäre bestimmt interessant. Wir haben die Glukoseutilisation nach Gabe von Haloperidol bei Ratten sowohl nach akuter als auch nach chronischer Dosierung über 6 Monate untersucht. Nach 6 Monaten zeigt sich für die meisten der im Akutversuch zu beobachtenden Veränderungen eine Toleranzentwicklung. In den Basalganglien ist der Effekt nach chronischer Gabe von Haloperidol entweder völlig verschwunden oder er ist umgekehrt. Die Effekte bei akuter und chronischer Dosierung sind also ganz verschieden.

Der bei den Ratten verwendete Test war ein auditiver Diskriminierungstest, bei den schizophrenen Patienten verwendeten wir dagegen einen einfachen visuellen Diskriminierungstest, meist handelte es sich lediglich um eine Konzentration der Aufmerksamkeit.

Schär:

Sie betrachten die Hypofrontalität als eine Folge der Behandlung mit Haloperidol. Könnte sie nicht auch eine Folge der Schizophrenie sein?

Tamminga:

Hinsichtlich der regionalen Glukoseutilisation haben wir zwischen unbehandelten Schizophrenen und gesunden Kontrollpersonen beim Vergleich der Gesamtkollektive lediglich im Bereich des Gyrus parahippocampalis und des Gyrus cinguli Unterschiede feststellen können, nicht dagegen im Frontalbereich. Stratifiziert man die schizophrenen Patienten aber in solche mit und solche ohne Defizitsymptome, dann finden sich im frontalen Kortex sehr deutliche Unterschiede zwischen beiden Gruppen. Bei den Patienten mit schizophrenem Defizit ist die Glukoseutilsation im frontalen Kortexbereich vermindert. Diese Beobachtung deckt sich mit publizierten Befunden anderer Untersucher, wie z. B. von Jonathan Brodie oder Nancy Andreasen und entspricht auch der gesamten frühen Literatur auf dem Gebiet der Glukoseverwertung bzw. der regionalen Hirndurchblutung bei Schizophrenie.

Casey:

Haben Sie auch die Glukoseutilisation von Diabetikern und Stoffwechselgesunden verglichen?

Tamminga:

Wir haben keine Diabetiker untersucht. Die Glukoseutilsation der Patienten muß stabil sein, sonst sind sie für dieses Modell nicht geeignet. Wir haben versucht, den Einfluß von Clozapin auf die zerebrale Glukoseutilisation bei Ratten zu bestimmen. Clozapin stimuliert die Glukoseausschüttung bei Ratten so stark, daß das Sokoloff-Modell zur Untersuchung der regionalen Glukoseaufnahme nicht anwendbar ist. Bisher haben wir noch keine praktikable Methode dafür gefunden.

Literatur

Alexander GE, DeLong MR, Strick PL (1986) Parallel organization of functionally segregated circuits linking basal ganglia and cortex. Ann Rev Neurosci 9:357–381
Benes FM, Bird ED (1987) An analysis of the arrangement of neurons in the cingulate cortex of schizophrenic patients. Arch Gen Psychiatry 44:608–616
Bogerts B, Meertz E, Schonfeldt-Bausch R (1985) Basal ganglia and schizophrenia. Arch Gen Psychiatry 43:784–791
Buchsbaum MS, Wu JC, DeLisi LE, Holcomb HH, Hazlett E, Copper-Langston K, Kessler R (1987) Positron emission tomography studies of basal ganglia and somatosensory cortex neuroleptic drug effects: Differences between normal control and schizophrenic patients. Biol Psychiatry 22:479–494
Carlsson A, Lindqvist M (1963) Effect of chlorpromazine and haloperidol on the formation of 3-methoxytyramine and normetanephrine in mouse brain. Acta Pharmacol Toxicol (Copenhagen) 20:140–144
Carlsson M, Carlsson A (1990) Interactions between glutamatergic and monoaminergic systems within the basal ganglia – implications for schizophrenia and Parkinson's disease. TINS 13:272–276
Creese I, Burt DR, Snyder SH (1976) Dopamine receptor binding predicts clinical and pharmacological potencies of antischizophrenic drugs. Science 192:481–483
Delay J, Deniker P, Harl JM (1952) Traitement des états d'excitation et d'agitation par une méthode médicamenteuse dérivée de l'hibernothérapie. Ann Méd Psychol 10:267–273

Graybiel AM (1990) Neurotransmitters and neuromodulators in the basal ganglia. Trends in Neurosciences 7:244–254

Heimer L, Wilson RD (1975) The subcortical projections of the allocortex: Similarities in the neural associations of the hippocampus, the piriform cortex, and the neocortex. In: Santini Golgi Centennial Symp, Raven, New York, pp 177–193

Holcomb HH, Tamminga CA, Cascella NG et al (1994) Functional sites of neuroleptic drug action in human brain: PET/FDG studies with and without haloperidol. Arch Gen Psychiatry (im Druck)

Hyttel J, Lanen JJ, Christensen AV, Arnt J (1985) Characterization of antipsychotic drugs using biochemistry and behavior. In: Casey DE, Chase TN (eds) Dyskinesia research and treatment. Springer, Berlin Heidelberg New York, pp 9–18

Jakob H, Beckman H (1986) Prenatal developmental disturbances in the limbic allocortex in schizophrenics. J Neural Transm 65:303–326

Kane J, Honigfeld G, Singer J, Meltzer H (1988) Clozapine for the treatment-resistant schizophrenic. Arch Gen Psychiatry 45:789–796

Klein DF, Davis JM (1969) Review of antipsychotic drug literature. In: Klein DF, Davis JM (eds) Diagnosis and drug treatment of psychiatric disorders. William & Wilkins, Baltimore, MD, pp 52–138

Kornhuber HH, Kornhuber J, Kim JS, Kornhuber ME (1984) Zur biochemischen Theorie der Schizophrenie. Nervenarzt 55:602–606

Kozlowski MR, Marshall JF (1980) Plasticity of ^{14}C-Deoxy-d-glucose incorporation into neostriatum and related structures in response to dopamine neuronal damage and apomorphine replacement. Brain Res 197:167–183

Martin P, Carlsson ML, Carlsson A (1993) GABA accumulation in mouse thalamus following GABA-T inhibition; effects of dopaminergic manipulations. Neurosci Abst 19:782

Nauta WJH (1989) Reciprocal links of the corpus striatum with the cerebral cortex and limbic system: A common substrate for movement and thought? In: Mueller (ed) Neurology and psychiatry: A meeting of minds. Karger, Basel, pp 43–63

Pakkenberg B (1990) Pronounced reduction of total neuron number in mediodorsal thalamic nucleus and nucleus accumbens in schizophrenics. Arch Gen Psychiatry 47:1023–1027

Resnick SM, Gur RE, Alavi A, Gur RC, Reivich M (1988) Positron emission tomography and subcortical glucose metabolism in schizophrenia. Psychiatry Res 24:1–11

Scheibel AB, Kovelman JA (1981) Disorientation of the hippocampal pyramidal cell and its processes in schizophrenia patients. Biol Psychiatry 16:101–102

Sedvall G (1990) PET imaging of dopamine receptors in human basal ganglia: Relevance to mental illness. Trends in Neuroscience 13:302–308

Seeman P (1987) Dopamine receptors and the dopamine hypothesis of schizophrenia. Synapse 1:133–152

Seeman P, Guan HC, Van Tol HHM (1993) Dopamine D_4 receptors elevated in schizophrenia. Letters to Nature 365:441–445

Stevens JR (1973) An anatomy of schizophrenia? Arch Gen Psychiatry 29:177–189

Suddath RL, Casanova MF, Goldberg TE (1989) Temporal lobe pathology in schizophrenia: A quantitative magnetic resonance imaging study. Am J Psychiatry 146:464–472

Tamminga CA, Gerlach J (1987) New neuroleptics and experimental antipsychotics in schizophrenia. In: Meltzer HY (Hrsg) Psychopharmacology: The third generation of progress. Raven, New York, NY, pp 1129–1140

Tamminga CA, Lahti AC, Gao X-M (im Druck) Schizophrenic psychosis: Speculative new evidence to support the glutamatergic hypothesis of pathophysiology. In: Moroji M (ed) Schizophrenia research. Elsevier, New York

Tamminga CA, Shirakawa O, Conley RR (1993) Nontarget actions of neuroleptics. In: Brunello N, Mendlewicz J, Racagni G (eds) New generation of antipsychotic drugs:

Novel mechanisms of action. Int Acad Biomed Drug Res. Karger, Basel, Vol 4, pp 67–76

Tamminga CA, Thaker GK, Buchanan R, Kirkpatrick B, Alphs LD, Chase TN, Carpenter WT (1992) Limbic system abnormalities identified in schizophrenia using positron emission tomography with fluorodeoxyglucose and neocortical alterations with deficit syndrome. Arch Gen Psychiatry 49:522–530

Teuber HL (1976) Complex functions of the basal ganglia: In: Yahr M (ed) Basal ganglia. Raven, New York

Volkow ND, Brodie JD, Wolf AP, Angrist B, Russell J, Cancro R (1986) Brain metabolism in patients with schizophrenia before and after acute neuroleptic administration. J Neural Neurosurg Psychiatry 49:1199–1202

Weinberger DR, Berman KF, Zee RF (1986) Physiologic dysfunction of dorso-lateral prefrontal cortex in schizophrenia. I: Regional cerebral blood flow evidence. Arch Gen Psychiatry 43:114–124

Wong DF, Wagner HN Jr, Tobe LE et al. (1986) Positron emission tomography reveals elevated D_2 dopamine receptors in drug-naive schizophrenics. Science 234:1558–1563

MIX
Papier aus verantwortungsvollen Quellen
Paper from responsible sources
FSC® C105338

If you have any concerns about our products,
you can contact us on
ProductSafety@springernature.com

In case Publisher is established outside the EU,
the EU authorized representative is:
**Springer Nature Customer Service Center GmbH
Europaplatz 3, 69115 Heidelberg, Germany**

Printed by Libri Plureos GmbH
in Hamburg, Germany